国家“十一五”重点规划课题成果
技能型紧缺人才培养培训教材
供中高职(公用课)护理、助产、康复、口腔、医学美容、中医、中西医结合、药剂、检验、卫生财会等专业使用

卫生人文素质教育

WEISHENG RENWEN SUZHI JIAOYU

主　编　陈泽新　沈曙红
副主编　李忠新　周　晋　田玉凤
编　者　(以姓氏汉语拼音为序)
陈泽新　高长江　李忠新
沈曙红　田玉凤　曾凡钰
周　晋

人民軍醫出版社
PEOPLE'S MILITARY MEDICAL PRESS
北　京

图书在版编目(CIP)数据

卫生人文素质教育/陈泽新,沈曙红主编．一北京:人民军医出版社,2012.9
ISBN 978-7-5091-3134-3

Ⅰ.卫… Ⅱ.①陈…②沈… Ⅲ.医学院校一人文科学一素质教育一教材 Ⅳ.G641 R-4

中国版本图书馆CIP数据核字(2009)第184993号

策划编辑:马 莉 文字编辑:魏 新 责任审读:张之生
出版发行:人民军医出版社 经销:新华书店
通信地址:北京市100036信箱188分箱 邮编:100036
质量反馈电话:(010)51927290;(010)51927283
邮购电话:(010)51927252
策划编辑电话:(010)51927301
网址:www.pmmp.com.cn

印、装:三河市春园印刷有限公司
开本:787mm×1092mm 1/16
印张:14.5 字数:351千字
版、印次:2012年9月第1版第3次印刷
印数:4501—6700
定价:39.00元

内容提要

本书为卫生职业“技能型紧缺人才培养培训教材”，是国家“十一五”重点规划课题研究成果之一，旨在培养学生的卫生职业人文素质。本书的内容包括：卫生职业人文素养；个人基本修养；语言素养；写作素养；沟通素养；学习能力与成长教育；卫生法纪意识；卫生职业环境意识；首次就业及转岗能力等内容。这些内容以岗位需求为出发点，以教育教学为落脚点，注重基础性和知识面，体现医疗卫生职业的特殊性，为学生迅速适应医疗卫生职业打下基础。

序

“卫生职业人文素养教育课程结构体系的研究”课题组成立前后，得到了太多的帮助和支持。以下单位和人员对课题思路、课题设计及研究过程给予的关怀、指导、支持和帮助，在此一并致谢！

中国教育学会教育机制研究分会职教课题小组办公室

三峡大学护理学院领导、老师

宜昌市护理学会

宜昌市中心人民医院护理部

本课题要研究的内容是卫生职业学校学生的人文素质。

科技与人文本是一体两面。护理技术与人文素质也是有机结合的一体。技术的出发点与落脚点是为了人。卫生职业岗位具有职业的对象与内容的特殊性，直接与人交往，因此卫生职业人员的人文素质要求比一般职业更高。如果过于重视医疗技术而轻视人文关怀，无疑导致医疗技术将人异化。医护人员中表现出来的“冷技术”的现象(冰冷的服务而缺少关怀)以及医护人员医德医风的下滑，深层次的原因，与医护人员的人文素质有很大的关系。

人文素质是一个复合概念，其内容极其宽泛。检验人文素质的最终标准是对人的尊重、关心，对生命的热爱。而建立对人的关心，只有认识和体验到生命的目的、价值与意义之后，也就是，只有正确的人生观、价值观才会导致正确的职业价值观，只有充分认识并体验到卫生工作的价值和意义，才能在工作中对患者产生深切的同情、关心和爱。目的决定态度，态度决定效果。而为了建立正确的生命观，又必须对人、对生命有必要的了解。人文素质既是内隐的也是外显的。人文知识积累之后，在工作岗位中必须应用出来，表现为对患者和自己的态度与行为上。本书正是在人文素质的外显层面进行界定，把对待患者的态度与行为作为人文素质的最后参照和依归。而对待患者的态度与行为又必须以了解为基础，先积累相关的人文知识，然后在岗位中这些知识被应用出来。

本书采用任务引领的方式，将岗位中涉及的人文素质进行归类，以完成岗位任务为目标，设立以下模块：相关人文素质，任务引领，知识积累，岗位应用，背景知识，案例，链接，拓展性训练，任务小结，实践训练等模块。思路是先积累相关的人文知识，对人文知识的背景有必要的了解，然后在岗位实践中如何被应用出来。考虑卫生职业院校学生的实际状况，先要养成相关的习惯，处理当前的一些突出矛盾和问题，所以对学生的当前思想状况必须进行必要的干预和指导，这些成为人文素质教育的“引桥”，具有现实意义，是卫生人文素质教育的必要组成部分；而作为卫生职业院校的学生，对卫生类行业的了解又是非常必要的，因此就业教育能力也是人文素质教育的前提，因此成为人文素质的重要内容。

期望这本教材能对学生的当前和长远产生一定的影响，在学生以后的职业生涯中，积累相关的人文知识，树立正确的人文观念，增强人文意识，提高人文精神。

教育部中央教育研究所教授　孙　诚

2009 年 9 月

前 言

本书为卫生职业“技能型紧缺人才培养培训教材”，是国家“十一五”重点规划课题研究成果之一，旨在培养学生的卫生职业人文素质。本书的内容包括：卫生职业人文素养；个人基本修养；语言素养；写作素养；沟通素养；学习能力与成长教育；卫生法纪意识；卫生职业环境意识；首次就业及转岗能力等内容。这些内容以岗位需求为出发点，以教育教学为落脚点，注重基础性和知识面，体现卫生职业的特殊性，为学生迅速适应卫生职业打下基础。

在编写过程中，为了体现“以人为本，工学结合，提高综合素质”的原则，设置若干模块，将人文素质在岗位中的应用分解为若干项目，以完成项目任务为主要目的，进行编排。

本书可以作为卫生职业院校各专业所用，找到各个专业要求中人文素质的共性要求，因此适合各个专业。

本书引用了若干图片和相关研究成果，但多半采用的角度不同，如果引用中有不当之处，请原文作者谅解。

本教材是在教育部教育机制研究分会的指导下进行的，得到了三峡大学护理学院的大力支持，在此深表感谢。

本书中的疏漏和欠缺，恳请广大读者批评指正。

编　者

2009 年 9 月

目录

第1章　卫生职业人文素养

相关人文素质

◇礼仪:自觉维护卫生职业形象,穿着打扮合乎职业规范。
◇职业道德:对卫生职业树立高尚的人道主义精神。热爱专业。
◇职业适应能力:了解医疗文化背景,积极融入医院环境。

任务引领

1. 对卫生职业人文素养的概念有基本了解。
2. 掌握卫生职业礼仪规范。
3. 树立对卫生职业的崇高感、自豪感与归属感。

第一节　概　　说

一、职业素养的概念

知识积累

(一)职业的概念

所谓职业,就是人们由于社会分工和生产内部的劳动分工,而长期从事的具有专门业务和特定职责,并以此作为主要生活来源的社会活动。由于社会结构与社会分工的不同而形成不同的职业类型。

(二)职业素养的概念

从广义上讲,职业素养是人类在社会活动中需要遵守的行为规范。人们在一定的职业生活中能动地表现自己,就形成了一定的职业精神。职业素养包括:职业意识、职业知识、职业能力、职业道德、职业行为、职业态度和职业精神。

1. 职业意识　职业意识是人们对职业劳动的认识、评价、情感和态度等心理成分的综合反映,是支配和调控全部职业行为和职业活动的调节器。它包括创新意识、竞争意识、协作意识和奉献意识等方面。

2. 职业知识　从事职业必需的知识。包括专业知识、文化基础知识和专业人文知识。

3. 职业能力　一是围绕物的技术层面的能力，二是围绕人的人文层面的能力。

4. 职业道德　一方面，职业道德行为必须是基于对他人、对社会利益的自觉认识而表现出来的行为，没有这种自觉的认识，就不能构成道德行为；另一方面，职业道德行为必须是从业者根据自己的意志所做出的抉择。

5. 职业行为　主要是指执业过程中的行为规范。

6. 职业态度　系指个人职业选择的态度，包括选择方法、工作取向、独立决策能力与选择过程的观念，是个人对职业选择所持的观念和态度。

7. 职业精神　职业精神是职业价值观的体现，它是职业责任和职业良心的价值尺度，包括对职业行为的社会价值所做出的客观评价和正确的认识。职业精神的实践内涵体现在敬业、勤业、创业、立业四个方面。

二、卫生职业人文素养

知识积累

(一)卫生职业人文素养与素质的关系

卫生职业素养是指卫生领域从业人员的职业素养。职业素养包括科学技术层面的素养，也包括人文方面的素养。素质主要是隐性的，更偏向知识与能力的层面；素养是素质养成，着重于行为方面。从心理学的角度看，素质以先天性为主，素养以后天为主。

卫生职业人文素质除了具有一般职业素养的共性之外，还具有卫生职业自身的特殊性。素质是多方面的，包括知识、能力、行为三个层面。知识与能力为职业提供了前提条件和准备。行为为职业提供了必要的保障。但是，这三者都受到人文思想的支配与制约。三个方面只解决了“想不想做”、“能不能做”和“做不做得了”的问题，但不能解决“做不做得好，想不想做得好”。也就是说要解决人的主观能动性、积极性、主动性问题必须靠人文素质来推动。

(二)卫生职业人文素质的构成

卫生职业人文素质，就是在卫生职业中如何做人，如何对待他人尤其是患者。因此，卫生职业人文素质，就是卫生职业从业人员为了胜任卫生职业的根本任务而必须具备的与人交往的相关知识和基本能力。主要包括：

1. 社会交往与沟通能力方面　要为患者服务，就必须接触患者、了解患者，学会与患者进行沟通与交流。

(1)表达能力：表达能力主要为口语表达能力与书面表达能力。交谈属于一般性人文素质，而落实到卫生职业主要表现在卫生职业的语言流程、语言规范和问诊技巧等。

(2)基本沟通技巧：主要有一般性人际沟通和医患沟通。

2. 个人修养与卫生职业人文素养方面　个人基本修养包括：言谈、举止和个人基本形象。卫生职业人文素养主要包括：卫生职业礼仪、卫生职业形象、卫生职业操守以及卫生职业的崇高感、自豪感与归属感。

3. 职业适应能力　针对学生而言，主要是首次就业及转岗能力以及职业焦虑的处理能力。为了获得这个能力，必须对卫生职业有必要的了解。

(三)卫生职业人文素养的构成

卫生职业人文素养包括:卫生职业礼仪、卫生职业形象、卫生职业操守以及卫生职业的崇高感、自豪感与归属感。

背景知识

1. 人文的概念　"人文"一词最早出现在《易经·贲》中:"文明以止,人文也。观乎天文,以察时变;观乎人文,以化成天下。"广义的人文是指人类一切的文化与文明,是以人为中心的个性、自由、价值、人格等思想文化体系,包括物质文明与精神文明。涉及人与自然、人与社会、人与人、人与自我之间四个层面。狭义的人文是指人的文化水平和伦理道德水平,涉及人的观念(世界观、人生观与价值观)和行为。

2. 人文素质的概念　从结构看,人文素质是一个人的人文知识、与人交往的能力、对人对事的行为的总称。

从内涵说,人文素质是指一个人做人的基本素质,做人包括如何提高自身的修养和如何对待他人。

人文素质的外延,站在结构的要素角度,从宏观看,包括人文意识、人文知识、人文实践能力、人文行为、人文精神等。如果从表现形态看属于内隐的。

人文素质的外延,站在形成的角度看,包括文化知识水平、伦理道德水平、心理个性等基本素质。从形态上讲也是内隐的。

人文素质的外延,从微观的外显角度看,包括语言修养、行为举止、个人形象、社会印象等。

实际上人文素质可以从更具体的角度分析。

人文知识是人文素质的核心内容,人文行为是人文素质的具体表现,人文精神是人文素质的高度概括。人文知识的获得主要通过人文课程来培养和获得。人文课程主要包括:哲学、历史、文学、人际沟通、伦理学、逻辑学、人类学、宗教学、德育等学科。与人交往的能力简称"人文能力"。人文能力主要包括观察能力、判断能力、分析能力、理解能力、表达能力、组织管理能力和创造能力。人文能力主要是人文知识在实践中的转化而形成的。因为知识可以转化为能力,所以培根说"知识就是力量"。

人文素质的落脚点就是如何做人,如何对待他人。

3. 卫生职业人文素质的概念　卫生职业人文素质,就是卫生职业从业人员为了胜任卫生职业的根本任务而必须具备的与人交往的相关知识和基本能力。包括:语言素养、写作素养、沟通素养、个人修养与卫生职业人文素养、逻辑思维素养、对卫生职业的了解和适应、个人发展能力等。

第二节　卫生职业礼仪

一、什么是礼仪

知识积累

(一)基本概念

1. 礼仪　是社会交往中的行为规范与准则。表现为礼貌、礼节、仪表、仪式。可以大致分为政务礼仪、商务礼仪、服务礼仪、社交礼仪、涉外礼仪等几大分支。礼仪的主要功能，从个人的角度来看，一是有助于提高人们的自身修养；二是有助于美化自身、美化生活；三是有助于促进人们的社会交往，改善人们的人际关系；四是还有助于净化社会风气。

2. 礼貌的概念　人们在交往中的敬意、友好、得体的气度和风范。

3. 礼节的概念　交往过程中的形式和规范。

4. 仪表的概念　人的服饰、容貌和姿态。

(二)礼仪的特征、原则、功能与分类

1. 特征　共同性、继承性、统一性、差异性、阶层影响性、时代差异性。

(1)共同性：礼仪是社会化的产物。一定社会中的成员经过长期生活形成了一些共识，并将这些共识上升为共同遵守的行为规范。

(2)继承性：礼仪具有继承性。人类文化具有继承性。

(3)阶层影响性：不同阶层的人由于长期在某一个阶层生活而打上了该阶层的烙印。各阶层有其自身的文化特点和习俗。

(4)时代差异性：社会发展过程中，因物质与技术的改变导致观念与行为的改变，造成了时代差异。比如，过去人们通过写信向对方表达问候；今天主要以打电话向对方表达问候。写信的形式是书面语言，电话是口头语言。书面与口头语言有巨大的差异。

2. 原则　尊重、协调、适度、自律。

(1)尊重原则：尊重就是不反对或不干涉对方的自由。但尊重不表示认同或接受，尊重实际上表示中立。

(2)协调原则：就是共同合作，相互调和。要求照顾各方需要，而不能偏向一方。

(3)适度原则：就是要把握分寸，举止得体。在情感上把握深浅，在谈吐方面把握轻重，在举止上注意合适得体。

(4)自律原则：遵守在于自我约束。在社交中应注意自我克制。

3. 功能　沟通、协调、维护、教育。

(1)沟通：沟通就是建立联系，联系是进一步交往和交换思想的前提。

(2)协调：即平衡各方及各种利益，比如，"圆桌会议"形式的设立就是协调的产物。

(3)维护：礼仪可以连结双方，并保护双方之间的友好关系。

(4)教育：通过礼仪使双方相互学习。

4. 分类　政务礼仪、商务礼仪、服务礼仪、社交礼仪、涉外礼仪。

(1)政务礼仪：国家机关工作人员在工作场合所应遵守的有关人际交往的行为规范。其特点是：严肃性、规范性与系统性。

(2)商务礼仪：在商务交往中的人际行为规范。特点是诚信、愉悦和功利。商务礼仪的功能是提升个人形象与企业形象，其目的则是利益。因为一切商务活动都指向商业的最终目标——利益最大化。

(3)服务礼仪：即服务人员在工作中的规范化和程序化行为。服务的精髓在于殷勤。

(4)社交礼仪：是在社会交往过程中形成的行为规范。目的是为了维护社会秩序和伦理，建立社会道德规范。

二、卫生职业礼仪规范

知识积累

(一)仪容规范

1. 总的原则　正式、与身份相符、规范、实用。

2. 基本要求　医护人员的穿着有种种要求与限制。

(1)工作时必须穿工作装,不得穿便装。

(2)内衣的袖长、领口、下摆等不得超过工作服。

(3)不得穿高跟鞋、木屐、硬底鞋等造成较大脚步声的鞋子。

(4)不得戴耳环、鼻环、戒指等容易造成细菌感染的饰品。

(5)头发整理规矩。刘海不超过眉,鬓角毛发不盖耳朵,以免影响视线与听力。头发应全部放在圆筒帽内,前不露刘海,后不露发际。

(6)不穿过分暴露不雅观的衣服:如露脐装、吊带装、超短裙、迷你裤、背心、短裤。

(7)面部洁净:不施浓妆、不染甲、不做人体彩绘、不漂唇、不画眼影、不接假睫毛。

(二)仪态规范

1. 站姿　应体现礼貌、稳重、端庄、挺拔和修养。规范的站姿要领如下:

头正:两眼平视前方,嘴微闭,下颌内收,颈直,表情自然,面带微笑。

肩平:两肩平正,稍向后下沉。

臂垂:两手在身体两侧自然下垂或在体前交叉。

腿并:两腿立直,并拢,脚跟靠拢,两脚夹角成60°。

躯挺:挺胸、收腹,身体正、直,臀部收紧,重心上提。

2. 坐姿　坐姿应该体现出护士的谦逊、诚恳、娴静、稳重。坐姿的要领如下:

上半身挺直,坐满椅面的1/2～2/3,两肩放松,下颌内收,颈挺直,胸部挺起并且使背部和大腿成一直角,双膝微开,双手自然地放在双膝或椅子扶手上,小腿垂直于地面,两脚平行微开,随时可以站立应付紧急情况,不赞成其他坐姿,因不利于突发事件的应急处理。与患者交流时,不可将上身往前倾,或以手支撑下巴,切忌不停地抖动脚尖。

3. 走姿　行走优雅、稳健、敏捷、有朝气。规范的走姿要领如下:

头正:双目平视,收颌,表情自然平和。

肩平:两肩平稳,防止上下前后摇摆。双臂前后自然摆动,前后摆幅在30°～40°,两手自然弯曲,在摆动中离开双腿不超过一拳的距离。

躯挺:上身挺直,收腹立腰,重心稍前倾。

步稳:步履轻捷,柔步无声;步幅适当,行进的速度保持均匀、平稳,不要忽快忽慢。在正常情况下,步行速度应自然舒缓,显得成熟、自信。

(三)基本礼节

1. 主动招呼患者　采取时间问候可以适合所有对象,如:下午好。

2. 询问对方的需要与目的　一般让医护人员先讲,采取问答的形式比较好。

3. 正确、有分寸地回答对方　能回答的问题可以立即回答,不能回答的可以委婉回答。

4. 其他　患者离开必须有送别语。

链接1.1

三峡大学第一临床医学院护理礼仪规范

(一)仪容仪表文明规范

1. 医护人员、职工及公勤人员上班时一律着规定的制式工作服。

2. 除宿舍、浴室等特殊场所外,院区公共场所不得穿拖鞋、背心、短裤。

3. 工作服应保持完整,无破损、无污迹,按规定佩戴工号卡。

4. 医护人员进入病区不着硬底鞋或高跟鞋,护士上班期间统一着工作鞋。

(二)举止文明规范

1. 举止端庄,行走大方,不勾肩搭背、不打闹、不边走边吃食品或吸烟。

2. 遇到同事或熟悉的患者及外单位客人,应主动做出礼节示意或问候。

3. 自行车进入院区必须推行,并按规定停放。

4. 爱护宣传设施及环境绿化、美化,不破坏宣传品。不随处张贴告示。

5. 对问路患者要热情和蔼地给予引导,遇到患者发生意外时,应主动帮助运送抢救。

6. 除抢救等工作需要外,乘坐电梯应让患者先行。

(三)输液巡视服务规范

1. 患者静脉输液时,床边必须挂输液巡视卡,巡视卡要求在操作完成后即刻挂好。

2. 凡输液患者应按病情(或遵医嘱)调节滴数。更换液体必须填写液体名称和内加药名。

3. 护士应按时主动巡视。一级护理患者每15～30min巡视1次,二、三级护理患者每1h巡视1次。

4. 护士应做到主动及时为患者更换液体。

5. 护士要了解病情,严密观察输液后病情变化,如发现患者出现输液反应,除按常规措施抢救外,应立即通知床位医生(或值班医生)和护士长进行抢救。

6. 巡视中要注意观察液体有无外渗,如发现局部组织肿胀及输入药液对皮肤组织有损伤时,应立即采取有效措施,并报告护士长及护理部。

7. 对输液患者要做好心理护理和生活护理,协助患者进餐(含半流质、流质),每次巡视要询问患者是否需要饮水、用厕。

(四)夜间巡视服务规范

1. 晚间熄灯前(21:00左右),护士要督促探视者离开病室,协助患者做好睡前准备工作,并整理好病室秩序。

2. 按时关闭各病室电灯,打开地灯,将空调送新风开关、调温开关调至适当位置,以保证室内空气、温度适宜。

3. 夜间巡视护士要做到"四轻"(即说话轻、走路轻、操作轻、开关门窗轻),为患者创造良好的休息环境。

4. 按分级护理要求:

一级护理患者每15～30min巡视1次;

二级护理患者每1～2h巡视1次;

三级护理患者每3～4h巡视1次；

对危重、一级护理患者应观察神志、瞳孔、血压、心率、呼吸、体温及病情变化，如发现异常迅速采取有效抢救措施，同时立即通知医生。

5. 输液患者按“输液巡视规定”制度执行。

6. 巡视中应了解患者睡眠情况，对入睡困难者应了解影响睡眠困难因素，并给予解决，必要时请示值班医生给予镇静药，以保证患者充足的睡眠。

7. 对行动不便、卧床患者，应按时翻身拍背，协助饮水，及时倒痰盂。

8. 加强病区管理，严格控制陪客，保证病区整洁安静，躺椅发放时间为20:30以后。

(五)病区护理组交接班规范

1. 夜班护士在交班前除做好患者病情方面的准备外，还应做好交班时间的周围环境准备。交班环境要清洁、整齐，护士办公桌上只能放置交班用的护理文书等物品，桌子两侧允许各放一把椅子。

2. 交班人员提前5min做好着装仪表方面的准备到护士站等待交接班，着装不符合要求者不得参加交接班。

3. 护士长提前15min进入病房巡视患者，了解危重、抢救、手术后及当日等待手术患者的病情，检查各项护理措施的落实情况及晚夜班护士的工作质量。

4. 责任护士提前10min进病房，巡视自己所分管的患者。了解抢救、病危、手术后及当日等待手术患者晚夜间病情变化。

5. 凡遇有抢救患者时，床旁要留一名护士观察病情。

6. 交接班开始，护士长与护士互相亲切问候“早上好!”

7. 交接班期间，护士应精神饱满、姿态端正、注意力集中，除抢救或急诊患者外，不允许接私人电话或做其他工作。

8. 护士应熟悉交班内容，详细报告病情并突出重点。交班顺序如下：

交班报告本上所有书写内容。

报告特护的病情。

报告病区内一般患者需注意的事项。

报告晚夜班检查中发现的其他情况。

护士长进行晨会提问。

护士长对夜班交班、晚夜班、早班工作完成质量进行讲评。

护士长简要传达与护理工作有关的院、护理部新规定或会议精神。

病床交接看患者。

9. 病床交接由护士长、夜班护士、办公室护士、责任护士、辅助护士、换药室护士等一同前往病床旁进行。重点查看：切口敷料，引流管，体位，液体，皮肤易受压部位，饮食，服药情况。

10. 本班工作完成不彻底或不符合要求者应该在处理完后方可下班。

第三节　卫生职业操守

一、卫生职业道德规范

知识积累

(一)道德

道德是社会意识形态,是以善恶为评价标准,通过舆论、传统习惯和内心信念来维系、调整人们的行为规范的总和。

(二)职业道德

职业道德是指人们在从事正当职业、履行职责的过程中,应当遵守的行为准则。

(三)卫生职业道德规范

1. *卫生职业道德*　是在一般社会道德基础上,根据职业的性质、任务,以及卫生职业岗位对人类健康所承担的社会义务和责任,对卫生职业工作者提出的卫生职业道德标准和行为规范。主要包括对卫生职业价值的认识、卫生职业情感的评价、卫生职业意志的执行、卫生职业道德信念的履行、卫生职业行为与习惯的自觉。

卫生职业道德规范更多是指卫生职业行为规范。可以按职业分为医生职业道德行为规范与护士职业道德行为规范。

2. *卫生职业道德的内容*　根据《公民道德建设实施纲要》规定,职业道德规范包括:爱岗敬业、诚实守信、办事公道、服务群众、奉献社会为主要内容的职业道德。热爱职业,恪尽职守;尊重患者,平等对待;言谈举止,文明礼貌;团结协作,互相尊重;廉洁奉公,遵纪守法。这些内容因为过于概括,略显空洞。其实,每一项都可以对应一个方面的问题,可以用许多事例加以解释。

二、医疗警示录

医疗警示案例,常常发人深省。下面列举一些典型的案例起到警示作用。

1. *过错推定责任引发的索赔*　过错推定是指如果当事人不能证明在某一事项上没有过错,则推定其具有过错。

案例1.1

通化"串子案"判赔50万

2002年12月18日上午,吉林省通化市东昌区某法院对轰动全国的"串子案件"作出一审判决:作为被告的通化市某医院,赔偿两个"家庭"的6名原告精神损害抚慰金等费用共50余万元。1981年10月29日,赵某妻子宫某在通化市某医院产下一男婴,按院方规定,男婴放在婴儿室看护,3天后再将婴儿抱回,赵某夫妇给抱回的男婴起名赵达。2001年3月,由于一次偶然事件,赵某夫妇发现赵达并非亲生儿子,随后对亲子进行寻找。2002年1月底,经过辽宁省公安厅做DNA亲子鉴定,赵达与赵某夫妇没有血缘关系,而当年与宫某在同一个产房的李某的“儿子”孙超却是赵氏夫妇的亲生儿子，而赵达与孙超养父母孙某、李某却没有血缘关系，从而引发“串子”事件。尽管经过多方寻找，赵达的亲生父母及孙某夫妇的亲生儿子至今没有下落。

“过错推定责任”与“举证责任倒置”：过错推定责任，是过错责任原则的一种特殊表现形式，它是在适用过错责任原则的前提下，在某些特殊情形，直接从损害事实推定本身推定致害人有过错，无须受害人举证加以证明，致害人不能证明自己无过错的，应承担民事责任。举证责任倒置是平衡特殊侵权方式下双方当事人利益的需要。

警示：由于医院管理上的漏洞和医务人员的疏忽，给医院造成了巨额的经济损失，尤其是给当事人造成的精神伤害是无法用金钱抚平的！

2. 过错责任引发的索赔　有明显的责任引发索赔。

案例1.2

切除异位甲状腺，医院赔偿百万元

引自“广西壮族自治区高级人民法院《民事判决书》(2003)桂民一终字第81号”

陈某，女，1985年12月9月出生，汉族，学生，住广西平南县平南镇朝阳小区××号。

1998年7月15日，陈某因颈前部有一肿物而到平南县某医院就诊，该院诊断为“先天性甲状舌管囊肿”，并通知陈某住院治疗。陈某于当日入住该院，该院于次日对其施行了摘除肿物手术，手术后，陈某于1998年7月20日出院，平南县某医院的出院诊断为“甲状腺滤泡性腺瘤”。出院后不久，陈某便出现面部水肿、面色苍白、畏寒、乏力、肢冷等症状，虽经门诊治疗也没有好转。之后，陈某于1998年10月31日到广西医科大学第一附属医院住院治疗，该院诊断为“原发性甲状腺功能减退症(永久性)”。对于陈某出现的病症，其监护人陈父经了解，认为可能是因平南县某医院误切陈某的甲状腺组织而造成的。为此，陈父遂向平南县医疗事故技术鉴定委员会申请鉴定，该委员会鉴定结论为：二级甲等医疗技术事故。后又由贵港市医疗事故技术鉴定委员会鉴定为：二级甲等医疗技术事故。陈父向法院提起诉讼，法院经过审理判决平南县某医院应赔偿医疗费、住院伙食补助费、陪护费、交通费、住宿费、处理医疗事故误工费、残疾生活补助费、精神损害抚慰金等合计945806.30元给陈父。

警示：因为医术不精，误诊引发医疗事故，让一个风华正茂的女孩从此终身吃药，给患者造成了无穷无尽的痛苦。庸医害人。手术刀既可以给人带来福音，也可以变成杀人的工具。

3. 医疗事故罪的结局　害人又害己。

链接1.2

引自“中国刑法网”的消息——“黄陂一名乡村女医生在给患者注射前，未做皮试，造成年仅5岁的幼儿出现过敏反应，抢救无效死亡”。记者从黄陂区法院获悉，乡村女医生周某一审被判刑2年半，并赔偿6.3万余元。2001年4月21日晚，黄陂某村村民周某5岁的孙子咳嗽不止，周某请周医生到家中为其诊治。周医生准备给孩子做静脉注射，周某问做不做皮试，周医生回答不做。当针刚扎进右手背准备贴胶布时，孩子突然大哭起来。周医生连忙拔出针头喊来同村医生张某进行抢救。40min后，孩子因抢救无效死亡。经证实，孩子因注射头孢菌类药品出现过敏反应,引起喉头水肿导致死亡,属一级医疗事故。黄陂法院认为,周医生为他人诊治中,违反诊疗护理操作常规,造成就诊人死亡,故判定周医生犯医疗事故罪。"

警示:医疗无小事。生命无价。一个 5 岁幼儿就这样夭折了,还有什么比生命更宝贵呢!而医务人员因为医疗事故,构成犯罪,说明医疗行业是高风险的行业。也启示医务人员必须严格按照医疗规程办事。

4. 医疗丑闻　输血感染艾滋病,酿成惊天大案,这是中国医疗历史上的丑闻之一。

案例1.3

输血丑闻

2004 年 9 月,黑龙江省某农场职工医院爆出了国内输血感染艾滋病的第一大案。2005 年 12 月 16 日,中央电视台东方时空对这起案件进行了报道。共有 19 名农场职工及家属经手术输血感染艾滋病。艾滋病感染者起诉黑龙江省北安建设农场职工医院,向被告要求总额 3 000 万余元的赔偿。

警示:许多的苦难是生命中无法承受的。医务人员的职业道德是一个老生常谈的话题,如果把职业道德与艾滋病联系在一起,该是多么沉重的代价。对于艾滋病孩子来讲,他们活在世间,困苦胜似地狱。

5. 医疗贿赂　医药行业形象受损。

链接1.3

央视国际的消息:1993 年至 2004 年期间,李某某利用其先后担任邵武市立医院院长、南平市第一医院院长的职务之便,为他人谋取利益,收受多人贿赂的款物共计人民币 57.9724 万元、美元 2.75 万元、英镑 0.63 万元及金器 5 件。危某某系南平市第一医院护士,帮助李某某转达行贿人的请托事项,并与李某某共同收受贿赂的款物共计人民币 37 万元、美元 2.75 万元、英镑 0.63 万元及价值人民币 4.9771 万元的物品。福建省南平市中级人民法院以受贿罪判处李某某有期徒刑十二年零六个月;以受贿罪判处危某某有期徒刑三年,缓刑五年。

警示:医疗贿赂腐蚀了极少数医务人员,并对全行业的形象产生了非常大的负面影响,使广大人民群众对医药领域产生不信任感。

第四节　职业崇高感、自豪感与归属感

一、卫生公益事业

知识积累

(一)医疗慈善事业

1. 慈善事业的主要内容　包括:教育、医疗、孤儿救助、老年救助等。在医院,许多患者因为自身经济困难得不到及时有效地治疗,而国家政策及医疗保险没有覆盖全体国民的情况下,

借助慈善机构帮助患者是一种可行的措施。医疗慈善主要包括：义诊、健康教育、特殊捐赠等。

2. 发展慈善事业的措施

(1)推动慈善文化建设，强化民众慈善意识：推动慈善文化传播，增强公民的慈善理念，企业的社会责任，形成慈善事业的社会氛围。

(2)培育发展慈善组织：在全国大中城市建立各类慈善组织，提高慈善组织的公信力。

(3)发展慈善福利机构：以国家举办的福利机构为主，社会力量兴办的福利机构为骨干，社区福利服务网点为依托。

(4)慈善事业发展的政策法律体系：完善相关法律法规，依法推进慈善事业。

(5)组织各类慈善捐赠活动：开发多种慈善救助项目。

3. 慈善机构

(1)国际知名的慈善机构：香港乐施会；美国福特基金会；英国救助儿童会；日本川和平财团；绿色和平组织；国际爱护动物基金会；喜玛拉雅基金会；英国海外志愿服务社；无国界卫生组织；微笑列车。其中，无国界卫生组织和微笑列车两个组织是医疗卫生方面的。

无国界卫生组织：无国界卫生组织最初于1971年成立于法国，以后在欧洲一些国家相继成立了无国界卫生组织。无国界卫生组织主要由一些医疗救助志愿者组成，目的在于向被慢性和多种疾病困扰的人们提供医疗救助，特别是赈灾援助。1999年，由于其突出贡献，无国界卫生组织获得了诺贝尔和平奖。目前，在中国开展项目的有法国、英国、比利时和荷兰的无国界卫生组织。其主要项目包括为乡村卫生保健人员提供培训、基础设备及健康教育、改善母婴健康、艾滋病预防教育等。

微笑列车：微笑列车是美国的一家旨在帮助全球唇颚裂儿童的国际性非政府组织。尽管刚成立于1999年，其足迹已遍及亚非拉的22个国家。微笑列车除向发展中国家派送外科专家志愿者实施手术项目外，更注重培养当地施行此手术医生的能力。他们已投入了近2亿人民币在中国开展关于唇颚裂方面的研究、培训和补救治疗，其中部分用于为残患儿童提供矫正手术。2000年，微笑列车在中国施行的手术预计超过了4 000例。

(2)国内慈善机构与组织：中华慈善总会；中国残疾人联合会；中国社会工作协会儿童希望救助基金工作部；美国菲利浦海德基金会(廊坊儿童村)；济慈之家；爱心蓝天；香港世界健康基金会。

(二)义工服务

义工服务可以理解为个人为了他人或社会而从事的一种非营利的志愿行动。任何人志愿奉献自己的时间、财务和精力，在不获得任何物质报酬的情况下，为改进社会而提供的无偿服务。义务工作是一种表达爱心、关怀、分享的人道主义行为。义工基于道义、信念、良知、同情心和责任，为改进社会而提供服务，贡献个人的时间及精力的人或人群。义务工作的特征是：志愿性、无偿性、公益性、组织性。义工是关怀者、分享者、协助者、资源的提供者；是伙伴、桥梁、服务的执行者及开拓者；也是社区的建设者、社会教育者、策动者和改进者。

链接1.4

健康快车简介

据新华网的消息(http://news.xinhuanet.com)：健康快车是我国第一列流动的、专门从事慈善医疗活动的眼科火车医院。1997 年 7 月 1 日香港回归，香港同胞向内地人民赠送了第一列健康快车，随后又分别于 1999 年和 2002 年赠送了第二列和第三列。9 年来，健康快车开进了青海、内蒙古等 20 个省、自治区、直辖市，使 5.6 万多名贫困白内障患者重见蓝天，其中，患者年龄最小的只有 4 个月大，最大的超过 90 岁。

来源：中国新闻网。

二、临终关怀

知识积累

（一）什么是临终关怀

临终关怀，是英文的“Hospice care”，是指为临终患者及其家属提供医疗、护理、心理、精神等方面的照料，使临终患者的生命受到尊重，症状得到控制，心理得以安慰，生命质量得到提高，同时也使患者家属的身心健康得到维护的医疗服务行为。

1967 年 D. C. Saunders 在英国创办世界第一所“圣克里斯多弗临终关怀院”。1988 年 7 月在黄天中博士资助下，天津成立了中国第一个临终关怀研究中心。1988 年 10 月上海成立第一家临终关怀医院——南汇医院。

（二）临终关怀的特点

主要针对生存时间有限（6 个月或更少）的患者；满足患者的心理、生理需要。

（三）临终关怀的意义

临终关怀作为一种新的医疗服务，弥补现行医疗保健体系忽视临终患者需求的缺陷，符合人道主义精神和人类生命发展的需求，从而使医疗保健体系更趋完美。

（四）临终关怀的理念及内容

1. *理念*　治愈为主的治疗转变为对症为主的照料；延长生存时间转变为提高生命质量；尊重临终患者的尊严和权利；注重临终患者的心理支持。

2. *内容*　临终关怀作为光大生命、提高生命质量的新型服务，其主要内容包括以下三个方面：

（1）对症处理疼痛，减轻患者痛苦。美化生活环境，慰藉患者心灵。临终作为人生的最后阶段，关怀的目的是实现“优死，安乐”。

（2）满足患者的心理需要，使患者在余下的时间里获得尽可能好的生活质量。濒死者的需求可分三个水平：①保存生命；②解除痛苦；③没有痛苦地死去。

（3）加强关怀、照顾、安抚患者家属。患者临终前后，其亲属也将承受巨大的痛苦和折磨，因此，安抚、照顾患者家属同样是临终关怀的工作内容。

（五）死亡的概念

从濒死到死亡的过程。

1. *濒死即临终*　指各种迹象显示生命即将终结，是生命活动的最后阶段。

2. *死亡*　指生命活动不可逆的终止。传统的死亡概念是：呼吸、心跳停止。现代医学开始主张以脑死亡（brain death）作为死亡的诊断。脑死亡的标准：无感受性及反应性；无运动、无呼吸无反射；脑电波平坦；24h 反复查，排除体温过低（$<32℃$）及中枢神经抑制剂的影响。随着生物学死亡期的进展，死亡过程的阶段为：尸冷、尸斑、尸僵、尸体腐败。

(六)临终患者的心理反应

美国医学博士罗斯提出临终期的患者心理反应一般都会经历五个阶段。

1. 否认期　患者拒绝接受事实,极力否认。

2. 愤怒期　表现出激怒、怨恨,且常迁怒医护人员及家属。

3. 协议期　接受临终的事实,为延长生命,作出承诺作为交换条件,并能配合治疗。

4. 忧郁期　因无法阻止死亡而产生强烈的失落感,表现出忧郁、悲哀,希望有人陪伴、照顾。

5. 接受期　对即将面临的死亡已有所准备,机体极度衰竭,常处于嗜睡状态,情感迟钝,且很平静。

(七)临终关怀的潜在问题

临终关怀面临三个方面的问题,一是法律问题,比如"安乐死"的问题,没有法律依据,医护人员将面临谋杀的罪名;二是伦理问题,医护人员是否有权利剥夺生命权;三是涉及不同的生死观问题的争议。比如,有神论与无神论的生死观不同。

背景知识

关于安乐死

"安乐死"一词来自西方,意为"善终"、"无痛苦的、快乐的死亡"或"尊严的死亡"。安乐死之称,源于希腊文"euthanasia"一词。我国有学者给安乐死下过具体定义:"在不违反晚期绝症患者的意愿或受其委托的前提下,出于对患者的同情和帮助及其死亡权利和个人尊严的尊重,不给或撤消引起疼痛或痛苦的治疗或采取措施使患者以无痛苦的方式结束生命"。

关于安乐死,是具有争议的话题。一是法律问题,二是伦理问题,三是宗教问题。荷兰和比利时是世界全面让安乐死合法的两个国家。而且荷兰的安乐死只适合于成年人。奥地利、丹麦、法国、德国、匈牙利、挪威、斯洛伐克、西班牙、瑞典和瑞士 10 国,允许"被动"安乐死,只准终止为延续个人生命而治疗的做法。英国、意大利和葡萄牙三国辩论激烈;希腊和波兰两国则禁止安乐死。

三、护士节及南丁格尔奖

知识积累

(一)国际护士节

1."国际护士节"的来历　每年的 5 月 12 日是"国际护士节"(下简称"护士节")。护士节最初称为"医院日",也称"南丁格尔日",在中国称为"国际护士节"。护士节是全世界护士的节日。在这天,大力宣扬护理工作,鼓励护士们学习救死扶伤的人道主义精神,已成为世界各国护理界的一件大事。护士节是为了纪念护理事业的创始人——英国人南丁格尔女士(图 1-1)而设立的。

2. 国际护士节的活动

(1)活动主题:国际护理理事会为每年的护士节确定一个主题。国际或地区相关组织均围绕这个主题在世界各地开展纪念活动。从 2000 年至 2007 年,国际护士节的活动主题以升序排列。

2000 年——无论何时何地,护士永远为你服务。

2001 年——无论何时何地,护士永远为你服务:联合反对暴力。

2002 年——无论何时何地,护士永远为你服务:关爱家庭。

2003 年——护士:反对歧视 AIDS,关爱全人类。

2004 年——护士:与您携手,共抗疾病。

2005 年——为了患者的安全,护士要抵制假冒伪劣药品。

2006 年——科学合理配置,确保生命安全。

2007 年——优化从业环境:良好的从业环境＝良好的患者预后康复。

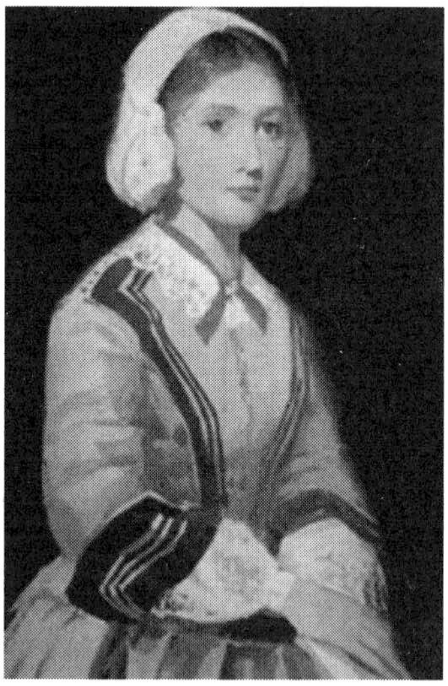

图 1-1　弗洛伦斯·南丁格尔

从活动的主题看,国际护理界关注的焦点和方向往往是当前和今后一个时期社会和医药界的敏感问题。当一个社会问题成为共同关注的问题和相对比较严重的问题进入人们的视野之后,医学和护理的专家、社会活动家们有必要引导人们关注和解决这些问题。医学问题,不单是纯粹的医学问题,而有更深的社会背景。一旦社会失去控制后,医学将解决不了广泛的社会问题。

(2)活动的形式:学校或医院举办护士节活动,多半从激发职业崇高感和自豪感的角度出发,对护士专业的学生进行专业思想教育。

授帽仪式:授帽仪式是护生成为护士的重要时刻。在护理学创始人南丁格尔像前,伴随着"平安夜"的庄严乐曲,护生跪在护理前辈面前,前辈为护生戴上圣洁的燕帽,护生接过前辈手中的蜡烛,站在南丁格尔像前宣读誓言。洁白的燕帽,象征着圣洁的天使;燃烧的蜡烛,象征着"燃烧自己,照亮他人"。

宣誓仪式:护士的宣誓仪式是进行专业思想教育最好的形式之一。举起右手庄严宣誓时,心中的职业归属感与职业自豪感油然而生。一般采用下面的宣誓誓词——

"我宣誓:以救死扶伤、防病治病,实行社会主义的人道主义,全心全意为人民服务为宗旨,履行护士的天职;我宣誓:以自己的真心、爱心、责任心对待我所护理的每一位患者;我宣誓:我将牢记今天的决心和誓言,接过前辈手中的蜡烛,把毕生精力奉献给护理事业。宣誓人:……"护士的宣誓仪式最早来自南丁格尔。

南丁格尔誓言——

"余谨于上帝及公众前宣誓,愿吾一生纯洁忠诚服务,勿为有损无益之事,勿取服或故用有害之药,当尽予力以增高吾职业之程度,凡服务时所知所闻之个人私事及一切家务均当谨守秘密,予将以忠诚勉助医生行事,并专心致志以注意授予护理者之幸福。"

护理知识竞赛;护理操作竞赛;护士演讲比赛。

(二)南丁格尔奖

1. 南丁格尔生平简介　弗洛伦斯·南丁格尔(Florence Nightingale)是现代护理学的创始人、妇女护士职业创始人和现代护理教育的奠基人。1820年5月12日,南丁格尔在意大利佛罗伦萨出生。南丁格尔的父母是英国人,他们在欧洲旅行,途径意大利的佛罗伦斯城时生下她。

十二岁时,她跟父亲学习希腊文、拉丁文、法文、德文、意大利语以及历史、数学和哲学等。这为她以后的护理事业打下了坚实的基础。

1850年,南丁格尔不顾家人的反对,到德国凯撒斯韦尔基督教女执事学校学习护理,并开始对英、法、德等国的护理工作进行考察研究。

1853年,南丁格尔出任伦敦患病妇女护理会监督。

1854—1856年,英、法、奥和撒丁等国与沙俄在克里米亚交战,英军伤亡惨重。英政府选定南丁格尔,由她率领38名训练不足的"护士"奔赴战地医院,负责救护工作。她克服重重困难,以忘我的工作精神、精湛的护理技术和科学的工作方法,经过半年的艰苦努力,使伤员的死亡率由原来的50%降至2.2%(《英国百科全书》1979年版)。克里米亚战争期间,南丁格尔以其人道、慈善之心为交战双方的伤员服务,挽救了许多人的生命,被战地士兵称为"提灯女神"。战争结束后,她被视为民族英雄。1857年,在她的努力下,英国皇家陆军卫生委员会成立。同年,军医学校成立。

1859年,她完成一本《医院札记》,对医院建筑与医院管理,提出革命性的理论。1859年底,她又出版了一本《护理札记》。

1860年,她用公众捐助的南丁格尔基金在英国圣托马斯医院内建立了世界上第一所护士学校——南丁格尔护士学校,推动了西欧各国乃至世界各地护理工作和护士教育的发展。随后,她又着手助产士及济贫院护士的培训工作。她的《医院札记》《护理札记》等主要著作成为医院管理、护士教育的基础教材。由于她的努力,护理学成为一门科学。她的办学思想由英国传到欧美及亚洲各国,南丁格尔被誉为近代护理专业的鼻祖。

1864年,瑞士慈善家吉恩·亨利·敦安在她的影响下,在日内瓦成立国际红十字会。

1907年,爱德华七世授予南丁格尔功绩勋章,成为英国历史上第一个接受这一最高荣誉的妇女。

为了纪念她的成就,1912年,国际护士会(ICN)倡议各国医院和护士学校定于每年5月12日南丁格尔诞辰日举行纪念活动,并将5月12日改为国际护士节,以缅怀和纪念这位伟大的女性。英国政府在发行10元面值的纸币上印上南丁格尔的像,以此纪念南丁格尔(图1-2)。

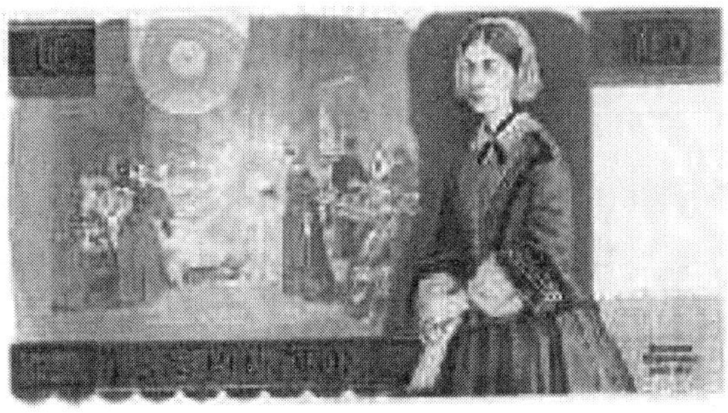

图1-2　英国1970年发行的10英镑纸币

1912年，国际护士理事会将南丁格尔的诞生日——5月12日定为“国际护士节”，旨在激励广大护士继承和发扬护理事业的光荣传统，以“爱心、耐心、细心、责任心”对待每一位患者，做好护理工作。

1912年，红十字国际委员会决定，每两年颁发一次南丁格尔奖章和奖状，作为对各国护士的国际最高荣誉奖。

南丁格尔创立了护理管理的典范。南丁格尔在克什米亚战争中所做的大量工作中，更多的是管理工作。她努力推进的从病房基本建设到医院规章制度的建立，保证了医疗护理技术的实施，提高了护理质量，这些都成为护理管理的典范。在她的代表作之一《医院札记》中，还对医院建筑、管理和卫生保健工作，提出了很多有针对性和实用价值的改进意见。

2. 南丁格尔奖　1912年，在华盛顿举行的第9届红十字国际大会上，正式确定颁发南丁格尔奖章（图1-3）。

南丁格尔奖是红十字国际委员会设立的国际护理界最高荣誉奖，这项以护理界楷模弗洛伦斯·南丁格尔命名的国际红十字优秀护士奖章，是为表彰志愿献身护理事业和护理学方面做出卓越贡献的世界各国优秀的护理工作者所设。红十字国际委员会决定，每两年颁发一次南丁格尔奖章和奖状，作为对各国护士的国际最高荣誉奖。1991年，红十字国际委员会布达佩斯代表大会通过的弗洛伦斯·南丁格尔奖章规则第二条规定，奖章可颁发给男女护士和男女志愿护理工作人员在平时或战时做出如下突出成绩者：“具有非凡的勇气和献身精神，致力于救护伤病员、残疾人或战争灾害的受害者；如有望获得奖章的人在实际工作中牺牲，可以追授奖章。”南丁格尔奖章是镀银的。正面有弗洛伦斯·南丁格尔肖像及“纪念弗洛伦斯·南丁格尔，1820年至1910年”的字样。反面周圈刻有“永志人道慈悲之真谛”，中间刻有奖章持有者的姓名和颁奖日期，由红白相间的绶带将奖章与中央饰有红十字的荣誉牌连接在一起。同奖章一道颁发的还有一张羊皮纸印制的证书。

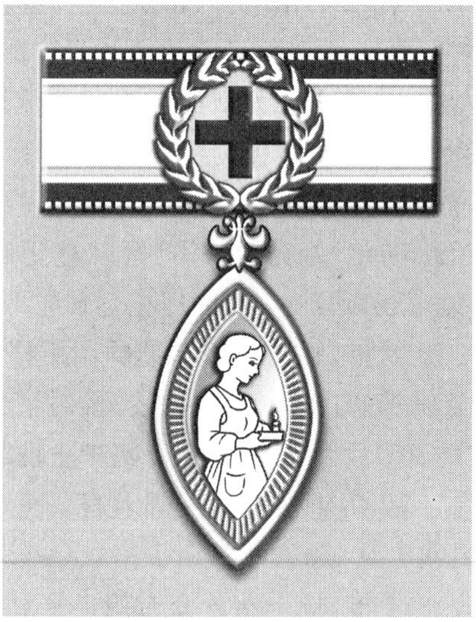

图1-3　南丁格尔奖章

链接1.5

中国获得南丁格尔奖的情况

中国自1983年首次参加第29届评选以来，先后有48名杰出的护理从业人员获此殊荣。其中1人为男性护士。中国历届获得南丁格尔奖的护士如下：

第41届——2007年（5人）

1. 聂淑娟　新疆医科大学第一附属医院主任护师

2. 罗少霞　澳门镜湖医院护理部主任

3. 泽仁娜姆　青海省同仁慢性病防治院主管护师
4. 陈海花　北京军区总医院消化内科护士长
5. 丁淑贞　大连医科大学附属第一医院护理部主任

第40届——2005年(5人)

1. 刘振华　山东省济南市皮肤病防治院住院部主任
2. 陈征　北京地坛医院社会服务部主任
3. 冯玉娟　香港医院管理局九龙西联网护理总经理、广华医院及东华三院黄大仙医院护理总经理
4. 万琪　西藏军区总医院护理部主任
5. 王亚丽　甘肃省定西市人民医院护理部主任

第39届——2003年(10人)

1. 叶欣　广东省中医院护士长
2. 钟华荪　广东省人民医院护理部主任
3. 章金媛　江西省南昌市第一人民医院原护理部主任、江西省红十字志愿护理服务中心主任
4. 梅玉文　天津第三中心医院副院长、天津市护理学会名誉理事长
5. 巴桑邓珠(男)　四川甘孜藏族自治州人民医院副院长
6. 李琦　上海市第二人民医院外科门诊护士长
7. 陈东　北京佑安医院护理部主任
8. 李淑君　解放军二炮总医院口腔科护士长
9. 苏雅香　贵州省护理学会理事长
10. 姜云燕　解放军第十八医院三十里营房医疗站护士长、解放军总医院南楼临床部原总护士长

第38届——2001年(3人)

1. 吴景华　宁夏回族自治区护理学会副理事长
2. 王雅屏　北京红十字会急诊抢救中心副院长
3. 李秋洁　哈尔滨医科大学附属二院护理部主任

第37届——1999年(3人)

1. 曾熙媛　中华护理学会理事长
2. 王桂英　天津市原护理学会理事长
3. 秦力君　中国人民解放军总医院原护理部主任

第36届——1997年(5人)

1. 汪塞进　安徽省护理学会荣誉理事长
2. 关小英　天津市护理学会理事长
3. 陆冰　上海市第六人民医院护理部主任
4. 孙芙蓉　河南省护理学会副理事长
5. 黎秀芳　解放军兰州军区总医院专家组成员

第35届——1995年(2人)

1. 孙静霞　江苏常州市第一人民医院

2. 邹瑞芳　浙江省湖州市人民医院
第 34 届——1993 年(3 人)
1. 张水华　宁夏医学院附属医院
2. 张瑾瑜　福建省护理学会理事长
3. 李桂英　青岛市传染病医院
第 33 届——1991 年(1 人)
1. 吴静芳　河南商丘地区医院
第 32 届——1989 年(4 人)
1. 林菊英　中华护理学会荣誉理事长
2. 陆玉珍　上海遵义医院
3. 周娴君　湖南湘西土家族自治州医院
4. 孙秀兰　唐山市人民医院
第 31 届——1987 年(3 人)
1. 陈路得　天津医科大学附属医院
2. 史美黎　上海市第一人民医院
3. 张云清　辽宁省肿瘤医院
第 30 届——1985 年(3 人)
1. 梁季华　广州红十字会医院
2. 杨必纯　四川省泸州市人民医院
3. 司堃范　北京红十字朝阳医院
第 29 届——1983 年(1 人)
1. 王琇瑛　中华护理学会荣誉理事长，中国第一位南丁格尔奖获得者

第五节　医学历史名人简介

一、中国古代历史医学名人简介

知识积累

1. 扁鹊　原名秦越人，河北任邱人，生于约公元前 5—4 世纪，春秋战国时期著名医家，世称“扁鹊”。秦越人以“切脉、望色、听声、写形”，针药并用，医术闻名天下。传说他以砭石弹刺，治疗秦武士面部痈肿成功。因遭秦太医李醯嫉妒，被其派人刺死。

2. 淳于意　公元前 205 年—前 150 年，西汉临淄(今山东淄博)人，曾任齐国太仓长(一说太仓令)，人称“仓公”。年轻时喜医术，拜公孙光为师。后来，公孙光又将仓公推荐给临淄的公乘阳庆。3 年后仓公出师行医，足迹遍及山东。他首创医学诊籍，即医案，也就是病历。淳于意诊断疾病，注意详细记录病案。他将典型病例进行整理，写出了中国医学史上第一部医案——《诊籍》。淳于意既是医学家，也是医学教育家。他广收弟子，精心传授。

3. 华佗　字元化，公元 145—208 年，豫州沛国谯县(今安徽亳县)人，华佗发明了“麻沸散”，创编了一套养生保健操——“五禽戏”，后为曹操所杀。

4. 张仲景　公元150－219年，名机，字仲景，伟大的医学家，被尊称为“医圣”。东汉南阳郡人。据史料记载，仲景少年时“学医于同郡张伯祖，尽得其传”。相传汉献帝初，张仲景被举孝廉，建安年间官居长沙太守。他的《伤寒杂病论》是世界上第一部经验总结性的临床医学著作。

5. 王叔和　公元201－280年，名熙，高平（今山东微山县）人。魏晋之际的著名医学家、医书编纂家。他对脉学很有研究，写成了我国第一部完整而系统的脉学专著——《脉经》。

6. 葛洪　公元284－354年，字稚川，自号抱朴子，晋代丹阳郡（今江苏省）人。祖父及父亲曾经做过大官。13岁时，葛洪的父亲不幸去世，当时又逢“八王之乱”，葛家很快衰败。葛洪自幼勤奋好学，因家贫只好用木炭在地上练习写字。著有《金匮药方》，因不便携带，便摘要写成《肘后备急方》4卷。“肘后”是指该书篇幅很小，可以挂在胳膊上随身携带，相当于现代所说的“急症手册”。该书记录的治病药方，都是民间的草药，既便宜又方便，深受百姓欢迎。在世界医学史上，他在《肘后备急方》中第一次记载了天花，记载十分准确、详细，比阿拉伯医学家雷撒斯要早500多年。

7. 孙思邈　公元581－682年，世称“孙真人”，后世尊之为“药王”。孙思邈历经隋唐两代，是一位知识渊博、医术精湛的医家。孙思邈少时体弱多病，从小就立志学医，刻苦研习医术。成年以后，他曾隐居在太白山（今陕西境内）从事医学及炼丹活动。公元652年著成《备急千金要方》。公元682年著成《千金翼方》。他曾亲自治疗护理麻风病患者600多人。在年老时反对服石，在针灸方面绘制彩色三人明堂图，创孔穴主对法，提倡阿是穴及同身寸法，对针灸发展有促进作用。孙思邈在中国医学史上有很高地位。

8. 王冰　公元710－805年，号启玄子。籍贯不详，唐宝应中（762－763年）为太仆令，故称为王太仆。历时十二年，著成《素问》。他对辨证论治理论也颇有研究，如治疗元阳之虚，主张“益火之源，以消阴翳”。而治疗真阴之竭，则提出“壮水之主，以制阳光”，至今依然是临床治疗的准则。

9. 刘完素　公元1110－1200年，字守真，别号守真子，自号通玄处士，金代河间（今河北河间）人。人称“河间先生”或“刘河间”。自幼聪慧，因为医生耽延而导致母亲病逝，遂立志学医。一生著述甚丰，主要有《黄帝素问宣明论方》《素问玄机原病式》《内经运气要旨论》（即《素问要旨论》）《伤寒直格》《伤寒标本心法类萃》等。后人称为“河间六书”或“河间十书”。

10. 朱丹溪　公元1281－1358年，名震亨，字彦修，因世居丹溪，故人称“朱丹溪”，或尊称为“丹溪翁”，金元四大医学家之一，非常重视养阴，倡导阳常有余，阴常不足说，创阴虚相火病机学说，善用滋阴降火的方药，为“滋阴派”的创始人。朱丹溪著述主要有：《格致余论》《丹溪心法》。

11. 戴思恭　公元1324－1405年，明代医学家，字原礼，号肃斋，诸暨马剑乡马剑村人。著名的宫廷医家，后拜朱震亨（丹溪）为师，学习医术20余年，潜心医学理论。1386年，明太祖朱元璋患病，诏戴思恭诊治，药到病除，深得器重。洪武31年，太祖病重，因诊治无效，准备将所有的医官治罪，唯独召戴思恭至榻边慰勉。燕王朱棣曾患瘕症，遍请名医都没有治好，后来请戴思恭治疗，戴思恭从饮食习惯入手，找到病情的根源是寄生虫，只一剂而愈，深得朱棣信任。建文帝登位，被任命为太医院使。后戴思恭请求返回家乡。永乐三年（1405年）夏天，再次奉诏入京。到了冬天，因病而死，年82岁。

12. 李时珍　公元1518－1593年，明代医学家和药学家，蕲州（今湖北蕲春）人。他家世代行医。30 岁左右被推荐到太医院任职。他研究药学，长期上山采药，深入民间，大量收集民间单方，著成《本草纲目》。

13. 张景岳　公元 1563－1640 年，又名张介宾，因善用熟地，故被人称为“张熟地”，明末会稽（今浙江绍兴）人。明代杰出的医学家，为温补学派的代表人物。

二、外国医学名人简介

1. 英国科学家威廉·哈维（William Harvey，1578－1657 年），他发现了血液循环。

2. 法国微生物学家巴斯德（Louis Pasteur，1822－1895 年），他是近代微生物学的奠基人。巴斯德（图 1-4）开辟了微生物领域。他一生进行了多项探索性的研究，证明了三个重要的科学问题。

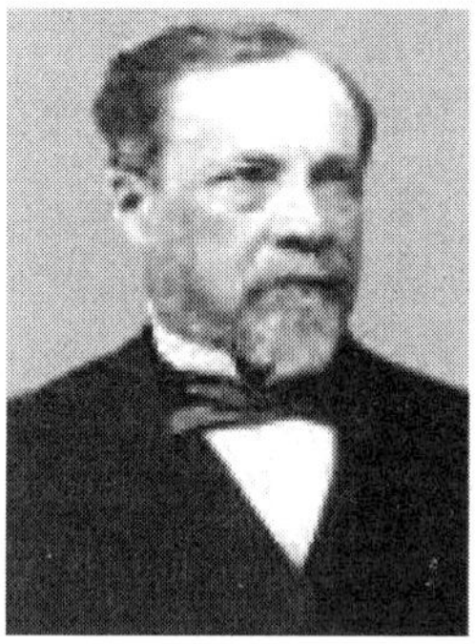

图 1-4　巴斯德

每一种发酵作用都是由于一种微菌的发展。他发现用加热的方法可以杀灭微生物。于是“巴氏杀菌法”便应运而生，并被用在各种食物和饮料的消毒上。

每一种传染病都是一种微菌在生物体内的发展。由于发现并根除了一种侵害蚕卵的细菌，巴斯德拯救了法国的丝绸工业。

传染疾病的微菌，在特殊的培养之下可以减轻毒力，变成防病的疫苗。他意识到许多疾病均由微生物引起，于是建立起了细菌理论。1889 年巴斯德发明了狂犬病疫苗，可使人抵御可怕的狂犬病。其他科学家应用巴斯德的基本思想先后发展出抵御许多种严重疾病的疫苗，如预防斑疹伤寒和脊髓灰质炎等疾病的疫苗。（图片来自网站：http://www.365zn.com）

3. 现代遗传学之父、奥地利生物学家格雷戈尔·孟德尔（Johann Gregor Mendel，1822－1884 年），他发现了遗传定律，他通过繁育豌豆，画出其结果图，得出了卓越的结论。孟德尔发现，在预先可测知规律下控制的组合，父母可将其独特的特性传给子女。

4. DNA 双螺旋结构模型的发现。美国生物化学家沃森（James Dewey Watson，1928 年出生）和英国生物、物理学家克里克（Francis Harry Compton Crick，1916－2004 年）首先发现了 DNA 螺旋结构。1956 年，德国科学家吉尔（Alfred Gierer）和施拉姆（G. Schramm）在研究烟草花叶病毒时，首先发现了 RNA 分子能够传递遗传信息，同时他们还发现烟草花叶病毒的 RNA 成分在感染的植株叶片中能够诱导合成新的病毒颗粒。

5. 心导管技术　德国医生福斯曼（Werner. Forssmann，1904－1979 年）因其对心导管技术的创造所做的里程碑式的贡献而荣膺 1956 年度生理学和医学诺贝尔奖。

链接1.6

诺贝尔生理学或医学奖简介

据中小学教育网（http://www.ehappystudy.com）的消息：在 1901－2002 年的 102 年间，共颁奖 94 次。1901 年，德国人埃米尔·冯·贝林发现白喉抗毒素，创立血清疗法，而获第一次诺贝尔生理学奖。在过去的 94 次生理学奖或医学奖中，分别授予了德国、美国、英国、日本、瑞士、墨西哥、瑞典、意大利、法国、澳大利亚、比利时、匈牙利、奥地利、荷兰、加拿大、丹麦、西班牙、俄国等20多个国家的130多位科学家。其中美国科学家获奖次数最多，得到了40余次。其次是英国、德国和法国。回望"诺贝尔生理学奖或医学奖"走过的100多个岁月，不难看出，每一次颁奖都是"生物学"发展前进的标志，这些获奖者在"生物学"发展的历程中都留下了不可磨灭的历史印记。

历年得主如下：

1. 1901年，埃米尔·阿道夫·冯·贝林（德国），利用血清疗法治疗白喉。

2. 1902年，Ronald Ross（英国）。关于疟疾的研究。

3. 1903年，Niels Ryberg Finsen（丹麦），利用光辐射治疗狼疮。

4. 1904年，巴甫洛夫（俄国），在神经生理学方面，提出了著名的条件反射和信号学说。

5. 1905年，R. 柯赫（德国），关于结核方面的研究和发现。

6. 1906年，C. 高尔基（意大利），桑地牙哥·拉蒙卡哈（Santiago Ramóny Cajal，西班牙），关于神经系统结构的研究。

7. 1907年，Charles Louis Alphonse Laveran（法国），发现原生动物在引起疾病中的作用。

8. 1908年，Ilya Ilyich Mechnikov（俄国），Paul Ehrlich（德国），关于免疫方面的研究。

9. 1909年，Emil Theodor Kocher（瑞士），关于甲状腺生理学、病理学和外科学方面的研究。

10. 1910年，艾布瑞契·科塞尔（Albrecht Kossel，德国），关于细胞化学尤其是蛋白质和核酸方面的研究。

11. 1911年，Allvar Gullstrand（瑞典），关于眼睛屈光学方面的研究。

12. 1912年，Alexis Carrel（法国），关于血管缝合以及血管和器官移植方面的研究。

13. 1913年，Charles Robert Richet（法国），关于过敏反应的研究。

14. 1914年，Robert Bárány（奥地利），关于内耳前庭装置生理学及病理学方面的研究。

15. 1915—1918年，未颁奖，奖金划拨到生理医学奖专门的基金上。

16. 1919年，Jules Bordet（比利时），关于免疫方面的研究。

17. 1920年，Schack August Steenberg Krogh（丹麦），发现毛细血管运动的调节机制。

18. 1921年，未颁奖，奖金划拨到生理医学奖专门的基金上。

19. 1922年，Archibald Vivian Hill（英国），关于肌肉发热方面的研究；Otto Fritz Meyerhof（德国），发现肌肉中耗氧与乳酸代谢之间相关性。

20. 1923年，弗雷德里克·格兰特·班廷（Frederick Grant Banting）（加拿大）、John James Richard Macleod（加拿大），发现胰岛素。

21. 1924年，Willem Einthoven（荷兰），发现心电图的机制。

22. 1925年，未颁奖，奖金划拨到生理医学奖专门的基金上。

23. 1926年，Johannes Andreas Grib Fibiger（丹麦），发现鼠癌（Spiroptera carcinoma）。

24. 1927年，Julius Wagner-Jauregg（奥地利），发现利用接种疟疾原虫治疗麻痹性痴呆症。

25. 1928年，Charles Jules Henri Nicolle（法国），关于斑疹伤寒的研究。

26. 1929年，克里斯蒂安·艾克曼（荷兰），发现抗神经炎维生素；Frederick Gowland Hopkins（英国），发现促进生长的维生素。

27. 1930 年,Karl Landsteiner(奥地利),发现人类血型。

28. 1931 年,Otto Heinrich Warburg(德国),发现呼吸酶的性质和作用方式。

29. 1932 年, Charles Scott Sherrington(英国)、Edgar Douglas Adrian(英国),关于神经功能方面的发现。

30. 1933 年,托马斯·摩尔根(美国),发现染色体在遗传中的作用。

31. 1934 年, George Hoyt Whipple(美国)、George Richards Minot(美国)、William Parry Murphy(美国),发现治疗贫血的肝脏疗法。

32. 1935 年, Hans Spemann(德国),发现胚胎发育中的 organizer effect。

33. 1936 年, Henry Hallett Dale(英国)、Otto Loewi(奥地利),发现神经冲动的化学传递。

34. 1937 年,霍沃恩(英国)、卡勒因(瑞士)、森特哲尔(匈牙利),关于生物氧化过程方面的发现,尤其是维生素 C 和丁烯二酸的催化作用。

35. 1938 年,海门斯(比利时),发现颈动脉窦和主动脉窦在呼吸调节中的机制。

36. 1939 年,多马克(Gerhard Domagk,德国),发现磺胺类药物 Prontosil 的抗菌作用。

37. 1940—1942 年,未颁奖,奖金中的三分之一划拨到主基金,另外三分之二划拨到生理医学奖的专门基金。

38. 1943 年,Henrik Carl Peter Dam(丹麦),发现维生素 K;Edward Adelbert Doisy(美国),发现维生素 K 的化学性质。

39. 1944 年, Joseph Erlanger(美国),Herbert Spencer Gasser(美国),发现单一的神经纤维具有高度分化的功能。

40. 1945 年,亚历山大·弗莱明(Alexander Fleming,英国)、E. B. 钱恩(英国), Howard Walter Florey(澳大利亚),发现青霉素及其在治疗各种传染病中的效果。

41. 1946 年,缪勒(Hermann Joseph Muller,美国),发现 X 射线诱导突变。

42. 1947 年,Carl Ferdinand Cori(美国)、吉蒂·黛丽莎·柯里(Gerty Theresa Cori,美国),发现糖代谢中的酶促反应; Bernardo Alberto Houssay(阿根廷),发现脑垂体前叶激素在糖代谢中的部分作用。

43. 1948 年,保罗·赫尔曼·穆勒(Paul Hermann Müller,瑞士),发现高效杀虫剂 DDT。

44. 1949 年, Walter Rudolf Hess(瑞士),发现间脑对内脏的调节功能; Antonio Caetano De Abreu Freire Egas Moniz(葡萄牙),发现脑白质切除手术对某些心理疾病的治疗效果。

45. 1950 年, Edward Calvin Kendall(美国)、Tadeus Reichstein(瑞士)、Philip Showalter Hench(美国),发现肾上腺皮质激素及其结构和生理效应。

46. 1951 年, Max Theiler(南非),发现黄热病疫苗。

47. 1952 年, Selman Abraham Waksman(美国),发现链霉素,第一种有效的结核病菌抗生素。

48. 1953 年, Hans Adolf Krebs(英国),发现柠檬酸循环; Fritz Albert Lipmann(英国),发现辅酶 A 及其作为中间体在代谢中的重要作用。

49. 1954 年, John Franklin Enders(美国)、Thomas Huckle Weller(美国)、Frederick Chapman Robbins(美国),发现脊髓灰质炎病毒能够在各种组织培养基上生长。

50. 1955 年,Axel Hugo Theodor Theorell(瑞典),关于氧化酶性质及其作用机制的研究。

51. 1956 年，安德烈·弗雷德里克·考南德（美国）、沃纳·福斯曼（德国）、迪肯森·威廉·理查兹（美国），发明心脏导管术以及循环系统的病理学研究。

52. 1957 年，Daniel Bovet（意大利），发现并合成抗组胺，尤其是其对血管和骨骼肌的作用。

53. 1958 年，George Wells Beadle（美国）、Edward Lawrie Tatum（美国），发现基因受到特定化学过程的调控；Joshua Lederberg（美国），发现细菌遗传物质及基因重组现象。

54. 1959 年，Severo Ochoa（美国）、Arthur Kornberg（美国），发现 RNA 和 DNA 的生物合成机制。

55. 1960 年，Frank Macfarlane Burnet（澳大利亚），Peter Brian Medawar（英国），发现获得性免疫耐受性。

56. 1961 年，Georg von Békésy（美国），发现耳蜗刺激的物理机制。

57. 1962 年，佛朗西斯·克里克（Francis Harry Compton Crick，英国）、J. D. 沃森（Watson，James Dewey，美国）、M. H. F. 威尔金斯（Maurice Hugh Frederick Wilkins，英国），发现核酸结构及其对信息传递的重要性。

58. 1963 年，John Carew Eccles（澳大利亚）、Alan Lloyd Hodgkin（英国）、Andrew Fielding Huxley（英国），发现与神经兴奋和抑制有关的离子机构。

59. 1964 年，Konrad Bloch（美国）、Feodor Lynen（德国），发现胆固醇和脂肪酸的代谢调控机制。

60. 1965 年，法国雅各布、利沃夫、莫洛因，发现酶和病毒合成的基因调节。

61. 1966 年，Peyton Rous（美国），发现肿瘤诱导病毒；Charles Brenton Huggins（美国），发现前列腺癌的激素疗法。

62. 1967 年，Ragnar Granit（瑞典）、Haldan Keffer Hartline（美国）、George Wald（美国），关于眼睛视觉过程中的生理和化学机制研究。

63. 1968 年，Robert W. Holley（美国）、Har Gobind Khorana（美国）、Marshall W. Nirenberg（美国），阐明遗传密码及其在蛋白质合成中的作用。

64. 1969 年，Max Delbrück（美国）、Alfred D. Hershey（美国）、Salvador E. Luria（美国），发现病毒的复制机制和遗传结构。

65. 1970 年，Bernard Katz（英国）、Ulf von Euler（瑞典）、Julius Axelrod（美国），发现神经末梢的体液传递物质及其贮藏、释放、失活机制。

66. 1971 年，Earl W. Sutherland，Jr.（美国），发现激素的作用机制。

67. 1972 年，杰拉尔德·埃德尔曼（Gerald Edelman）（美国）、Rodney R. Porter（英国），发现抗体的化学结构。

68. 1973 年，Karl von Frisch（奥地利）、Konrad Lorenz（奥地利）、Nikolaas Tinbergen（英国），发现动物个体及群体的行为模式。

69. 1974 年，Albert Claude（比利时）、Christian de Duve（比利时）、George E. Palade（美国），关于细胞结构和功能的相关发现。

70. 1975 年，David Baltimore（美国）、Renato Dulbecco（美国）、Howard Martin Temin（美国），发现肿瘤病毒与细胞遗传物质之间的相互作用。

71. 1976 年，Baruch S. Blumberg（美国）、D. Carleton Gajdusek（美国），发现传染病产生

和传播的新机制。

72. 1977 年，Roger Guillemin（美国）、Andrew V. Schally（美国），发现大脑分泌的多肽类激素；罗莎琳·苏斯曼·雅洛（Rosalyn Yalow，美国），开发多肽类激素的放射免疫分析法。

73. 1978 年，Werner Arber（瑞士）、Daniel Nathans（美国）、Hamilton O. Smith（美国），发现限制酶及其在分子遗传学方面的应用。

74. 1979 年，Allan M. Cormack（美国）、Godfrey N. Hounsfield（英国），开发计算机辅助的 X 射线断层成像仪。

75. 1980 年，Baruj Benacerraf（美国）、Jean Dausset（法国）、George D. Snell（美国），发现细胞表面调节免疫反应的遗传基础。

76. 1981 年，Roger W. Sperry（美国），发现大脑左右半球的功能差异；David H. Hubel（美国），Torsten N. Wiesel（瑞典），关于视觉系统的信息处理研究。

77. 1982 年，瑞典伯格斯龙、萨米尔松，英国范恩，发现前列腺素及相关的生物活性物质。

78. 1983 年，Barbara McClintock（美国），发现可移动的基因。

79. 1984 年，Niels K. Jerne（丹麦）、Hler（德国）、César Milstein（英国），关于免疫控制机制理论的研究以及开发制备单克隆抗体。

80. 1985 年，Michael S. Brown（美国）、Joseph L. Goldstein（美国），关于胆固醇代谢调控的研究。

81. 1986 年，Stanley Cohen（美国）、Rita Levi-Montalcini（意大利），发现生长因子。

82. 1987 年，利根川进（日本），发现抗体多样性的遗传学原理。

83. 1988 年，James W. Black（英国）、Gertrude B. Elion（美国）、George H. Hitchings（美国），关于药物研发相关原理的研究。

84. 1989 年，毕晓普（J. Michael Bishop，美国）、瓦慕斯（Harold E. Varmus，美国），发现逆转录病毒原癌基因（oncogene）在细胞中的产生。

85. 1990 年，默里（Joseph E. Murray，美国）、托马斯（E. Donnall Thomas，美国），关于人体器官和细胞移植的研究。

86. 1991 年，内尔（Erwin Neher，德国）、萨克曼（Bert Sakmann，德国），发现细胞膜上离子通道的功能。

87. 1992 年，费希尔（Edmond H. Fischer，美国）、克雷布斯（Edwin G. Krebs，美国），关于蛋白质可逆磷酸化作为一种生物调节机制的研究。

88. 1993 年，罗伯茨（Richard J. Roberts，美国）、夏普（Phillip A. Sharp，美国），发现核酸的生物转换。

89. 1994 年，吉尔曼（Alfred G. Gilman，美国）、罗德贝尔（Martin Rodbell，美国），发现 G 蛋白（一种运送 GTP 的蛋白质）在细胞信号传导中的作用。

90. 1995 年，Edward B. Lewis（美国）、Christiane Nüsslein-Volhard（德国）、Eric F. Wieschaus（美国），发现早期胚胎发育中的遗传调控机制。

91. 1996 年，杜赫提（Peter C. Doherty，澳大利亚）、辛克纳吉（Rolf M. Zinkernagel，瑞士），发现细胞中介的免疫保护特性。

92. 1997 年，史坦利·布鲁希纳（Stanley B. Prusiner，美国），发现新的蛋白致病因子朊蛋白。

93. 1998年，罗伯·佛契哥特(Robert F. Furchgott，美国)、路伊格纳洛(Louis J. Ignarro，美国)、费瑞·慕拉德(Ferid Murad，美国)，发现一氧化氮在心脏血管中的信号传递功能。

94. 1999年，布洛伯尔(Günter Blobel，美国)，发现蛋白质具有内在信号物质控制其运送到细胞内的特定位置。

95. 2000年，阿尔维德·卡尔森(Arvid Carlsson，瑞典)、保罗·格林加德(Paul Greengard，美国)、Eric R. Kandel(美国)，关于神经系统信号传导方面的研究。

96. 2001年，勒兰德·哈特韦尔(Leland H. Hartwell，美国)、蒂莫希·亨特(R. Timothy Hunt，英国)、保罗·诺斯(Paul M. Nurse，英国)，发现细胞周期中的关键调节因子。

97. 2002年，悉尼·布伦纳(Sydney Brenner，英国)、罗伯特·霍维茨(H. Robert Horvitz，美国)、约翰·苏尔斯顿(John E. Sulston，英国)，发现器官发育和细胞程序性细胞死亡(细胞程序化凋亡)的遗传调控机制。

98. 2003年，劳特伯(Paul Lauterbur，美国)、曼斯菲尔德(Peter Mansfield，英国)，关于磁共振成像的研究。

99. 2004年，理查德·阿克塞尔(美国)和琳达·巴克(美国)，关于嗅觉的研究。

100. 2005年，巴里·马歇尔(Barry J. Marshall，澳大利亚)、罗宾·沃伦(J. Robin Warren，澳大利亚)，发现了幽门螺杆菌以及该细菌对消化性溃疡病的致病机制。

101. 2006年，安德鲁·法尔(美国)和克雷格·梅洛(美国)，发现了RNA(核糖核酸)干扰机制。

102. 2007年，美国科学家马里奥·卡佩奇和奥利弗·史密西斯、英国科学家马丁·埃文斯。这三位科学家是因为“在涉及胚胎干细胞和哺乳动物DNA重组方面的一系列突破性发现”而获得这一殊荣的。这些发现导致了一种通常被人们称为“基因打靶”的强大技术。这一国际小组通过使用胚胎干细胞在老鼠身上实现了基因变化。

103. 2008年，德国科学家楚尔郝森因发现人乳突淋瘤病毒引发子宫颈癌获此殊荣，两名法国科学家巴雷-西诺希和路克-蒙塔尼埃因发现人类免疫缺陷病毒获此殊荣。

第六节 医院文化建设

一、医院形象建设

知识积累

(一)医院文化建设概述

1. 医院文化的概念　医院文化是医院生命共同体的价值标准、道德观念、行为准则的自觉意识。包括隐性文化和显性文化两个方面。隐性文化包括：医院精神、医院理念、医院院志、医院院训、医院准则、医院追求、医院信念、医院警示等；显性文化包括：制度建设、院容院貌、文化活动、服饰仪表、院报院刊、医院网站、院徽、院标、院歌、院旗等。

2. 建设医院文化的途径　可以通过如下手段实施。

(1)培养一支医院的名师队伍：一位名师就是一面旗帜，榜样的力量是无穷的。

(2)加强医院管理：充分关心职工的需要，提高积极性，效益才可以得到提高。

(3)树立医院的形象和品牌:医院的形象是通过品牌建立起来的,管理者要具有品牌意识。

(4)制定行为导向系统:什么是"行为导向系统"? 行为导向系统是指在医疗过程中医护人员与患者共同制定治疗的方案,患者参与到医疗中去,成为医疗的主体的医疗机制。在医疗活动过程中医护人员与患者实行利益与风险共同承担。

(5)建立有效的沟通机制:沟通渠道必须以沟通机制为前提。

(6)适当的文化活动建设:活动是文化很好的载体。务虚与务实的结合,就是把无形的变为有形的。文化是隐性的,但活动是可见的。

(二)医院形象建设的方法

1. 院训　是医院的一种精神,是一种信念,是医院赖以生存和发展的思想支柱和动力源泉,是全体职工的理想、道德、价值、行为准则等精神生活的集中体现。院训以标语的形式高度凝练医院的特色。院训最能体现"微言大义"的文化传统和文化习惯。

2. 医院院志　院志的内容包括:医院历史沿革、医院机构设置、医疗、科研、医学教育、大事记、医院名医系列等。

3. 院徽院旗　在医院的标识系统中,院徽能反映医院的信念、追求和医院理念。院徽是医院文化建设的符号。院徽一般包括:三个要素、两种语言、三个层面。三个要素:图案、文字和颜色。两种语言:医院的中英文全称。三个层面:医院的性质或特色、医院的历史、医院的方针。院徽可以用在医院事物性物品和医院一切对外宣传的途径上,比如,医院的服装、床单、杯子、包装袋、网站、车辆、输液单、各类检验单、收费单、桌椅长凳、病历、处方、公文纸、档案袋、医院内设电话等等。

4. 院歌　在医院的重大活动或节庆或对外交流活动中高唱院歌,无疑具有提升医院形象的作用。院歌包含两个方面:一是歌词,一是乐曲。院歌的创作要符合一个最高的原则——医院的职工喜欢唱,容易唱。

5. 院刊院报　院刊院报是反映医院内部医疗、科研动态的窗口。

6. 医院服装　统一而规范的服装可增加医院员工的荣誉感并容易获得患者好感,体现了医院品牌形象的高度一致性。

7. 医院网站　医院网站是医院信息化的重要组成部分。医院信息化建设是医院的基础性建设。网站在建立全面、快捷的管理和服务机制,提高工作效率和质量方面发挥重要作用。

链接1.7

全国著名医院的医院文化简介

(一)北京协和医院

以下资料引自协和医院网站:http://www.pumch.ac.cn

1. 院训——"严谨、求精、勤奋、奉献"。

2. 医院精神——严谨、求精、勤奋、奉献。

3. 医院简介

历史沿革:北京协和医院是北京协和医学院的临床医学院,是一所集医、教、研为一体的大型综合性三甲医院,是中华人民共和国卫生部指定的诊治疑难重症的技术指导中心之一。该院历史悠久，创办于1921年，由美国洛克菲勒财团出资兴建，1951年由中央人民政府接管。2002年，北京协和医院与邮电总医院合并组建中国医学科学院北京协和医院，并形成北京协和医院和北京协和医院西院两院格局。

特色科室：北京协和医院综合实力全国排名第一。在内科、外科、妇产、骨科、皮肤科等科室具有很强的实力，在疑难重症方面尤其突出。比如妇产科全国排名第一，著名的林巧稚大夫就曾经在协和工作；呼吸内科、消化内科、神经内科、心血管内科、内分泌科、口腔科、眼科、耳鼻喉科、风湿免疫科等若干科室在全国排名前10名。教育部重点学科9个，北京市重点学科2个。临床药理中心、中心实验室和实验动物中心等全国领先。

有关背景：到协和住院就医，需要提前一天排队才能挂上号的科室：消化内科、免疫内科、妇科、产科、变态反应科。特需门诊挂号费在70～300元不等，国际门诊部400元。在协和检查需要预约。

知名专家：史轶蘩教授为中国内分泌领域惟一的工程院院士。风湿免疫科首席专家是董怡教授。变态反应科实力最强的是尹佳教授。感染内科王爱霞教授是科室带头人，医术高超，擅长抗生素临床应用、重症感染，是我国少数艾滋病专家之一。基本外科的实力也非常强，学术领头人是赵玉沛教授，郑朝纪大夫在腹腔镜胆囊切除方面医术高超。健春教授领头在围手术期及胃肠道功能障碍的患者进行合理的肠内、肠外营养综合治疗方面有独到的研究。骨科实力最强的是中国工程院院士邱贵兴教授。妇产科是全国最强的妇产科室，主要负责人是郎景和教授。

（二）中日友好医院

以下资料引自中日友好医院网站：http://www.zryhyy.com.cn

1. 中日友好医院院训——“患者至上，文明行医”。

2. 医院精神——

以大局为重的无私奉献精神；

舍生忘死的大无畏精神；

管理严谨、技术求精的科学求实精神。

3. 医院办院理念——

一个品牌：把中日友好医院建设成国内一流、国际知名，以疑难疾病、危急重症诊治为重点，以中西医结合为特色的大型综合性现代化医院。

二个满意：让患者满意；让职工满意。

三种意识：服务意识；市场意识；忧患意识。

四种氛围：发展的氛围，开放的氛围，学习、学术的氛围，团结协作、积极向上的氛围。

五个体系：质量管理体系；经营管理体系；诚信服务体系；创新体系；人才发展体系。

4. 医院简介

历史沿革：成立于1984年，由日本政府提供无偿援助，是卫生部直属医院。1993年被评为国家三级甲等医院。2001年被列为中央保健医院，同时是北京大学临床医学院和北京中医药大学临床医学院。

特色门诊：睡眠障碍门诊、系统性红斑狼疮门诊、疑难冠心病门诊、慢性咳嗽门诊、血脂异常门诊、营养门诊、哮喘门诊。

领先学科：全国中西医结合心血管病中心；内分泌代谢病中心（内分泌科）；骨科。

特色专科：神经外科；肛肠科有“安氏疗法”；全国疼痛诊疗研究中心；电化疗科；中医妇科；口腔科特色是“当代口腔正畸直丝弓矫治技术及徐氏滑动直丝弓矫治技术”。

有关背景：主要方向是疑难疾病和危急重症。

知名专家：骨科有王云亭、李子荣、李中实、张念非等。外科：鲁瑶、邓周录、王文跃、黄林平等。

（三）北京友谊医院

以下资料引自北京友谊医院网站：http://www.bfh.com.cn/cn

1. 院训——仁、爱、博、精。

2. 医院简介

历史沿革：首都医科大学附属北京友谊医院始建于1952年。在前苏联政府和前苏联红十字会援助下，由中国政府建立的第一所大医院，原名北京苏联红十字医院。1954年，医院从甘水桥旧址迁来。1957年3月，医院由原苏联政府正式移交给我国。1970年，周总理亲自为医院定名为“北京友谊医院”。

特色科室：最主要的科室是儿科。另外，医院设有北京市临床医学研究所、北京热带医学研究所和北京市卫生局泌尿外科研究所。北京市消化疾病中心在诊治消化急危疑难重症方面处于国内领先水平。心血管疾病诊治研究中心也很有特色。在寄生虫、麻风病等方面有一定研究。

著名专家：儿科专家胡淑德；消化内科专家杨成奎；钱林学主攻内科肝脏疾病；侯安存擅长小儿内科呼吸系统疾病；李贵研究方向是儿科泌尿系疾病和呼吸道疾病。

（四）中山大学附属第一医院（简称广州中山一院）

以下资料引自中山大学附属第一医院网站：http://www.gzsums.net

1. 院训——“崇德、敬业、求精、图强”。

2. 医院简介

历史沿革：中山大学附属第一医院始建于1910年，1957年命名为中山医学院附属第一医院，1985年命名为中山医科大学附属第一医院，2001年10月原中山医科大学与原中山大学合并组建成新的中山大学后，更名为中山大学附属第一医院，是我国规模最大、综合实力最强的医院之一。

有关背景：现为国家三级甲等医院和国家爱婴医院，由院本部、黄埔院区和东山院区三个院区组成。就医环境舒适，有宾馆式病房。

特色科室：泌尿外科是广东省高等院校重点学科，主攻肾移植；断趾再植、烧伤、试管婴儿、婴儿先天性腹裂修补术、巨型血管瘤、肾移植、肝移植、肝肾联合移植都处在全国领先水平。

知名专家：翁建平、修玲玲、胡国亮、秦婉文、梁奕铨、林文栋等。

（五）北京大学人民医院

以下资料引自北京大学人民医院网站：http://www.phbjmu.edu.cn

1. 院训——“本仁恕博爱之怀，导聪明精微之智，敦廉洁醇良之行”；爱心、奉献、求精、创新。

2. 医院简介

历史沿革：北京大学人民医院创建于1918年1月27日，前身为“北京中央医院”，1945年更名为“中和医院”。1950年4月更名为“中央人民医院”，1956年更名为“北京人民医院”，

1958年“人民医院”划归医学院作为附属医院，称北京医学院附属人民医院。2000年定名为“北京大学人民医院”。

特色科室：血液内科、心血管内科、骨科、妇产科、眼科、泌尿外科、儿科、皮肤科、风湿免疫科、肾内科等10个医科为国家级重点学科。在造血干细胞移植、肝移植、肾移植、白血病、胃肠道肿瘤、恶性骨肿瘤保肢化疗、妇科恶性肿瘤、脊柱功能重建、骨与关节损伤、胸部微创手术、视网膜玻璃体手术、血液透析、快速心律失常、心血管疾病、自身免疫性疾病、内分泌系统疾病、糖尿病眼底病、突聋等方面的诊断治疗均有独到之处。

知名专家：寇伯龙擅长关节外科手术，人工关节全髋、全膝关节置换术，髋、膝关节翻修术。黄晓军教授擅长诊治血液系统疾病，造血干细胞移植(包括骨髓移植和外周血干细胞移植)。黎晓新教授在眼底病、视觉电生理、视网膜玻璃体手术方面成就突出。白文俊教授主治前列腺增生症、前列腺炎及男科疾病。卢翠贞教授擅长治疗妇科疾病，尤其宫颈疾病的诊断与治疗以及妇女保健等。栗光明教授擅长治疗肝癌、肝硬化、门静脉高压症的外科诊治、肝脏移植、活体肝脏移植。

(六)上海瑞金医院

以下资料、图片引自上海交通大学医学院附属瑞金医院网站：http://www.rjh.com.cn

1. 院训——“广博慈爱、追求卓越”。

2. 办院理念——“质量建院、人才立院、科教兴院”的办院方针；“数字化医院、人性化服务、创新科技、生态院容”的发展方向。

3. 医院简介

历史沿革：瑞金医院建于1907年，原名广慈医院，是一所三级甲等大型综合性教学医院。

特色科室：在血液、内分泌、消化、微创手术等方面有显著诊疗特色。其中，血液、内分泌、消化为国家教育部重点学科，血液科同时是上海市重中之重学科。烧伤科也非常著名。

知名专家：拥有中国科学院院士陈竺、中国工程院院士王振义、陈赛娟等一大批在国内外享有较高知名度的医学专家。赵卫国大夫擅长面肌痉挛、三叉神经痛；王曙大夫擅长甲状腺疾病诊治；郑民华大夫擅长胆结石微创手术；王晖大夫擅长治疗肝炎。

(七)华中科技大学附属同济医院

以下资料引自网站：http://www.hb.xinhuanet.com

1. 院训——“格物穷理，同舟共济”。

2. 医院简介

历史沿革：由德国医生宝隆1900年创建于上海，1955年随上海同济大学医学院迁至武汉，现为华中科技大学附属同济医院。

特色科室：心血管疾病和血液病是重点。在腹腔镜外科、内、妇、儿等方面都有特色。其中心血管专科、血液科、消化内科、耳鼻喉科、眼科、腹部外科、骨科、手外科、泌尿外科、显微神经外科、传染病科、影像医学科、介入放射科等在国内享有较高的声誉。另外，开展了冠状动脉旁路移植术、心脏移植、骨髓移植、动脉插管化疗及栓塞治疗，中、晚期肿瘤等多项新业务、新技术。

知名专家

心血管内科：陆再英，马业新，冯克燕，米世簪。

血液内科：唐锦治，张瑶珍，刘文励，孙汉英。

普外科：陈孝平。

神经外科：雷霆。

心胸外科：潘铁成，赵金平。

泌尿外科：李家贵，叶章群，周四维。

感染科：石淑仙，魏镜龙，沈汉馨。

（八）上海长征医院

以下资料、图片引自上海长征医院网站：http://www.shczyy.com

1. 院训——“立德惟长、技卓以征”。

2. 医院简介

历史沿革：上海长征医院始建于1956年4月28日，前身是上海急症外科医院，即第二军医大学急症外科医院。1958年9月1日，更名为第二军医大学第二附属医院。1959年9月，医院改名为上海同济医院。1966年9月，对外改为上海长征医院。1969年10月，医院随第二军医大学迁到西安市。1975年7月，医院迁回上海原址，对外仍沿用上海长征医院院名至今。

国家重点学科：骨科、影像医学科、普通外科、胸心外科、消化内科、中医科、中西医结合心血管科。

军队医学研究所：全军骨科研究所、全军器官移植研究所、全军肾病研究所。

上海市临床医学中心：脊柱外科临床医学中心、急性创伤急救中心。

上海市医学领先专业重点学科：脊柱外科、颅脑外科。

知名专家

骨科：陈爱民，肖建如，侯春林，倪斌，苟三怀。

普外科：王强，王来根，王为民，陈学云，孙延平，胡志前。

脑外科：张光霁，丁学华，卢亦成，陈长策，于明琨，胡国汉，孙克华。

胸外科：赵学维，徐志飞。

（九）广东省人民医院

以下资料引自广东省人民医院网站http://www.e5413.com

1. 院训——“厚德仁术”。

2. 医院文化——开辟以“医缘”为主题的“医院文化长廊”。

3. 医院简介

历史沿革：广东省人民医院创建于1946年，是广东省最大的综合性医院，是国内规模最大、综合实力最强的医院之一。在《2007全国医院排名》中综合排名名列第九。

特色科室：不少专科都很有特色。如外科心血管、内科心血管、肺部肿瘤专科是广东省医学重点专科。肾内科、老年医学科、精神病科、儿科心血管、影像医学部是广东省医学特色专科。其他专业也各具特点，尤其是呼吸疾病介入治疗、白血病防治、神经内外科、骨科、骨质疏松防治、精神医学、心身医学、康复医学、烧伤科、眼科、放射科和临床药理学研究等。

知名专家

心血管内科：黄新胜，周颖玲，陈纪言。

心外科：陈寄梅，岑坚正。

血管甲状腺腹壁疝外科：彭林，赵刚。

肿瘤中心：王坤，廖宁。

(十)中国人民解放军总医院(即301医院)

以下资料引自网站：http://301.hos.999120.net/及网站：http://www.301hospital.com.cn

1. 院训——“医德高尚，精益求精，严谨求实，勤俭廉洁”。

2. 医院简介

历史沿革：中国人民解放军总医院前身是“中国协和医学院第二临床学院”，1953年10月，改名为军委直属机关医院。1954年7月，更名为中国人民解放军第三0一医院。1957年6月，中国人民解放军第三0一医院番号撤销，更名为中国人民解放军总医院。

特色科室：耳鼻咽喉科、骨科、心血管内外科、神经内外科、眼科、内分泌科、肾病科、老年医学、医学影像及护理学等。其中，聋病、老年心血管病、内分泌、肾病研究室等为全军重点实验室。耳鼻咽喉——头颈外科、骨科和老年医学是国家级重点学科。

知名专家：骨科王岩擅长关节外科、股骨头坏死、颈椎病、脊柱侧弯的治疗；周勇刚对骨与关节疾病，尤其是人工关节治疗及翻修方面有扎实的理论基础和丰富的临床经验；刘玉杰擅长骨关节疾病及损伤的诊治。耳鼻喉专家：翟所强、黄冬雁、赵建东、袁虎、王大君、刘穹。

(十一)解放军第421医院

以下资料引自网站：http://421hp.com

1. 服务理念——以患者为中心、以质量为核心、全心全意为军民服务。

2. 医院简介

历史沿革：中国人民解放军第421医院前身为宏济医院，创办于清光绪27年(1901年)。1954年更名为解放军第421医院。首批三甲医院。

特色科室：耳鼻喉科、神经外科、高压氧科、优生优育指导中心为全军医学专科中心；药剂科为全军临床药理基地；航空潜水医学科、核医学科、骨科、呼吸内科、心血管内科、眼科为海军医学专科中心。

知名专家

内科专家：马红英，张卫民，吴必嘉，何宝婵。

骨科专家：施国强

口腔科专家：高军

中医科专家：张玉亮

神经内科专家：贺顺龙

神经内科专家：张东清

肾内科专家：容石婵

心血管呼吸内科专家：叶汉深，孙贞炎

(十二)中南大学湘雅医院

以下资料引自：http://www.xiangya.com.cn

1. 院训——求真求确，必邃必专。

2. 医院简介

历史沿革：中南大学湘雅医院创建于1906年，是美国雅礼协会在中国创办最早的西医院之一，初名“雅礼医院”。1913年，湖南省育群学会代表湖南省政府与美国雅礼协会协商共组“湘雅医学会”，并于次年创办湘雅医学专门学校(湘雅医学院前身)。1915年2月，雅礼医院更名为湘雅医院，成为学校附属教学医院。同年 10 月 18 日，医院迁现址新建。1945 年 8 月抗战胜利后，医院在原址重建。1951 年 12 月 8 日，湘雅医院被人民政府接管，并正式附属于湘雅医学院。1953 年 10 月 1 日，湘雅医学院更名为湖南医学院，湘雅医院亦更名为湖南医学院附属医院。2000 年，中南大学组建后，医院更名为中南大学湘雅医院。

特色科室：器官移植、大面积烧伤治疗、颅底肿瘤切除、内镜微创手术、血液疾病治疗、鼻咽癌诊治、心脑血管疾病诊治等方面居国内领先地位。

知名专家：湘雅人才辈出，如张孝骞、汤飞凡、李振翩等知名医学专家，享有"南湘雅"的美誉。风湿免疫科：罗卉；耳鼻喉科谢志海；骨科雷光华；普通外科黄建华；肾科邓伯勋等。

二、当代名医队伍

知识积累

(一)名医是最重要资源

"人才资源是第一资源"。医院的竞争，最终是人才的竞争。名医是医院最宝贵的财富。历史上许多名医的人格和医术激励过一代又一代医务工作者。名医是医院和社会的财富。

(二)名医的作用和影响

1. 对医学理论的贡献　名医不仅仅能够具备治愈若干种疾病的能力，还能根据疾病的症状表现和诊治过程中能够找到规律，并将个别实践经验上升为理论体系，并能搭建理论构架，去指导带有普遍性的医疗实践。

2. 是医学教育的重要支柱　古代名医既行医，也收徒。近现代，许多名医从事临床，也从事医学教育工作，为医学培养了大批业务骨干。

3. 是传承医学文化的出口　医学凝结着人类的智慧和人类文明的成果。许多名医著书立说，言传身教，既把医学知识传给身边的人，也把医学的精髓和做人的准则教给后人。

4. 是医院团队的精神支柱与核心　一所医院的名医科室，所有成员主要围绕名医来开展工作。所以，名医实际上是医院团队的核心与灵魂。

(三)专家的成长

1. 个人天资是基础条件　正如其他领域一样，个人的智力水平、理解能力、接受能力、记忆能力等是行医的基础。医学是艰深的学问，医学对人的要求是最苛刻的。

2. 个人的意愿是动力之源　个人的理想动机、努力程度与成就是成正比的。终身努力，必成名家。唐代大医学家孙思邈，幼时体弱多病，由于家境贫寒，无钱求医。后来他发愤学医，终于成为一位医德高尚、医术精良的名医。

3. 成长环境　社会政治、经济环境是名医成长的土壤。一个利欲熏心、物欲横流、金钱第一、物质至上的世界观占统治地位的社会里是很难产生名医的。学术、科研必须耐得住疾苦与清贫。当主流社会把金钱地位作为衡量成功与否的第一标准时，社会也就失去了创新的原始动力。而社会分配机制又不尽合理，导致智商高的人才不愿意进入医疗行业或从医疗行业流失。另外，名医的身边必须有对名医产生重大影响的人际环境和文化土壤。在一个文化贫瘠长期处于信息落后的地区，没有相匹配的文化滋养和道德滋养是出不了名医的。

4. 医院行政或管理应当相对宽容和自由　急功近利不仅出不了名医，还会扼杀名医的成长。学术和科研需要一个相对宽松、相对包容和相对自由的环境。人的知识增长，学识积累和思维的深度受到阅历和经验的影响，有其自身的规律性。

5. 医疗实践与医学科研结合　科研需要从实践中得到验证，实践为科研提供行动的方向。医学大家们，不是仅仅有临床，也对医学发展投入足够的关注。

（四）专家介绍

介绍内容：让患者了解专家的就诊时间，科室名称，特长，联系方式等。

介绍次序：一般按照疾病谱的次序介绍对患者比较好。

链接1.8

（一）中国外科名医——裘法祖简介

据中国康网（http://www.zgkw.cn）记载：裘法祖（1914.12－2008.6.14）出生于浙江杭州，慕尼黑大学医学博士。著名外科专家、教授、博士生导师、中国科学院院士。1993年当选为中国科学院院士。从事外科医疗、教学、科研工作60余载，发表医学论文200余篇，主持编写医学教材40余本。被称为"中国外科之父"。

（二）全国最好的综合性医院排名——引自健康生活网（http://www.jkshw.net）

1. 北京协和医院
2. 广州中山一院
3. 上海华山医院
4. 解放军总医院（301医院）
5. 上海瑞金医院
6. 北京天坛医院
7. 西安西京医院
8. 上海仁济医院
9. 广东省人民医院
10. 武汉同济医院

（三）美国的"最佳医院排行榜"

美国每年都会对全美近6 000家医院进行评估，从中选出美国前50强医院。这项评选由《美国新闻与世界报道》组织，既有专科排名，又有综合排名。"最佳医院排行榜"在美国颇具权威性和影响力，许多医院在医疗、研究、教学等软硬件方面下功夫，希望在排行榜上占有一席之地。约翰霍普金斯医院（The Johns Hopkins University Hospital）连续15年名列前茅。2005年度全美最佳医院排名：

1. 约翰霍普金斯大学医院（Johns Hopkins University Hospital，Baltimore）
2. 梅佑医学中心（Mayo Clinic，Rochester，Minn）
3. 麻州总医院（Massachusetts General Hospital，Boston）
4. 克里夫兰诊所（Cleveland Clinic）
5. 加州大学洛杉矶分校医学中心（ULCA Medical Center，Los Angeles）
6. 巴尼斯朱迪亚圣彼得医院（Barnes-Jewish Hospital，St. Louis）
7. 纽约长老医院（New York Presbyterian，New York City）
8. 杜克大学医学中心（Duke University Medical Center，Durham，N.C.）

9. 华盛顿大学医学中心(University of Washington Medical Center, Seattle)

10. 加州大学-旧金山医学中心(University of California, San Francisco Medical Center)

三、卫生宣教

知识积累

(一)卫生宣教概说

1. 什么是卫生宣教　卫生宣教是医务工作者将医学知识以科普宣传的形式传授给患者及其家属的医疗教育行为。医务人员不仅要承担着治疗的重任,也承担着传播医学知识的重任。医学科普宣传是全国医学会和各类医学协会的重要工作。

2. 卫生宣教的任务

(1)传播医学知识:社会经济发展带来人们的生活水平和质量的提高,人们对保健的要求也越来越高。医学知识的传播,医学常识的普及,可以提高国民素质,增强人们体质。

(2)传播科学精神和实事求是的态度:揭露伪科学,破除现代迷信,一直是科学工作者的责任。医学从巫术中分离出来走向科学,许多医务工作者付出了巨大的努力。许多人宁可相信迷信也不愿听医生的话,宁可用巫术治病也不愿接受医学。尤其在偏远地区,由于人们的观念和经济原因,加上缺医少药,一些患有普通疾病的人因为听了迷信的话耽误病情,最后小病成大病,不治身亡,这种事例屡见不鲜。

(3)传播科学思想:科学思想可以对时代的发展产生巨大的推动作用。

(4)传播人文精神:科学应该充满人文关怀,在人文精神的照耀下,科学给人类带来无穷的幸福。人文精神应该充满科学意识,神秘主义、反科学和伪科学将没有容身之地。

3. 卫生宣教应注意的几个问题

(1)实效性:卫生宣教最重要的是讲究实效。不论是语言宣传,还是媒体影视等,民众喜欢能接受就是好的。

(2)正确运用医学知识,避免脱离实际和牵强附会。

(3)要全面地一分为二地看问题:比如,鸡蛋黄胆固醇含量高对心血管不利,但只讲害处,不讲蛋黄中的卵磷脂有防止胆固醇沉淀的作用,于是提倡老年人不吃蛋黄,有失偏颇。

(4)把知识以最直接最简单的方式讲给对方,简单胜于复杂。把复杂的理论和道理用简单的语言和方式讲出来。

4. 医院进行卫生宣教的途径

(1)充分利用病历、挂号单、包装袋、宣传栏、展板等有针对性地介绍疾病、医学名家、护理战线上的名人、医学护理理念、医疗服务等。

(2)充分利用滚动屏幕进行专题性的宣传教育。

(3)医院可以添置一些触摸屏幕系统详细地介绍健康知识和疾病预防。

(4)利用传统的黑板报等进行专题性的宣传。在版面小、时间短、速度快的情况下,一般只做专题性的宣传教育,这样能够集中优势,各个击破。

(5)利用网络、医院网站优势进行宣传。网站具有一般途径不具备的优势,比如信息量大,私密性强等特点,是现代进行卫生宣教非常好的途径。

(6)口头交谈,是最直接最有效最具有权威性的方式。医生与患者谈话的时候,医生的话本身具有权威性，所以患者很容易接受，并且这种方式很直接和及时。

5. 卫生宣教的社会功能

(1)具有宣传功能：可以促进爱国卫生运动的开展，宣传新理论、新成果和新技术。

(2)具有教育功能：卫生宣教可以指导学校、家庭、幼儿老师等科学营养的食谱，帮助培养卫生习惯。

(3)具有预警功能：比如，对烈性传染性疾病的宣传教育，防止传染病的流行。在抗击“非典”的时候，一些宣传短片和图片起到了很好的预防效果。

(4)具有经济功能：可以节约开支，减少损失。

(5)具有认识功能：帮助民众改变观念，树立新的疾病观，帮助建立健康的生活方式。

6. 卫生宣教的表达要求

(1)深入浅出，浅显易懂：对于普通民众而言，不需要了解过多的理论，只要知道方法就可以了。正如人们用电脑而不需要把电脑的原理弄懂之后才可以用。

(2)以叙事或故事的形式为主要表达方式：故事能吸引人。

(3)总结性的话语要高度概括和凝练：有一些公益性的广告标语，短小精练。如献血的广告标语就很简练：“给人一份血，救人一条命”。

(4)条理清楚，逻辑层次分明：认识的规律是：是什么—为什么—怎么办。按照认识的规律进行介绍或解说，就能让讲解者与听众之间保持思想的同一性。

(5)根据对象的不同年龄、性别等有所侧重：适合不同年龄、不同身份和不同地位的对象的心理需要。

(6)集中专一：内容最好一次只介绍一个内容，一个专题，不要面面俱到。

(二)卫生宣教的内容与形式

1. 卫生宣教的内容

(1)宣传国家医疗卫生的法律法规：让医疗行为有法可依，让患者选择支持正规的医疗机构就医，减少非法行医，减少医疗矛盾，减少人民群众的生命财产的损失。在我国许多地方，非法行医给人们生命安全造成严重威胁的事件屡见不鲜。

(2)宣传医学发展历史：宣传医学历史上有重大意义的事件和对医学发展有重大贡献的人。帮助公众树立对医生职业的尊重，也可以让医务人员产生职业的崇高感和自豪感。

(3)宣传医学精神、医学知识、新的治疗方法、预防与保健：许多新的治疗方法可以让患者有多种选择的机会。

(4)树立良好的卫生习惯：一段预防保健方面的广告宣传短片，可以让公众快速记住。

(5)宣传典型人物：医疗卫生战线有许多感人的事迹，如果大力宣传可以树立社会的正面榜样，促进社会和谐。

(6)帮助患者树立战胜疾病的信心：用战胜疾病的典型例子鼓舞和激励患者；用积极的暗示心理让患者有良好的心态；尝试运用音乐疗法作为辅助疗法；尝试用“园艺疗法”作为辅助疗法。

2. 卫生宣教的形式

(1)从宣传途径上分为：书面文字，口头语言，视觉媒体，听觉媒体，网络，图片和宣传画。

(2)从体裁上可以分为：诗歌，童话，故事，通讯，解说词，口号标语。

四、职工活动策划

知识积累

(一)职工活动概说

1. 职工活动的作用　医院职工活动是医院文化建设的重要内容,也是丰富职工生活的重要环节。医院职工活动具有以下作用:

(1)对职工的精神可以起到放松的作用:医疗行业是高风险的行业,所以上班期间,精神高度紧张。长期的紧张状态容易导致疲劳和医患纠纷甚至导致医疗事故,不利于职工的身心健康。而适当的文体活动或娱乐活动可以松弛紧张的神经,使职工得到有效的休息和心理身体的恢复,为继续工作提供保障。

(2)丰富多彩的职工活动可以加强职工之间的感情联系、培养职工的团队精神与合作意识,可以增强医院的凝聚力和向心力。

(3)职工活动可以促进医患沟通:有患者参与的职工活动,可以让患者与医务人员之间增进了解。

(4)职工活动可以树立医院的正面形象:特别是通过媒体开展的活动,比如,送医送药活动和职工为患者捐赠活动可以吸纳公众注意,激发爱心,使社会对医院产生良好的印象。

2. 职工活动的类型　根据活动的内容和性质,职工活动可以分为下面几方面。

(1)文体活动:包括文娱类和体育类。比如球类比赛、拔河比赛、趣味运动会、棋类比赛、钓鱼比赛、歌唱比赛、舞蹈比赛、爬楼梯比赛等。针对医务工作者平时的工作性质,建议安静型的比赛如棋类应少举行,而运动型的应多举行。

(2)教育活动:比如知识竞赛、操作竞赛、演讲比赛、辩论赛、摄影比赛、网页设计比赛、书法比赛、病历书写比赛、护士礼仪比赛、朗诵比赛、科普征文比赛、普通话比赛及专家讲座、参观考察活动等。

(3)休闲活动:如登山、春游等。

(4)公益活动:比如植树活动、捐赠活动、通过电视媒体的科普宣教活动、送医送药"三下乡"活动、义诊活动、签名活动、网上救助活动等。

(5)关心职工的"民心工程":比如对职工生老病死的探访活动,针对大龄青年的外联联欢活动。

(6)交流活动:比如医院职工与患者的对话活动,医院与外部的交流活动,SOS医疗救助活动等。

3. 职工活动的保障

(1)发挥工会、共青团、医教室、办公室、护理部等群团组织和行政部门的主力军作用。在医院的各类活动中,行政部门比其他科室具有更优越的条件。

(2)充分发挥医学会等半官方机构组织的作用。学会因为聚集了一群专业人员,具有专业优势。

(3)职工之间成立的各类协会和群众组织开展的活动应积极支持。

(4)经费的支持。活动离不开经费。活动也许不能产生直接的经济效益,但活动产生的社会效益是要经过长远的阶段才可以看出来,并且职工之间的和谐产生的影响与医院正面形象产生的潜在经济效益这两个利益，远不是金钱可以衡量的。

4. *活动的常态与非常态*　医院的很多活动是经常性开展的，称为常态活动。不经常开展的活动称为非常态活动。常态活动应当明确组织、职责和章程，有计划有安排，保障常态活动如期进行。非常态的活动，如医院的50周年院庆等，需动用医院的全部资源，详细部署。

(二)活动策划

医院职工活动策划的内容可以从以下方面考虑。

1. *主办单位*　医院主办与医学会主办。主办单位从宏观上进行控制和协调，可以在媒体与各级组织之间进行协调。从整体上把握活动的方向和格调。全面树立医院的形象和品牌。

2. *承办单位*　承办单位是具体执行的组织，是计划的制定者也是计划的执行者，考虑问题应该周密而全面，把活动中的各种可能预计到。

3. *合作媒体*　医院的捐赠、义诊活动、送药送医活动和科普活动应当大力宣扬，借助网络、电视、报纸、电台等多种阵地进行报道。与媒体联合的征文活动，也可以有效地提高医院的知名度。

4. *商家赞助*　医院职工活动寻求商家赞助一般采取谨慎的措施。尤其是名医名家参与的活动，更要谨慎邀请商家。一般只在对特殊患者的捐赠活动时邀请商家，但是与商家的合作应有严格的法律程序，以保障医院的权益。

5. *活动目的*　目的具有层次性。有长远利益也有短期利益，有社会效益也有经济效益，有直接效益也有间接效益，有明显的效益也有潜在的价值，有有形收益也有无形收益。医院职工的活动根据活动的性质和内容，应有所兼顾。总的原则是社会效益高于经济效益，长期效益优于短期效益。在单个的活动中目的尽量明确，主要目标达到预期效果就可以了。

6. *活动主题*　主题是活动的中心和主线。比如艾滋病的宣传活动，应突出一个主题。

7. *活动的机构组织和成员的组成*　大型活动应有专门的活动小组，活动小组可以是固定的也可以是临时的。比如医院的院庆活动，救护活动等都可以成立临时性的领导小组。临时性的组织和机构应包括以下部分：

总负责人，包括联系电话(下同)；宣传组组长及成员；外联组组长及成员；财务组组长及成员；场地器材负责人及成员；保卫组负责人及成员；后勤保障负责人及成员；接待组负责人及成员；通讯联络负责人；其他临时待用人员。

8. *活动时间安排*　应与敏感时间错开，应考虑当地气候、季节的变化制订活动预案。

9. *场地安排*　安全第一，保障用品齐全。

10. *前期准备和阶段性工作*　承办单位事先进行协商和接洽，然后召集主要负责人会议商讨详细方案。

11. *活动程序*　一般活动都有程序册。

12. *活动创意*　考虑活动的形式、方式、参与面、接受性、难易程度、新颖性、级别、安全性、经济性与效益性，观众的期望值等。比如中央电视台的“幸运52”把枯燥的广告商标演绎成知识问答，商标本身已经隐匿在次要位置。人们对商标本身并不感兴趣，但是对活动感兴趣，所以活动是明线，商标是暗线，双线并行，活动获得成功。观众的直接关注焦点是活动，商标成为间接关注对象，退到背景中，活动成为了主题和主角。这种形式和策略很值得推广。

五、医疗卫生组织简介

知识积累

(一)世界卫生组织简介

1. 名称　英文全称是:World Health Organization,缩写为“WHO”,是一个国际性的卫生组织。1946 年 7 月,世界卫生组织在纽约成立筹备会,并通过《世界卫生组织组织法》。1948 年 4 月 7 日,该法得到 26 个联合国会员国的批准并生效。同年 6 月 24 日,世界卫生组织在日内瓦正式成立,并召开了第一届世界卫生大会,总部设在瑞士日内瓦。

2. 宗旨　是使全世界人民获得尽可能最高水平的健康。该组织给健康下的定义是:“身体、精神及社会生活中的完美状态”。

3. 主要职能　促进流行病和地方病的防治;提供和改进公共卫生、疾病医疗和有关事项的教学与训练;推动确定生物制品的国际标准。

4. 组织机构　包括世界卫生大会、执行委员会和秘书处。

(二)国际 SOS 救援中心简介

1. 什么是 SOS　SOS 在无线电通讯中表示“紧急求救”的救难信号,是国际莫尔斯电码:三短三长三短。在莫尔斯电码中,S 代表三短,O 代表三长,所以紧急求救信号就被简称为 SOS。由于这个信号简单明了,是发报方最容易发出,接报方最容易辨识的电码,所以国际无线电报公约组织于 1908 年正式将它确定为国际通用海难求救信号。收到这个信号,任何人、任何国家都有义务前往救助,这已经成为国际间的惯例。

在 1908 年之前,国际公海海难求救信号为 CQD。1991 年 9 月 22 日,国际海事机关决定从 1992 年 2 月开始废除 SOS 信号,改用新的国际海事卫星电子通信设备——GMDSS,该设备能够提供所有关于事故发生及位置数据,并自动地通报救援机关。这比过去采用 SOS 一分钟显示八十个文字的莫尔斯电信设备要快速、准确、方便得多。

2. 国际(SOS)救援中心的性质

(1)名称:国际(SOS)救援中心(International SOS Pte Ltd)是提供医疗救援、国际医疗保健服务,安全服务和外包服务的国际性公司。其前身是“亚洲国际紧急救援中心”(简称:AEA)。AEA 创建于 1985 年。1998 年 7 月,AEA 全面兼并国际 SOS 救助公司(International SOS Assistance),创建了世界上第一家国际医疗风险管理公司。该公司在全球范围内拥有 27 个报警中心、26 家国际诊所和 170 多个边远地区安全和医疗设施。该公司共有员工5 000 多名,分布在全世界 70 多个国家,其中 35%是医疗专业人员。国际 SOS 的全球总部分设在新加坡和伦敦。服务对象为个人、旅行团体、自助旅行者及移民。

(2)性质与业务范围:国际 SOS 是世界最大的医疗救援公司,也是全球偏远地区现场医疗服务的最主要提供者。主要向客户提供医疗及技术支持,包括医疗服务、健康保健、紧急救援及安全保障服务等。SOS 通过与保险公司的广泛合作,在世界范围内为被投保人提供医疗或非医疗的紧急救援服务。被保险人可以在任何时间、任何国家向 SOS 报警中心请求救援。SOS 的医务人员随时待命,提供电话医疗咨询及医疗转运。此外,SOS 与全球三万一千多家医院、航空公司以及其他服务商合作,为客户安排紧急住院治疗、交通等服务。

3. 国际救援中心 SOS 在中国的情况　1989 年 7 月,国际 SOS 救援中心的前身——亚洲国际紧急救援中心正式在北京设立了办事处，开始协调处理中国境内的紧急救援事务。1995年1月，经卫生部和北京市政府批准，又与北京市红十字会合作建立了北京国际(SOS)救援中心，为来华的外籍人士提供医疗保健、救援报警、国际联络以及紧急救援服务。后在香港、台北、上海、天津、广州和南京开设了分支机构，其中包括24h紧急救援报警中心、国际诊所和办公室；并同遍布全国250余家医院建立起了合作关系。

(三)红十字会简介

1. 红十字会的起源　1859年6月24日，法国、撒丁国联军与奥地利军交战，瑞士人亨利·杜南途经意大利北部小镇索尔弗利诺，亲眼目睹战场上尸横遍野，死伤无数。战争结束后，亨利·杜南写了《索尔弗利诺回忆录》。在书中他提出了两个著名主张："在和平安定时期应该建立战时伤员救护团体"；"制订国际性的神圣协议"。他建议在所有国家建立伤员救援协会，由受过训练的志愿者组成，以帮助照顾战时的伤员。1863年10月26日，欧洲16个国家的代表在日内瓦召开了首次外交会议，并一致通过了《红十字决议》，决定在各国建立救护团体，为表示对瑞士的敬意，其标志定为"白底红十字"(瑞士国旗为红底白十字)。1864年8月8日至22日，又签订了《红十字公约》，后被各国相继承认。公约中规定：战场上进行救护的医院及人员处中立地位，应受保护；应对伤病员不分敌友均给予救护；各国设立志愿的伤兵救护组织，开展救护技能训练，支援军队医疗工作。红十字会在战争中保持中立和受保护。1848年，红十字国际委员会决定将亨利·杜南先生的生日5月8日作为每年的世界红十字日。1901年，因亨利·杜南先生对红十字运动作出的巨大贡献，而荣获首次诺贝尔和平奖。

2. 性质　红十字会是从事人道主义工作的社会救助团体。

3. 宗旨　发扬人道主义精神，保护人的生命和健康，促进人类和平进步事业为宗旨。

4. 红十字会的目标　红十字会以改善易受损害群体境况为工作目标。

5. 红十字会的主要任务

(1)宣传红十字会的宗旨、性质和任务。

(2)依照红十字会章程发展会员，建立志愿工作者队伍。

(3)募集、管理救灾款物，兴建和管理救灾备灾设施。

(4)在自然灾害和突发事件中开展救助活动，及时向灾区群众和受难者提供急需的人道主义援助。

(5)普及卫生救护和防病知识，在易发生意外伤害的待业以及社区和农村，开展初级卫生救护培训。

(6)开展红十字青少年活动。

(7)建立造血干细胞捐赠者资料库，参与、推动无偿献血和人体器官的捐献工作。

(8)建立红十字救护站，组织群众参加意外伤害的现场救护。

6. 中国红十字会

(1)中国红十字会的成立：中国红十字会于1904年在上海创立，起初叫"万国红十字会上海支会"，建会后一直从事救护伤兵、救助难民和赈济灾民活动，并积极参加人道主义救援活动。1952年7月，第18届国际红十字大会承认中国红十字会是中国惟一合法的全国性红十字会，中国红十字会因而成为新中国在国际组织中第一个恢复合法席位的团体。1993年，中华人民共和国第八届全国人民代表大会常务委员会第四次会议通过了《中华人民共和国红十字会法》。

(2)如何加入红十字会:中华人民共和国公民,不分民族、种族、性别、职业、宗教信仰、教育程度,承认中国红十字会章程并缴纳会费的,可以自愿参加红十字会。《中华人民共和国红十字会法》规定,县级以上按行政区域建立地方各级红十字会,全国性行业根据需要可以建立行业红十字会。

(四)中华医学会简介

中华医学会是中国医学科学技术工作者自愿组成并依法登记成立的学术性、公益性、非营利性法人社团。中华医学会成立于1915年。现有82个专科分会,会员43万余名,15个办事机构。中华医学会的主要业务:开展医学学术交流;编辑出版109种医学、科普等各类期刊及音像制品;开展继续医学教育;开展国际间学术交流;开展医学科技项目的评价、评审和医学科学技术决策论证;开展专科医师的培训和考核;发现、推荐和培养优秀医学科技人才;宣传、奖励医德高尚、业务精良的医务人员;承担政府委托职能及承办委托任务;组织医疗事故技术鉴定工作;推动医学科研成果的转化和应用;向党和政府反映医学科技工作者的意见和要求。

(五)中华护理学会简介

1. *历史沿革* 中华护理学会,原名中国护士会,于1909年8月在江西牯岭成立。经过多次更名,1964年更为现名。会址多次变迁,1952年定址北京。

2. *组织机构* 中华护理学会设工作委员会七个;专业委员会二十一个。全国31个省、市、自治区(除台湾省外)均有常务理事和理事。学会受中国科协和卫生部的双重领导。学会的最高领导机构是全国会员代表大会。

3. *主要职能* 组织护理届的学术交流和科技项目论证、鉴定;编辑出版专业科技期刊和书籍。出版的学术期刊有:《中华护理杂志》(月刊)、《中国护理学会会刊》(双月刊),组织召集全国及国际学术交流会议,开展科技咨询服务,普及、推广护理科技知识与先进技术;发动会员对国家重要的护理政策、法规发挥咨询作用;向政府有关部门反映会员的意见和要求,维护会员的权利,为会员服务。

(六)医疗事故鉴定委员会简介

1. *设置依据* 医疗事故鉴定委员会主要依据《医疗事故处理条例》第二十条规定:"卫生行政部门接到医疗机构关于重大医疗过失行为的报告或者医疗事故争议当事人要求处理医疗事故争议的申请后,对需要进行医疗事故技术鉴定的,应当交由负责医疗事故技术鉴定工作的医学会组织鉴定;医患双方协商解决医疗事故争议,需要进行医疗事故技术鉴定的,由双方当事人共同委托负责医疗事故技术鉴定工作的医学会组织鉴定。"

2. *归口管理* 医疗事故技术鉴定,由负责组织医疗事故技术鉴定工作的医学会组织专家鉴定组进行。负责组织医疗事故技术鉴定工作的医学会设有专家库。专家库的成员包括医疗卫生专业技术人员和法医,专家不受行政区域的限制。

3. *级别* 医疗事故鉴定委员会有以下级别:各省(自治区)分别设立省(自治区)、地区(自治州、市)、县(市、市辖区)三级鉴定委员会。各直辖市分别设立市、区(县)二级鉴定委员会。中国人民解放军各医疗单位依据建制管理与划区就近相结合的原则设立二级鉴定委员会。

4. *确定鉴定级别的一般方法* 一般地,患者或家属应向医疗单位所在地的县(市、市辖区)级或直辖市的区(县)级鉴定委员会申请;若医疗单位为省属医院、医学院校附属医院,则应向地区级鉴定委员会申请(非直辖市)。但这仅仅是级别管辖的一般原则,各省(自治区)和直辖市根据《办法》制定的实施细则对此规定差异很大。患者或家属在申请鉴定前,应首先了解当地省(自治区)或直辖市的具体规定。在军队所属向地方开放的各级医疗单位发生的医疗事故,若患者为军人,则一般应由军内各级鉴定委员会负责受理。

(七)世界医护人员联盟

为应对全世界护士、医生等医护人员的短缺问题,世界医护人员联盟2006年5月25日在瑞士首都日内瓦成立。世界医护人员联盟将实施一项速成培训计划,主要内容是:援助发展中国家医护人员速成培训;在发达国家和发展中国家院校间建立培训伙伴关系,提高医护人员教育质量;运用先进教学和在职培训手段,在发展中国家建立创新教学模式等。

背景知识

世界卫生组织的历史

前身可以追溯到1907年成立于巴黎的国际公共卫生局和1920年成立于日内瓦的国际联盟卫生组织。1946年7月,64个国家的代表在纽约举行了一次国际卫生会议,签署了《世界卫生组织组织法》。1948年4月7日,该法得到26个联合国会员国批准后生效,世界卫生组织成立。每年的4月7日也就成为全球性的"世界卫生日"。同年6月24日,世界卫生组织在日内瓦召开的第一届世界卫生大会上正式成立,总部设在瑞士日内瓦。

世界卫生组织历任总干事

2006年——陈冯富珍博士——中国(香港)

2003年－2006年——李钟郁博士——韩国

1998年－2003年——格罗·哈莱姆·布伦特兰博士——挪威

1988年－1998年——中岛宏博士——日本

1973年－1988年——哈夫丹·马勒博士——丹麦

1953年－1973年——马戈林诺·戈梅斯·坎道博士——巴西

1948年－1953年——布罗克·奇泽姆博士——加拿大

链接1.9

泰坦尼克号与SOS

据新华网(http://news.xinhuanet.com)记载:1912年4月,英国豪华邮轮"泰坦尼克号"在处女航行时不幸与冰山相撞,船上2 208名乘客和船员中约有1 500人丧生。灾难发生后,报务员发出了当时比较通用的DQD求救信号。但是一直没有得到明确回复,附近也没有船只前来救援。最后在走投无路的情况下,船上的报务员杰克·菲利普斯说:"发送'S.O.S'求救信号,这是一种新的国际通用呼救信号,它可能是我们最后的获救机会。"事实上,正是他的这句话挽救了很多人的生命。原来,当时与"泰坦尼克号"近的、灯光可见的"加利福尼亚号"因报务员不值班没有收到这个求救信号。可是,求救信号却幸运地被远在纽约的一位叫萨洛夫的人接收到。他果断地通过无线电广播向全世界通报了这一消息。直到次日黎明,距离"泰坦尼克号"很远的"卡帕蒂阿号"才闻讯赶到,最终救出了710人。

任务小结

本章着重阐述职业素养的构成。职业素养包括职业意识、职业知识、职业道德、职业行为、职业精神等。卫生职业素质是卫生职业人员必须具备的与人交往的素养和对职业的热爱。卫生职业的礼仪规范主要包括仪容、仪态与礼节，一切礼仪的目的都带着防止感染和进行应急处理的职业性烙印。通过正面的职业道德规范明确了卫生职业人员的约束与限制性行为。从反面的医疗警示录则告诫未来职业人员必须廉洁从业。通过对卫生公益事业、临终关怀的学习与护士节的文化熏陶，培养卫生职业的崇高感、自豪感与归属感。

实践训练

1. 卫生职业礼仪的特殊性是什么？
2. 卫生公益事业主要包括哪些方面？

第2章 个人基本修养

相关人文素质

◇从个人基本修养的角度学习讲话。
◇言谈举止是道德素质的基本体现。
◇从美的高度塑造美的外表和美的心灵。

任务引领

1. 能大胆清楚有礼貌地运用普通话与成人进行一般性社会交往。
2. 从道德的角度理解语言文明的基本要求。
3. 理解得体举止的基本要素,并进行必要的训练。
4. 个人整体形象的塑造方法。

第一节 语言文明与语言的艺术性

一、语言文明

知识积累

一个有修养的人总是受到人的尊重。人的修养是内在的素养与外在的表征相结合的。只有品德高尚的人才能为社会所接受。而一个人的修养可以从语言、举止和个人形象上反映出来。要想做一个受人尊敬的医护人员,首先必须被社会接受和认可,必须受到主流社会的尊重。绝大多数人的价值观和审美观成为社会的主流价值观与审美观。当社会中绝大多数人支持一种观念的时候,这种观念是被认可为正确的,并在此基础上形成社会公认标准和社会准则。人的修养首先是从语言上反映出来的。什么样的语言是美的,是被广大民众认可与接受的呢?

(一)语言干净,不说脏话

许多人讲话有带脏话(俗话"带渣滓")的现象,这给人留下最不好的印象。有些人错误地认为,说脏话可以让别人对自己退避三舍,摆出一幅"我是流氓我怕谁!"的样子,有些人把说脏话当成一种时尚,有些人为了追求别具一格而刻意讲脏话,这些想法都是错误的。脏话让自己与主流社会疏离。一个被主流社会疏离的人，要想成就阳光事业是难的。语言干净，不说脏话是为人的基本原则，也是个人基本修养的最明显的组成部分。讲脏话就像是用脏水漱口，总归是不好的。

（二）语言诚实，不说谎话

商业社会面临一个严峻的道德挑战，就是讲话的诚实问题。事实上，许多人都不再相信别人的话，致使整个社会产生了信任危机。诚实的语言确实要付出一定的代价，有时甚至是重大的代价。但是，一个说谎的人足以使别人对他的人品产生质疑。从人际交往的长期行为看，诚实的语言使人产生长期的信任。说谎就像“滚雪球”一样，谎言会越滚越大。虽然有人为善意的谎言开了谎言合理的口子，仍然无法掩盖说谎的本性。沉默是避免说谎的有效方法。

（三）语调平和，不可高声大气

在大庭广众之下，有的人讲话高声大气，旁若无人，将公众目光聚焦到自己身上，不仅分散了他人的注意力，也干扰了他人，这是使人反感的。

（四）正面讲话，不可说反话

讲反话常常使人无所适从，不能传达真实的意思，因此不可讲反话。而正面讲话，可以提高讲话的效率。

（五）讲话得体，不可失范

1. *不抢话*　许多人在一起，有上级、长辈或者比自己更有发言权者，应当把发言的权利首先让给他们，而不可抢了别人的话语权。

2. 自己没有决定权的，不可随意承诺他人，未经授权，不得随意发言。

3. 注意双方的地位身份。

（六）讲话有分寸，不可夸夸其谈

说话过头或者夸夸其谈的人，会给人一种浮躁的感觉，浮躁的人无法给人信任感。而信任是人与人交往的基石。

（七）克服羞怯，大胆讲话

有人因为性格内向孤僻，胆量很小，羞于在大众面前讲话，这样将会失去许多机会。

（八）讲话时眼睛虚视对方眼睛

看着对方的眼睛讲话，是尊重对方的表现。讲话时应目光温和、坦然面对。如果与对方讲话时漫不经心，会让人感觉不被重视或者没有受到足够的尊重。如果讲话时眼睛躲躲闪闪，给人心虚的感觉。讲话时如果目光游移扫来扫去，给人一种不稳重感。

（九）耐心听完，不可随意插话或接话

性子急躁的人，总是在别人话没有说完的情况下随意插话打断对方。有的人喜欢接话，这是让人产生不快的。接话干扰对方的思路。

（十）不可往来传舌

喜欢传舌的人总是喜欢打听别人的秘密，同时泄露别人的秘密。须知“说是非者便是是非人”。

二、语言的艺术性

知识积累

(一)语言的艺术性表现在语言的美

语言的美表现在以下方面。

1. 语言的礼貌性　孔子说过，“非礼勿视，非礼勿听，非礼勿言，非礼勿行”(《论语·颜渊》)。听其言而观其行。礼貌的语言是谦逊的表现。《箴言》记载：“败坏之先，人心骄傲。尊荣以前，必有谦卑。”语言之美先在礼。

2. 语言的规范性　规范就是规矩。万物皆有规矩。知道什么当讲什么不当讲；知道什么能讲什么不能讲，能够辨别善恶，就能体会到“士别三日当刮目相看”的意境。

3. 语言的逻辑性　首先是语言的层次性，讲话是分步骤的，有条理性的；其次，逻辑性就是要注意前后之间的关系，避免出现前言不搭后语的现象。

4. 语言的情感性　生硬的语言总是与生硬的态度相对应的。态度诚恳，语言就恳切。充满感情的语言使人如沐春风。

5. 语言的智慧　讲话应该有智慧。艺术的语言特征是让人听后产生自觉行动的后果。所谓良药未必苦口，忠言未必逆耳。古代有很多充满智慧的劝谏，成功的劝谏不仅保住自己的性命，更重要的是改变了不合理的事情，让事情朝着良好的方向发展。而指责甚至激将的话语往往使人产生挫败感，有时甚至使对方消沉。人的承受能力总是有限的，绝大多数的人总是承受不了批评的。所以，“一句话说得合宜，就如金苹果在银网子里。”(《箴言》)

(二)语言艺术性的表现

1. 深入浅出　将深刻的道理以浅显的语言表达。学习微言大义和大道至简，比如表达一切事物都在变化发展的深刻道理，赫拉克利特用“一切皆流”表达；感慨人生世事变换，孔子用“逝者如斯夫，不舍昼夜”表达。

2. 形象生动　学习运用比喻和寓言的形式，将深刻的道理形象地表达出来。

3. 言说风格　言说风格是说话及表达方式的形成和固化。比如文学家，鲁迅说话深刻，胡适宽仁而温和，郭沫若激情飞扬；政治家，比如丘吉尔热情而坚毅，罗斯福明达而严正，希特勒则极富煽情之能事。由于每个人的个性不同，言说风格也不相同。因此，无法对不同的言说风格进行合理的分类。但常用的风格类型，可以简单归纳如下：

逻辑思辨型：条理性强，思路严谨。

比附型：善于用比喻将抽象的东西形象化。将无形化为有形，化虚为实。

宏观务虚型：主要是从大局与宏观出发思考问题，常常以务虚为主。不足是略显空洞。

微观务实型：善于从小处着手，以小见大，窥一斑而见全貌，见微知著。

风趣幽默型：多为性格开朗而活泼者运用。

背景知识

语言和素质的关系

素质是内隐的，通常很难看出，语言是外显的，二者是互为表里的关系。语言是素质的重要表现。一个人的素质与基本素养通常是可以通过语言表现出来的。语言素养是个人基本修养的重要组成部分。培养语言素养的方法有很多，比如孔子说“不读诗，无以言”。这是很有道理的。开口朗诵经典的文学作品是提高语言素养的重要途径。

护士的工作需要与语言配合使用。语言指导操作。因为护士工作的对象是人，护士的语言必须让患者能理解和接受。因此，护士的语言既要有科学性、准确性，又要通俗易懂；同时还要能被患者接受和理解。

案例2.1

护士如何接听急救电话

小丽是某医院的120急救中心接诊护士。接听电话是小丽的主要工作之一。她应该如何接听120急诊电话呢？

接听电话需要有丰富的急救知识；也需要有丰富的人文知识，懂得患者的心理。在表达上具有严密的逻辑性。具体有内容要求与形式要求。

艺术性：声音甜美、洪亮、清晰，吐字清楚；声音不紧不慢，以缓解患者的紧张情绪；第一句话使用普通话，后面采取对等原则；首先自报医院名称。

逻辑性：按照一定的程序和条理问话。

120接诊电话必须做电话记录。为了准确地了解报告的情况，她应该按照客观、具体和有条理性的思路将各种情况询问清楚，然后做好记录。内容如下：

1. 接听时间

年　　　月　　　日　　　　时(24小时制)　　分

2. 患者大致情况

年龄：　　　　　　　　性别：

3. 急救事项

中风〔　　　〕外伤〔　　〕中毒〔　　　〕触电〔　　　〕溺水〔　　　〕出血〔　　　　〕其他〔　　　　　　　　〕

4. 事发地

准确地点：　　　路　　　　号　　　　　　小区

事发地的显著性建筑标志或单位：

5. 给电话报料人的几点叮嘱

(1)　　　　　　　　　　　　　　　　(2)

6. 电话报料人情况

姓名：　　　　　　　电话号码：　　　　　　　与患者关系：

链接2.1

护士如何安慰患者

入院阶段患者的忧虑、陌生感、无助感——常规程序对患者进行检查；介绍环境；主动询问患者情况；鼓励患者倾诉。

围手术期阶段患者的紧张、焦虑——告诉患者，医院对这种疾病的治疗效果很好，治愈率一直很高；告诉患者，给他治疗的医生水平、责任心都很好；交代手术过程；分散注意力；告知家属多陪伴。

术后阶段的疼痛——止痛处理是第一位的；加强巡视。

出院阶段——出院后服药注意事项、疾病预防知识和怎样才能尽快康复的指导，对费用清单详细介绍而不笼统；健康教育。

第二节　举止得体

一、文明举止的基本要求

知识积累

人的举止包括人的站、坐、行走，待人接物，迎来送往。文明举止属于一般性的礼仪。职业礼仪与一般社交礼仪是有区别的。中国古代将人的举止常用比喻的方式进行描述，比如“静如处子，动如脱兔”等。其实，文明的举止就是一举一动，一言一行，给人一种美的感受。总体来说，得体的举止应该达到的要求和标准有如下几方面。

1. *稳重感与成熟感*　稳重与成熟感可以让人产生信赖和信任。

2. *亲和力*　具有亲和力的人容易接近人，迅速缩短人与人之间的心理距离。

3. *敬重感*　人与人之间的距离感，最难掌握的度就是亲密有间。正所谓“近之不恭，远之则怨”。

4. *分清场合*　人的举止在不同场合应该与该场合的氛围相符。正襟危坐适于严肃庄重场合，而亲密举动只能在私密场所。公共场合有公德要求，因此在公共场合的举止应该受到公德的约束；而在公共场合的过于亲昵的举动是对他人的不尊敬。一些青年人在公共场合中常有不受人尊重的旁若无人的亲密举动，应当受到谴责。因为个人的私密举动属于个人隐私。私密举动只能在私人空间发生，而不能占用他人的共有空间。

5. *举止受到伦理的约束*　轻佻的举止让人产生反感，也是对他人权利的侵犯。

6. *动静合宜*　每个人举止要有教养，符合身份、年龄、性别、职业的总体要求。青年人动作应干净利索，有力度感。男性豪爽，女性温文。

7. *举止符合区域、民族、宗教等特殊要求*　各地区、各民族以及不同宗教信仰的人在举止上有禁忌。比如苗族的火塘神圣不可侵犯，门槛也不可坐。许多宗教场所的禁忌应该遵从。

8. *距离*　两人站立或座位距离在1m左右，以手臂伸长为度。最好侧身正面。

9. *应该以标准姿势站立的情况*　升国旗，奏国歌，接受奖品，受到接见，大会发言，发表演讲，做报告等场合。

二、举止基本规范

知识积累

(一)站姿

俗话说“坐有坐相,站有站相”。站姿直接反映一个人的教养。年轻人的站立应该给人精神抖擞、朝气蓬勃的整体印象。站立的基本规范是:

1. 身体略微前倾,两脚脚跟靠拢,或站成小八字步或站成丁字步。重心在脚掌前部。

2. 抬头挺胸收腹,两肩外展,两眼平视前方,下巴微微前倾,切勿含胸。

3. 身体中轴线挺直。中轴线就是沿着鼻梁的垂直线。由于有些人的肩膀不是很对称,所以需要矫正。

4. 手的位置。小八字步,两手自然下垂或一手握住另一手腕部;丁字步,两掌相握放于小腹部,两手肘关节与手掌在一个平面上。

5. 站姿。通常有两种站姿:一是小八字步,二是丁字步。选择站姿的要求有:男士选择八字步,女性既可选择小八字步也可选择丁字步。丁字步以左脚在前为标准。O型腿者不适合站小八字步,腿过瘦的人不适宜站丁字步。脸型圆胖的人应该以稍微侧面示人。

6. 站姿禁忌。一忌身体摇晃;二忌单腿抖动;三忌摇头晃脑;四忌两手交叉置于胸;五忌两手叉腰;六忌抓耳挠腮;七忌挤眉弄眼;八忌舌头外伸。

(二)坐姿

1. 基本原则与要求

(1)对方先落座,自己后落座;客人先落座,主人后落座。

(2)两人落座的角度以90°为宜。

(3)落座后应眼睛平视对方。

2. 标准坐姿

(1)身体坐椅子的1/3,后背不可靠椅背。上身挺直,两手放在桌上或者两手放在双膝上。

(2)下肢体位可以有多种选择。

双膝并拢式:在正规场合,双脚双膝并拢成正襟危坐的形式。

双腿斜侧式:两膝盖并拢斜放在或左或右两侧,这种姿势适合女士。

双脚叠放式:两膝微开不超过两肩,双脚叠放。

垂腿开膝式:双脚分开垂直于地面,不可过宽。

3. 坐姿禁忌

(1)双膝分开过大。

(2)双腿正面全部伸出。

(3)脚尖指向他人。

(4)脚尖踮起抖动大腿。

(5)在不当脱鞋的地方把鞋子脱掉。

(6)翘二郎腿。

(三)走姿

1. 走姿基本要求

(1)大腿带动小腿,脚跟落地有力。

(2)步子稳健。

(3)两肩平正不可歪斜。

(4)腰背挺直,目视前方。

(5)两手摆动幅度不可过大。

2. 走姿禁忌

(1)步伐不稳,重量在脚尖。

(2)两肩摇动,摇头晃脑。

(3)双手摆动幅度过大。

(4)手摸着头或其他部位行走。

(5)双手插在裤子口袋里。

(6)两手叉腰行走或者反剪于背后。

(四)待人接物,迎来送往

1. 不可用手指清点人数。

2. 送给他人物品时应该双手递上。有字的物品应该让对方拿到正面的方向,字迹不可颠倒给人。

3. 给客人泡茶不可满溢。酒满敬人,茶满欺人。

4. 见尊者、长者主动打招呼。很多人忽略这个细节,但不知往往细节决定成败。

5. 有客人来访应该先称呼客人,以示主人身份。

6. 留客人吃饭应有礼貌,主动为客人张罗,以显热情。饭桌之上,吃饭不搅动筷子,不舔食筷子,喝汤不要发出声音。

7. 送客出门至少要到门口。

8. 上下楼梯时,主人在前客人在后。

9. 进出电梯,主人先进后出。

10. 遇到熟人不方便打招呼,应点头示意。

11. 接听电话,应当回避众人。

12. 接受茶水,双手接过,应说谢谢。

13. 接受奖品,应当鞠躬致谢。

14. 握手有规矩,长者、尊者和女士为先。

链接2.2

1. 湖北省宜昌市中心人民医院的数字服务

“五声”服务:患者入院有迎候声;遇到患者有问候声;发生误会有致歉声;患者合作有致谢声;患者出院有祝福声。

“四清楚服务”:接待患者时入院须知要介绍清楚;为患者做各种治疗检查时要讲解清楚;患者对治疗费用有疑问时要解释清楚;患者出院时对相关的出院指导要交代清楚。

2. 儒家关于言行的教导

《论语·学而》说:“子曰:‘君子食无求饱,居无求安,敏于事而慎于言。’”

《论语·里仁》说："君子欲讷于言而敏于行"。意为做事勤奋敏捷，说话却谨慎。朱熹注："敏于事者，勉其所不足。慎于言者，不敢尽其所有余也。"(《论语集注》)又解释："事难行，故要敏；言易出，故要谨。"心学集大成者王守仁首次提出"知行合一"说。"慎独"是儒家的一个重要概念，一般理解为"在独处无人注意时，自己的行为也要谨慎不苟"。《礼记·中庸》记载："道也者不可须臾离也，可离非道也。是故君子戒慎乎其所不睹，恐惧乎其所不闻。莫见乎隐，莫显乎微，故君子慎其独也。"

第三节　个人形象与美的心灵

一、个人外在形象

知识积累

一个人的外在形象包括三个方面，一是身体素质，二是穿着打扮，三是精神面貌。因此，塑造一个人良好的形象必须从以上三个方面考虑。

(一)身体基本素质

良好的身体素质离不开营养、锻炼、休息和良好的心境。青少年正处在生长发育的时期，需要充足合理的营养。而部分青少年为了追求苗条减少饮食的摄入，最后导致营养不良，甚至患病，这是得不偿失的。一个成功的人总是需要做好积累。其中，良好的身体素质是今后事业成功的基础。中国古人有许多养生之道，可以借鉴，比如"早餐吃好，午餐吃饱，晚餐吃少"等都是很有道理的。不同的食物能满足身体不同系统的需要，比如核桃等坚果类补脑，大蒜、西芹等具有降血脂降血压作用。

科学的锻炼能够增强体质，为工作打下基础。近年来，护士身体素质有下降的趋势，有的护士连一台手术都坚持不下来，这是令人堪忧的。科学锻炼一是要有坚强的意志，二是要有科学的方法，三是保证锻炼的时间，四是保证锻炼的强度，五是找到适合自己的锻炼方式，六是有利于终身。比如，锻炼的时间，30min 以上的有氧运动才能消耗脂肪。

休息是学习的基础。休息有两种，一是积极的休息，二是消极的休息。积极的休息就是利用人体相互抑制功能，消除疲劳，比如形象思维与抽象思维之间具有相互抑制的作用。合理地安排学习的内容与时间，充分利用好人体生物钟，科学高效地休息，使人保持旺盛的精力与充沛的体力。

青少年时期，由于身体激素分泌旺盛，加上情绪波动大，心情变化大，要学会调节心态。台湾有研究表明，60%以上的癌症患者在发病前都有情绪上的巨大波动等心理问题。

总而言之，健康是人体美的第一要素，美源自健康。

(二)穿着打扮

1. 基本原则　得体的穿着既提高个人品位，也给人美的享受，是尊重他人的表现。合宜打扮的原则有三个方面：

(1)从社会性上讲：符合主流社会的价值观和审美趣味的普遍性要求。大众化的审美趣味是长期形成的社会公约，也是被社会广泛认可和接纳的。有些人为了标榜个性与离经叛道而走向相反的方向，这是让自己远离主流社会的错误想法。社会上的一些高危人群与普通民众的穿着一眼即可分别。有的人盲目崇洋，把西方红灯区的打扮运用到生活中。这种例子屡见不鲜。

(2)从技术上讲：掩饰缺陷，发挥自身的优势。比如，胖的人不宜穿横条纹的衣服，臀部肥大的人不宜穿紧身的裤子，脸色黄的人不宜穿灰色的衣服。矮小的人上衣不宜过长。

(3)穿着打扮必须符合时间、场合、年龄、身份、性别、性格的一般性要求：庄重场合穿着应规范。如开幕式、闭幕式、颁奖仪式、签字仪式、重要会议等应穿职业装。参加婚礼不宜穿黑色，参加丧礼不宜穿红色。公共场合不宜穿睡衣、拖鞋。

2. 基本注意事项

(1)发型：发型必须适应主流社会的审美需求。男子有阳刚之美，女子有阴柔之美，过于中性或者异性化都与审美标准不相符。头发过于张扬像爆炸式，是当前许多学生的审美误区。盲目模仿偶像明星而不考虑自身的特殊性，不仅不美，反而给人邋遢感。发型要根据人的脸型确定。有的人左右脸不对称，就要使用刘海遮盖。脸型瘦削的人头发过于蓬松会反衬脸更小。短发与长发是根据人的个性确定的。开朗的人适合短发以张扬活泼个性，内向的人适合长发以衬托温柔之感。男子为了给人稳重感头发应整齐利索。染发应注意与年龄职业相吻合。医护人员染发色差过大，给患者不信任和不安全感。头发刘海不过眉，以免妨碍视线和干扰工作。因为刘海的侧偏导致头侧偏的现象在女生中比较普遍。

(2)饰物佩戴：不宜戴耳环、鼻环，不宜纹身，不宜做人体彩绘。首饰戒指等都是细菌滋生的温床，可能成为感染源。医护人员在穿着方面的无菌化要求比一般人更高。

(3)注意整体协调：一个人整体穿着应形成一定的整体风格。比如运动风格，从衣服、鞋子、发型都必须与运动风格相符。休闲风格注意在颜色、款式上整体搭配。西裤与直筒裤配皮鞋而不配运动鞋。职业风格要注意西服、领带、衬衣三种颜色为不同色系。经典颜色是蓝色与白色。深蓝色西服配白色衬衣是一种经典搭配。

(三)精神面貌

人的精神面貌比穿着打扮更重要。精神抖擞、容光焕发的人给人一种充满朝气的感觉。人们也更乐于与精神状态好的人交往。人们在与病态的人和精神萎靡不振的人打交道时总是保持一定的距离。精神状态好的人有如下特征：目光炯炯有神，面容整洁，讲话声音洪亮，举手投足有力度，做人大气而大方。精神状态不好的人有如下特征：垂头丧气，唉声叹气，眼目无神，头发凌乱，面容憔悴，做事缺乏自信。做人应该给人一种积极健康的朝气感觉。

二、个人社会印象

知识积累

人是社会意义上的人。人类在社会化的发展过程中逐步建立了公认的社会规范，比如正义、公平、正直、尊重他人等。这些社会规范为社会绝大多数人所接受和认可，它们形成了主流社会价值观。社会绝大多数形成了社会的主体，称为主流社会。主流社会接受主流社会价值。作为个体的人如果过于离经叛道，抛弃主流社会价值，就会为主流社会所疏离，从而被边缘化。

有一种错误的观点，认为标新立异就是要反传统，就是要反权威，就是要与主流社会相反，就是挑战主流社会的价值。其实这是对标新立异的误解。事实上，传统中的许多正确的东西应该被保留而不是被抛弃。尤其是许多权威的观点其实是很有道理的。如果为了所谓的标新立异而把正确的观点和价值观抛弃，无疑是“把洗澡水与婴儿一起泼掉”。有一种倾向，对“班门弄斧”的精神与勇气给予肯定，认为班门弄斧是对传统的革新。但即便真的发现了权威的漏洞，也大可不必班门弄斧。班门弄斧的导向容易引导青年人对权威的不尊重。事实上，很多人对权威没有足够的尊重。这种观点也容易误导年轻人对主流社会的价值体系和行政权力形成疏远和剥离。

一个人呈现给周边人际环境的整体形象就是个人社会印象，它是一种总体评价。总体评价使周边人对自己做出总体的接受或反感。每个人的社会印象有正面印象与负面印象之分，正面印象是建立在正面形象基础之上的。获得正面形象的方法有以下几方面。

(一)建立良好的第一印象

第一印象在人的头脑中一旦刻下痕迹，将会很难消除。第一印象也称为“首因效应”，给人留下良好印象的首要原因就是第一印象。第一印象将会直接影响今后的人际关系。什么样的第一印象可以被广泛接受呢？青年人应该给人留下什么样的第一印象呢？

1. *人品*　人品是第一位的。给人留下好印象必须是好人品。人品首先反映在诚实上，诚实不是表演，表演只能赢得暂时的好感。从另一角度来看，第一印象确实有不真实的成分。因为人总是要把好的一面展示给他人，从而会有意掩饰自己的缺陷。但是人与人的交往如果只图眼前不顾长远，那么一旦人的本相暴露之后，将会给人际关系造成不可逆转的后果。

2. *健康的身体*　青年人有朝气和旺盛的生命力。

3. *良好的精神面貌*　良好的精神面貌容易营造积极的人际关系。

4. *开朗的性格*　开朗的性格很容易让人接近。

5. *责任感*　具有责任感的人让人产生信任。责任不被感情所左右。

6. *上进心*　追求上进的青年人是有希望的，不求上进的青年人被人轻视。青年人的形象应该是朝气、青春、有活力、阳光的。

(二)通过正规渠道树立正面形象

走正道不要走歪门邪道。通过正道获得的公众印象是正面的，也经得起检验。在一切正面活动中出现自己的身影，远离一切反面事件。在社会中有许多通过旁门左道或者所谓“潜规则”的形式进入公众视野或者获得一定地位的人，往往不会受到大众的尊敬与拥戴。历史上有一些人采取了错误的方式，比如吴起“杀妻求将”。吴起是历史上一个德薄才高的典型人物。吴起年轻时由于游历求官不就被家乡人嘲笑，他一怒之下杀死另外嘲笑他的30多个人。为了出人头地，他向母亲发誓，不做大官决不回家。后来吴起求学于曾参，他昼夜苦读，在六年时间内从不返家探望母亲。母亲去世，他只仰天大哭三声，马上收泪，然后诵经照常读书。曾参认为吴起是忘本之人，不得善终，于是与他绝交，不承认吴起是自己的学生。吴起开始当官是在鲁国，鲁穆公想用吴起为将，抗击齐军，但吴起的妻子是齐国人，于是便有些犹豫。吴起知道后，回到家里，砍下妻子人头，献给鲁穆公，就这样换来了他想当的高官。吴起是怎么死的呢？《史记》上说：“及悼王死，宗室大臣作乱而攻吴起，吴起走至王尸而伏之。击起之徒因射刺吴起，并中悼王。”后来，楚悼王的儿子继了位，一一细数悼王尸体上的箭伤，查找所有射箭的人，再一一将其灭族。

(三)在活动中展示自己

许多人希望成为公众人物，希望在团体中受到尊重，但是方法是错误的，比如，有的青年人希望通过调皮、恶作剧等方式引起别人的重视，但获得的是反面重视而不是正面的重视。不仅没有树立自己的正面形象反而损毁了自己的形象。正确的方法是，在诸多正面的活动中踊跃参加，并成为活动的组织者、策划者和参与者。参加活动的频次越高，被人记住的概率越大，越能被人重视。目前，中国许多形式的“造星运动”，比如文艺明星，许多明星几乎是一夜成名。只要是通过正规的渠道和途径人们就能接受，企图通过制造绯闻而引起公众的注意是必定会遭到世人的唾弃，也不会有好结果的。

(四)以行动与成绩赢得应有的社会地位和尊敬

人看人不仅看言语，更看重行为。中国人非常强调“知行合一”。

三、外在美与心灵美的关系

知识积累

人的美包括外在美与内在的心灵美。外在美包括两部分，一部分是身体的自然美，如健康，身体各部分的匀称；另一部分是修饰的美，主要是改变原有的形象，比如美容、整容、打扮。内在美是指人的个人品性、职业道德与社会公德符合社会基本规范、公众利益和利他需要。内在美也称心灵美。理想的人生状态是外在美与内在美的合一。如果二者之间必须作出惟一选择，内在美高于外在美。内在美与外在美既有区别也有联系，二者的关系是：外在美是暂时的，内在美是长久的。人的外表迟早会衰老，健康也不会长久，只有温和的性情，善良的人性，正直的品格，才能长久地滋养他人。内在美可以发生迁移作用。有一句名言说得好——“人是因为可爱而美丽”。一个人在社会上的基本修养，从根本上说，符合社会基本规范，要塑造自己的形象，更要塑造美的心灵。

链接2.3

护士形象美的内容

护士的形象美包含以下方面：

1. 技术完美，操作漂亮　护士操作是不允许失败或失误的。只有过硬的技术才是美的前提。技术是第一位的。

2. 护士行为美　步态轻盈稳重，动作机敏利落。

3. 语言美　礼貌待人，关心主动，不轻佻，不浮躁，不刻薄。

4. 仪表美　庄重大方，平和安静。

5. 态度美　亲和不失庄重。

周恩来总理的“镜铭”

周恩来总理少年时期，在南开中学就读。在学校的主教学楼大厅里放置了一块牌匾，上面写着著名的“二十四字容止格言”，以此对照自己的仪容举止。被称为“镜铭”。这二十四字容止格言是：面必净，发必理，衣必整，纽必结，头容正，肩容平，胸容宽，背容直；气象：勿傲，勿暴，勿怠；颜色：宜和，宜静，宜庄。

任务小结

个人基本修养是执业活动的基础。语言文明与举止得体是一个人修养的基本表现。文明的语言有基本要求。规范的举止是社会交往的基础。举止包括站姿、坐姿与行走等方面。塑造个人外在形象可以建立初步印象。个人的外在形象包括身体状况、穿着打扮和精神面貌等。人品是社会印象的最重要方面。通过正规渠道建立个人的社会印象。

实践训练

1. 进行站姿、坐姿、行走的训练。
2. 简述穿着的基本原则。

第3章　语言素养

相关人文素质

◇学会用普通话表达自己的观点。懂得“理胜于辞”的道理。
◇逻辑思维:能按照一定的逻辑次序有条理地表达自己的想法。
◇胆量训练:与对方交谈时勇敢地看着对方的眼睛。
◇礼貌性:学会称呼对方;不随意打断对方;态度更重要。
◇心理素质:学会控制自己的情绪;遇到突发事件的应变能力;专注性。
◇观察能力:敏锐地观察对方的表情。
◇理解能力:理解对方话语的真实表达。

任务引领

1. 掌握说话的基本要素。了解说话的基本形式。
2. 初步了解卫生职业语言流程。初步建立卫生职业语言规范。
3. 运用多种方法介绍药品。学会询问患者的基本技巧。
4. 运用普通话大胆清楚地在众人面前进行简单的自我介绍和即席发言。
5. 学会按照合理的次序进行简短的演说。

第一节　双向说话

一、交　　谈

知识积累

说话有三个要素:向谁说,说什么,怎么说。向谁说,是考虑说话的对象,主要考虑说话对象的接受能力和心理承受能力;说什么,是考虑说话的内容,主要涉及话题;怎么说,是考虑说话的方式方法,主要是讲话的逻辑性与艺术性。

从说话的方向上看,说话可以分为双向说话和单向说话。

所谓双向说话,就是有两个以上的人进行的交谈,双方站在平等的地位上进行交谈。交谈是双方(或多方)交流思想、情感与信息的过程。交谈具有三个重要的任务:一是交流思想,知道双方的真实意思；二是交流情感，让双方知道对方的态度倾向；三是交换信息，充分了解对方的需要。交谈具有以下要素。

（一）交谈的分类

根据交谈的目的和交谈内容可以分为：工作谈话和生活谈话。

1. 工作谈话　主要围绕工作进行交流。工作交谈要求使用职业语言。工作谈话的功利性非常强。职业语言要求准确、高效、简明、直接。

2. 生活谈话　内容可以涉及历史、政治、经济、外交、军事、时事、科技、娱乐、服饰、饮食、家庭、感情等各个方面。生活交谈主要是联络感情，彼此接纳。

根据口头交谈的形式与场合，可以分为正式交谈与非正式交谈。

1. 正式交谈　正式交谈是在正规场合，根据身份和地位，围绕工作为主题的交谈，比如手术之前医护人员找患者谈话就属于正式交谈。谈判可以称为正式交谈，正式交谈有三个要点，一个是地点的正规性，二是身份的明确性，三是内容的规定性。

2. 非正式交谈　在交谈的地点与形式上没有严格的要求。非正式交谈带有试探对方的意图。比如酒会、宴会上的交谈。非正式交谈可以为正式交谈铺垫基础。

交谈还可以根据性质分为对话、谈判与辩论。交谈是口头语言的艺术。

（二）交谈的过程与话题

1. 交谈的过程　共三个阶段：破题——正式交谈——结束谈话。

（1）一般破题的方式有：

①开门见山：有什么话直奔主题。

②问候与寒暄：礼貌性的问候与寒暄可以制造人际关系的距离感。适度的距离让对方产生安全感。

③迂回引入：就是由此及彼，巧妙入题，这种形式可以很好地缓解紧张情绪，比如想与患者谈手术问题，先问睡眠与饮食。

交谈与个人的讲话风格具有直接的关系，讲话的风格有多种多样。有的人谨慎、逻辑严密，很难找到破绽；有的人风趣诙谐、幽默自然；有的人喜欢钻牛角尖；有的人尖刻；有的人深邃；有的人睿智。总之，不同的风格产生不同的效果。

（2）正式交谈的要素有：

①观察对方的表情，看对方是否有交谈的意愿。愿意交谈的人目光明亮，精神振奋，眉目舒展；不愿意交谈的人心不在焉，目光躲闪。

②准确理解对方的真实意图。

③正确有技巧地表明自己的观点。交谈要看对方的身份、角色、目的与心情。

④交谈的禁忌。交谈最忌讳辩驳对方或者试图改变对方的观点。辩驳容易产生不好的结果。如果自己占据上风，对方处在下风，那么对方就很可能不大愿意与自己进行再次的交谈，从而丧失了与其继续交谈、交往的可能。

（3）结束谈话：可以有多种方式，有直接结束与间接结束。直接结束，比如“今天谈话到此为止”；间接结束，比如“我们再找一个机会谈可以吗？”“我还有其他的事情”。

2. 话题　话题是交谈的基础与中心。话题往往以关键词的形式引出。话题可涉及若干范围：如时政话题、工作话题、生活话题等。

(三)交谈的原则

总的原则有三条:看人说话;看事说话;看场合说话。从方法的层面讲,交谈原则有以下几方面。

1. *应答及时,有问必应*　回应方式可以多样,如点头、摇头、微笑、眼睛凝视对方、有声简短回应等。

2. *学会倾听*　俗话说"说话听声,打锣听音。"听比说有时更重要。因为人都有倾诉欲,并希望有一个忠实的听众。倾诉会释放积压在体内的不快,但是找一个倾诉对象很不容易。一是倾诉对象必须有承受能力,足够承受倾诉话语的内容;二是能够替倾诉对象保密,有许多话不是可以随便找人倾诉的。

3. *态度比内容更重要*　要善于调控自身情绪和抑制孤傲、猜忌、不屑一顾等不健康心理。美国成功学鼻祖——著名演说家罗曼·W·皮尔曾经写过一本书《态度决定一切》,他提出了"积极成像"的观点。他认为说话的语气、口吻与态度等比说话的内容更重要。首先,双方之间的彼此信任与接纳是交谈的先决条件和前提。只有双方愿意交谈,才有交谈的结果。而不好的态度很容易直接激怒对方或让对方失去讲话的愿望。其次,态度直接影响到人的情绪情感,而内容多半牵涉到人的理智。理智有其脆弱的一面,因为人性的软弱,人常常是懂道理而不能按照道理做,主要是因为不愿意或没有遵循道理的意志力。伟大的神学家奥古斯丁在他的代表作《上帝之城》中表达了同样的观点,他认为,因为意志中有一种违背自然的缺陷,所以人有向善之心却无行善的能力与意志。

4. *多鼓励少责难*　人是在鼓励与赞美中成长的。鼓励产生正面效果,责难产生负面影响。按照美国心理学家埃里克森的观点,正性生活事件可以导致人的正向社会化,负性生活事件则导致人的负向社会化。鼓励与表扬属于正性生活事件,批评与责难属于负性生活事件。从事件对个体的影响看,正性生活事件是指个人认为对自己的身心健康具有积极作用的事件,负性生活事件指个人认为对自己产生消极作用的不愉快事件。据大样本调查显示,有三类负性生活事件对疾病发生的影响最大,这三类事件是:过度紧张的学习或工作且伴不愉快情绪,人际关系不协调,亲人意外死亡或事故。

5. *适应对方*　以对方乐意接受谈话为准则。心理学的研究表明,一个人愿意听从对方,必须以喜欢对方为前提。适应对方就是为了让对方乐意接受自己,进而乐意接受谈话。

6. *注意避讳*　避讳有三种,一种是不宜直呼其名;二是注意禁忌;三是有些特殊问题不能问。比如有的护士以床位号代替患者姓名,引起患者的不快。

(四)交谈的技巧

1. *"齿轮对应"法*　齿轮对应法的含义是:对不同的人和不同的情况,应有不同的策略,目的是为了消减交谈过程中的不和谐因素,避免因观点的不同产生矛盾。交谈双方应保持"和而不同",对方"实"则以"虚"对之;对方"进"则以"退"对之;以"庄"对"谐",以"缓"对"急";以"简单"对"复杂"。不同的人又以不同的方法对之,如:对唠叨的人——简洁对应;对严肃的人——寡言应之;对风趣的人——幽默应对;对苛刻的人——宽容处之。总之,在观点针锋相对时的交谈,为了避免因观点不同而在交谈中造成精神伤害,必须学会用不同的方法对应,避免因争辩而导致争吵。观点可以不同,但不会因观点的不同而彼此成仇。正如伏尔泰所说"我不同意你说的话,但我誓死捍卫你说话的权利"。有一个经典的故事,说德国著名作家歌德与一位批评家在一条小路上狭路相逢,批评家傲慢地说"我决不给一个傻子让路",歌德却微笑着说"我正好和您相反”,说完站到一边给对方让路。

2. 对不同的情况应有不同的策略　比如:当患者产生抵触情绪时——结束谈话;当患者纠缠不休时——回避谈话;当患者害怕时——安慰对方;当患者不愿意交谈时——鼓励对方讲话;无法满足患者要求时——明确回绝对方但不要激怒患者。

3. 注意逻辑性　讲话是有一定的层次性的。逻辑就是层次的表现。从认识规律的逻辑性可以归纳出讲话的逻辑性:是什么——为什么——怎么办。讲话的逻辑性有多种表现形式:由此及彼,由浅入深,由表及里,先总后分,分类叙说,正反对比等。

4. 讲话的艺术性　通常有:欲扬先抑、巧设比喻、类比推理、故事法、化虚为实、引用诗词等。

背景知识

1. 交谈的声音　声音的强度应根据场合决定。病房交谈的声音以 20 分贝左右为宜。

2. 交谈的距离　根据交谈对象的亲密关系与具体场合而定。交谈对象之间的距离必须适合场合的要求,遵循社会伦理原则和社会公德。一般关系交谈的距离以手臂伸长为宜,不主张规定具体的数字。

3. 交谈时必须眼睛看着对方的眼睛　以表示关注与专心听对方讲话。

4. 交谈应注意观察对方　敏锐地捕捉对方的心理反应,如果对方在表情、神态上有结束谈话的意思时,应结束谈话。牢记“话不投机半句多”。

5. 交谈时注意礼貌　称呼、问候与风度都是礼貌性的表现。

案例3.1

护理查对制度中的对话

护理查对制度包括:医嘱查对制度;服药、注射、输液查对制度;输血查对制度;饮食查对制度;手术患者查对制度;供应室工作查对制度。这里选择几种查对制度练习。

(一)医嘱查对制度中的医护对话(医生主动)

查对内容——岗位需要与工作过程

1. 医嘱下达后,应将当班医嘱与服药卡、治疗卡、处置卡全部查对一次,无误后方可执行。

2. 转抄医嘱时要记录执行时间并签名。签名不可只写一个字,要写全名。

3. 临时医嘱要记录执行时间并签名。如有疑问必须问明情况后方可执行。

4. 抢救患者时,医生下达口头医嘱,护士听后应复述一遍,待医生认为无误后,方可执行。并保留用过的空瓶,经二人核对后再丢弃。执行完毕后 6h 之内必须抄到医嘱上。

5. 重整医嘱后,必须经二人查对。

6. 医嘱查对:当班查对,夜班查对,护士长一周一次大查对并记录。

7. 查对医嘱必须认真、一丝不苟,将查对出的问题及时登记并立即予以纠正,并反馈给护士长。

8. 夜班护士对查出的问题不能隐瞒不报。护士对查出的问题及时补救,将损失减少到最底程度。

9. 所有住院病历，夜班要全部查对一遍。当天未查到的病历，第 2 天要补查。

对话（抢救患者时，护士复述）——

医生：×护士，给×床×患者×药（分别说出），给药方式：×。

×护士：好的。×床×患者×药（分别说出），给药方式：×。

记录医嘱。

(二)服药查对制度中的护患对话(护士主动)

查对内容——岗位需要与工作过程

1. 检查药片质量：药片（药剂）颜色改变均不可使用。

2. 三查：服药前查、服药中查、服药后查。

3. 七对：核对床号、姓名、药名、剂量、浓度、时间、用法。

4. 一注意：注意用药后反应。

对话——

护士：××李师傅（对床号，对姓名），这是您今天的药。一共有×种。白色（重音）药片 1 天×次（重音），每次×颗（重音）。黄色（重音）药片 1 天×次（重音），每次×颗（重音）。记住了吗？白色药片（重音）1 天×次（重音）？每次×颗（重音）？（对药名，对剂量。因患者不必知道药名，以颜色、形状来代替药名，并让患者复述）

患者：白色药片每天×次，每次×颗。

护士：黄色药片×次，每次×颗？（让患者复述）

患者：黄色药片×次，每次×颗。

护士：白色（重音）药片（停顿）饭前（停顿）×小时（重音）服用，黄色（重音）药片（停顿）饭后（停顿）×小时服用。（对时间，对用法）

患者：白色药片饭前×小时服用，黄色药片饭后×小时服用。

护士：这些药吃后有什么反应，比如呕吐、感觉身上发热、皮肤瘙痒等请您及时告诉护士。（注意用药后反应）

(三)注射、输液查对制度中的护患对话

查对内容——岗位需要与工作过程

1. 药品的查对　清点和使用药品时要检查质量、标签、失效时间、批号。如不符合要求不得使用，如溶剂变色、浑浊、开口、裂缝。

2. 给药前查对

(1)给药前注意询问过敏史，给多种药物时要注意配伍禁忌。

(2)注射、输液前询问患者的床号、姓名、药物名称、剂量、浓度、时间、用法等。

3. 给药后查对

(1) 随时观察患者用药后的反应，有何不适，特殊情况及时上报医生，给予处理。

(2) 遇有严重过敏反应者，要协助医生积极救治。

对话——

护士：15 床李莉（对床号、姓名；如果在门诊只要呼喊患者姓名），您叫什么？（或您叫李莉吗？）

患者：我是李莉。

护士：什么病？（防止出现同名同姓的情况）

患者：××病。

护士：以前打过××药(重音)没有？(查对药名)

患者：打过。(如果回答没有打过，就要引起注意)

护士：什么时候(重音)打过？

患者：在××时候。

护士：过不过敏？对什么药过敏？

患者：不过敏。(或“过敏”，或“不知道”)

护士：做过皮试(重音)没有？(同类药物必须做皮试。注射时间超过 3d 的也要做皮试)

患者：做过皮试。

护士：给我看一看。(护士检验皮试结果)。你打哪只手？

(护士准备操作，操作前)

护士：吃过饭没有？(防止晕针)

患者：吃过了。(如回答“没有”，则要求患者先进食)

(护士操作中，分散患者的注意力)

护士：您看起来精神还不错。(积极心理暗示)

(如果注射失败，要说“对不起，我看到您很紧张”)

注射结束。

护士：不要马上离开输液室，先坐一会儿，告知患者有什么不适应及时喊护士。(查对输液反应)

(四)输血查对制度中的对话——输血前与患者或监护人的谈话

查对内容——岗位需要与工作过程

1. 采血样时，应在床旁核对试管上的床号、姓名，配血单上的床号、姓名是否与患者相符。务必无误后方可采血，并将血标本与配血单一同送血库。

2. 遵医嘱输血治疗。

3. 取血时，护士和血库工作人员一起三查八对。三查：查血的有效期、血的质量、输血装置是否良好；八对：献血员和患者的姓名、血号、住院号、采血日期、血型、交叉配血结果、血的种类、剂量。

4. 输血前再次由两名护士三查八对，无误后在交叉配血单上签全名后方可输入，并注明血号、输血时间(年、月、日、时、分)，将血袋上条形码贴于交叉配血单背面。交叉配血单及时粘贴于病历内。输血前要询问患者有无药物过敏史。一人工作时要重复查对无误后方可输入。

5. 严格执行输血技术规程，严密观察患者的反应，如有不适，立即停止输血，并留余血检查。供血者血样输血完毕后应保留 24h。

对话——履行告知义务，强调输血的必要性；不输血可能导致的后果；输血可能存在的风险。

医护人员：×床×先生您好！今天找您来主要是为了治疗的需要(因为患者的病情需要输血)。输血是因为病情需要挽救患者生命的一种治疗手段。如果不输血，可能危及患者的生命。(输血的必要性)

患者或监护人：可以不输血吗？

医护人员：不输血可能导致以下几种可能：第一，第二，第三。(不输血可能导致的后果)

患者或监护人:输血存在哪些风险?

医护人员:第一,输血可能导致一些不良反应:荨麻疹、寒战及发热等;第二,输血可能传播的疾病有:肝炎、艾滋病和梅毒等(这部分内容是讲述输血可能存在的风险。条理性为:先讲不良反应,后讲可能传播的疾病)。

患者或监护人:还有其他的治疗方案可以选择吗?

医护人员:患者失血过多,如果不及时输血,可能危及患者的生命安全。请你们商量以后及时通知我们。如果同意,请在《输血治疗同意书》上签字(患方与经治医生共同签署)。

链接 3.1

告知的意义——医患对话的法律要求

医院未尽告知义务须担责——引自《法律快车网》http://www.lawtime.cn

从南京市一些基层法院了解到,在九成以上的医疗事故纠纷案中,患者都认为医方未尽到“告知义务”,侵犯了患者的知情权。这已成为医患纠纷中最突出的问题。很多大医院的医生只顾着给患者诊断开药,对患者的病情及手术风险经常会疏于履行全面的告知。

爱静(化名)是父母的心肝宝贝,然而谁也想像不到,正值芳龄的她突然间患上了白血病,在巨大的不幸面前,一家人合计,就是倾家荡产也要挽救爱静的生命。2005 年 4 月 16 日,爱静在南京一家“三甲”医院接受了骨髓移植手术。手术后爱静的病情较稳定,到了 5 月 28 日,她出现咽喉溃疡、尿路感染等症状,3d 后白细胞、血小板及血红蛋白出现明显下降,医院根据爱静的病情,随即再次为她进行了骨髓移植手术,但是术后不久爱静就出现了严重的感染并发症,最终于 7 月 4 日死亡。爱静的父母认为医院未能充分告知手术风险,同时诊疗行为也存在过错,导致了女儿的死亡,于是将医院告上南京市鼓楼区法院,请求法院判令医院赔偿医疗费、陪护费、死亡赔偿金、精神损害抚慰金等共计 60 余万元。而医院则认为对患者的治疗不存在过错,第 2 次移植手术前已经向患者亲属告知了有关事项,患者的死亡是其自身疾病导致的,要求法院驳回原告的诉讼请求。

法院审理后认为,医院对于爱静的诊断明确,采取的治疗措施符合诊疗规范。但在爱静第 1 次移植失败后,存在两种补救措施,而再次进行移植比继续进行刺激造血治疗的风险大,此时医院应当向患者方充分说明两种治疗方案的利弊及风险,由患者方作出选择,但现有证据不能证明医生尽到了上述义务。这势必使患者亲属对医生决定的再次移植所达到的效果产生较高期望,而治疗最终未获成功,故被告医院应向患者的亲属支付精神抚慰金。据此,法院判决被告医院一次性向原告支付精神抚慰金20 000元。

案例启示:工作流程与环节不可缺失。交代注意事项是医生履行告知义务,满足患者“知情权”的重要环节,属于语言流程的主要环节。告知义务的履行具有两个级别的意义:对患者生命的人文关怀,是医护人员职业道德的体现;减少医患纠纷,是医护人员和医院免责的重要保证。因此语言程序到位,可以减少医患纠纷。

在近年有增无减的医患纠纷中,涉及患者知情权的问题几乎成为医患纠纷的核心。据中华医学会等权威机构统计,全国每年医疗纠纷案件以 11%的速度递增。在这些案件中,真正构成医疗事故的仅占 30%左右,而因为医方未履行告知义务,或告知不充分侵犯患者方知情权的超过60%。对医疗告知中存在的种种问题，中国医师协会和中国医师道德建设与法律援助百洋基金会共同发起编写了《医疗告知手册》，邀请北京大学法学院教授、一线法官、医疗事故鉴定专家、医事法律专业律师等撰写了医疗告知与知情选择的法学理论与实务（大量案例解析），并筛选出涉及各临床科室的通用告知文书和检查治疗志愿书等百余种范本供临床工作者参考。

拓展性训练

1. 到医院进行实地调查，访问一位患者或家属，要求与家属谈论的内容必须包括以下方面：医护人员的责任心与态度；医疗技术水平；药品价格；医患纠纷的解决途径与处理方法。

2. 角色扮演训练。一位同学代表医护人员，一位代表家属或者监护人，就手术前的风险进行告知。

3. 某护士在注射时输错药物，虽然没有引起严重后果，家属向医院索赔。向法律专家咨询，患者索赔的最高金额，索赔哪些内容。

岗位应用

卫生职业岗位中，医护人员与患者之间进行交谈是工作的内容之一。其应用主要表现在以下方面：咨询、解释、安慰、指导、交谈等。

咨询：比如医护人员的问诊就需要理解对方的真实表达。不真实的情况，一是主观故意，二是患者的表达能力差，辞不达意所致。

解释：一是给患者解释治疗、用药等业务方面的问题，二是解释费用方面的问题。

安慰：对患者进行情绪的疏导。

指导：主要是指导患者用药、饮食的知识以及改变患者不合理的行为习惯等。

交谈：比如手术之前，医护人员（主要是医生）要对患者及家属进行术前谈话。告诉对方，手术前的注意事项，手术中可能存在的风险，手术后的措施等。

二、卫生职业语言规范

知识积累

（一）普通话对卫生职业的意义

1. 普通话作为卫生职业工作语言的背景　一方面城市流动人口结构发生重大改变；另一方面，大量的农民工群体涌入城市，使得城市的流动人口剧增。许多地方的医疗卫生部门陆续确定了普通话作为工作语言的地位。有的地方卫生行政部门和医院通过文件的形式确定了普通话的地位。

2. 普通话作为卫生职业工作语言的依据

（1）法律：《中华人民共和国国家通用语言文字法》第十三条明确提出“提倡公共服务行业以普通话为服务用语。”这为卫生行业推广普通话、规范卫生职业语言提供了法律依据。

（2）法规：许多省份都颁布了适合各省份自身情况的地方法规，如湖北省人民代表大会常务委员会2004年7月30日颁布了《湖北省实施〈中华人民共和国国家通用语言文字法〉办法》，其中，第十六条规定“国家机关、学校、新闻媒体和公共服务行业在新录(聘)用人员时，应当考核其普通话水平，并要达到相应的等级标准。”

(3)地方卫生行业行政规定：比如，上海市卫生局2006年9月12日颁布了“上海市卫生系统关于贯彻落实《上海市实施〈中华人民共和国国家通用语言文字法〉办法》的意见”，该文件规定“‘窗口’服务人员首句应当使用普通话(对外地人员一律使用普通话)”。

3. *普通话与方言在医疗卫生工作中的运用原则* 普通话作为卫生职业语言，在工作中无疑占据核心地位。但是并不意味着，在医疗卫生工作中只能讲普通话。如果一刀切，既不符合常理也不符合客观实际。实际上普通话与方言应该相得益彰，主次结合。那么，在什么样的情况下使用普通话，什么样的情况下该使用方言(或外语)，有什么原则可以遵循呢？

(1)匹配原则：这是普遍性原则。所谓匹配，就是在一般情况下，医务人员的语言与患者相一致，医务人员尽量带动患者使用同一的语言。匹配原则也称为“对等原则”。

(2)特殊患者优先原则：这是特殊性原则。应以满足危重患者(特别是外宾)为主。这个原则适应如下人群：外籍人员，本地老年人(首先或坚持使用方言)，危重、急救患者。

(3)首用原则：即首句使用普通话，如120接警、“导医”接待应首句使用普通话。

(二)技术操作用语规范

简单胜于复杂。卫生工作人员与患者之间的语言交流，简单地划分为技术操作用语和日常生活用语两大类。

1. *内容要求* 讲话的宗旨应充分考虑患者的心理，有针对性地讲话。关键和非常重要的交代必须让患者重复讲一遍。手术前后，用药前后，医护人员必须尽到告知义务。不良反应和可能引起的后遗症以及治疗的风险和不同治疗方法的选择利弊都要清晰详细讲解。考虑用语禁忌：尊重患者的宗教信仰、民族习俗和文化习惯。不可指责患者：责怪最容易引起对方的不快，甚至使矛盾升级。

2. *形式要求* 讲话的方式，需要对方配合的直接讲，有隐情的间接讲。患者不便知道的以专业术语讲。应正面讲话，不可说反话。工作语言以普通话为主，方言与普通话配合，以实际需要而定。语速适中，语速过快，容易给患者产生紧张的情绪；语速过慢，不能满足工作的效率需要。不可用藐视患者的语气对待患者，而应用尊重的语气与患者交谈。应答的原则以听为主，有问必答。回答策略：不能满足患者的要求时直接回绝，以免患者产生期待；能满足患者的要求时痛快干脆。含糊其辞地推辞和拒绝总是留有后患。谈话的距离：应以对方能清楚听到的距离为准。讲话的身体位置：应以侧身正面的姿势。讲话的节奏：频率适中。

3. *讲话的态度* 以正面为主，以赞扬为主。积极、健康、鼓励、安慰等语言对患者产生信心。态度要谦虚，不可傲慢和骄横。建立良好的首因效应：即让患者对医护人员产生良好的第一印象。

4. *语言禁忌* 不可追加侮辱性的话语以泄愤。许多人有一个不好的习惯，就是给对方多次解释之后，总会追加一些侮辱性的话语，就像语言的尾巴一样，比如叫你伸左手，你怎么伸右手，聋啦？讲话的气氛，严肃的讲话使人产生拘谨，随和使人精神放松，但是随和不可随意。过于冷淡则使人疏远。

(三)日常生活用语规范

1. 不可探听患者隐私。

2. 不可背后议论他人。

3. 不可对患者暗示索要财物。不可问对方的收入。

4. 不可随意应承对方。

5. 不可在危重患者面前谈论患者忌讳和厌恶的事情,比如对癌症患者谈论死亡等。

6. 态势语言和身体语言运用符合身份。

7. 切忌讲话没有中心,没有重点。讲话应有条理和次序。

8. 讲话时,目光要虚视对方眼睛。所谓虚视,就是看着对方而不盯着对方。

9. 不可以用手指指向对方讲话。

10. 话题。话题选择坚持几个方向:健康、文明、大众化、普遍性。内容可围绕医学科普和卫生宣教。

11. 主动询问患者。对患者的疾苦关心、同情。

背景知识

1. *操作和语言之间的关系*　语言提示护理操作,语言提示在先,操作在后,让患者知道自己要进行的操作,便于患者作好准备。另一方面,如果操作离开了语言,操作就变成了冰冷的技术,将患者当作纯粹生理意义上的人,无疑是异化的表现,势必回到传统的医学模式中去。现代医学模式就是要求操作带有人性化。传统医学模式是“生物—医学”模式。现代医学模式是“生理—心理—社会”模式,是从多维角度出发对疾病观、诊断观与治疗观的综合概括,它以系统论作为哲学基础。

2. *语言是导致矛盾激化的点火器*　矛盾冲突往往是由语言不当引起的。语言是引发医患纠纷的重要诱因。

3. *有关“话疗”*。　所谓“话疗”,就是鼓励医护人员与患者积极沟通,动员康复的患者给新发病的患者传授经验,请专家或学者为患者举办相关的讲座,达到治疗焦虑心理的目的。

案例3.2

工作岗位中的语言表达

1. 护士通知患者抽血应该如此表达:您好!医生安排您明天早晨要抽血。时间在6:00—6:30,早班护士会到您的床旁给您抽血,请您等候。抽血前不能吃食物也不能喝水,以免影响检查结果!您记住了吗?

2. 某患者需要在一天早上做完B超和X线钡餐检查,护士应该如此告知患者:明天不要吃早餐,要先到B超室做检查,B超室在……然后到X线室做钡餐检查,X线室在……多种检查有先后次序,一是检查的条件不同,二是检查的时间不同,三是检查的地点不同,本着先抽血化验后做体外检查的程序。

3. 下面以责任护士为例,编写《××医院责任护士语言规范手册》。

《××医院责任护士语言规范手册》

1. 语言原则

(1)声音柔和,吐字清晰,语速适中,语调平稳。

(2)普通话为工作语言。对待不懂普通话、聋哑人和外籍人士,应以适应患者需要为主。

(3)及时回答对方提问,解答准确,语言简洁。

(4)不随意插话,耐心倾听。

(5)讲话面带微笑,眼睛虚视对方,态度亲切,语言温和。

(6)称呼在前,礼貌当先。

(7)学习记住对方的姓名。

(8)随时替患者着想,替患者考虑。

(9)看清对象,有的放矢。

(10)讲话的时间长短掌握准确。

(11)话题选择恰当。

(12)当好参谋,不参与决策。

2. 各种情况的处理对策

(1)当患者很忧虑时——安慰解释性语言——例如:这个病不是什么大病,只要配合治疗,是完全可以痊愈的。

(2)当患者痛苦、寂寞时——用亲情关爱语言——例如:我陪您说说话吧。您哪里不舒服?请告诉我,我将尽力帮助您。

(3)当你没有能力回答患者或家属问题时——要善用婉转性语言——例如:这个问题我无法马上回答您,但是,我一定会将您的意见向领导汇报。

(4)当患者对治疗缺乏信心时——要用积极暗示性语言——例如:几年前,我们这里有一位跟您情况相似的患者,经过精心的治疗,现在已经上班了。我们的医生处理这类疾病非常有经验,请您放心。

(5)当患者不能说出自己的病情时——可以逐一提问,一次只问一个问题——例如:您是心口痛吗?是喉咙痛吗?是上腹部疼痛吗?

(6)当患者不愿意配合治疗时——患者定有隐情,可以单独与患者进行交流,或者帮助解除患者的隐忧。

(7)老年人行动缓慢,不能及时配合——讲话速度放慢,一定要有礼貌——例如:您别着急,慢慢来。

(8)当小孩子恐惧和哭闹时——可以转移注意力,或者让孩子成为他崇拜的榜样的样子——你怎么跟……一样不怕疼!

(9)当患者犹豫不决时——做好参谋,为患者的长远利益着想。

(10)护士交接班及巡视病房时的问候语。问候语以时间称呼为主。

早上交班:早上好!昨晚怎样?感觉有什么不舒服?

中午交班:中午好!您看起来精神好多了!

您好!今天的饭量如何?

您好!睡眠质量怎么样?

您好！我给您揉揉背吧。

(11)当你不能马上满足患者需求时——积极回应患者——如："好！我马上就来。"

(12)当护士在抢救患者或正在做治疗时，另有患者或家属又有事——解释——如："对不起，我现在正在抢救患者，请稍等，我会尽快来的。"而不可说"没看见我正忙吗？"

(13)当患者对我们的工作不满意时，怎么办？——如果是工作没做好，立即改正；如果是患者无理取闹就应该做好解释，同时向上一级汇报，共同解决，切不可对患者无礼。

(14)当患者在公开场合对我们疾言厉声时，护士怎么办？——首先护士应冷静，不要急于与之争辩。如果确属我们的问题，我们应表示歉意，立即改正；如果是患者一时误会，要耐心地或在适当时候由自己或他人向患者或家属做耐心细致的解释。

(15)当患者故意刁难时，护士怎么办？——谦让或暂时回避，但切不可以对患者或家属无礼，要树立"患者至上"的观念，或者说"您是有地位有身份的人，请您配合"，"相信您一定会支持我们的工作"。

(16)当行静脉穿刺第1次不成功时，护士怎么办？——道歉——护士首先应说"对不起"，当第2次失败后应换其他护士来穿刺。

3. 文明用语

关于称呼：

(1)使用第二人称时必须用尊称"您"。

(2)不可用远指方法称呼别人，也不可用性别代替人名，如"那个男的"或"那个女的"。

(3)正常情况下称呼对方的次序：职务称呼——身份称呼——年龄称呼——性别称呼。

职务称呼示例：刘局好！张总好！李队好！王院好！陈经理好！

身份称呼示例：老总好！老板好！张老师好！

年龄称呼示例：老爷爷好！叔叔好！大哥好！姐姐好！小朋友好！

性别称呼：先生好！女士好！(注意！不可说"小姐好！"因"小姐"一词的含义已经发生改变，以免引起对方不快)

礼貌用语：

(1)早上好！

(2)请配合！

(3)您走好！

(4)对不起！

(5)药品请您清点清楚。

(6)贵重物品请收拾好！

(7)谢谢您的理解和宽容！

(8)请问找哪位？

(9)需要我帮您吗？

(10)请您到这边来！

(11)不客气，这是我们应该做的。

(12)请稍等一下，我马上过来。

(13)请您支持我的工作，谢谢合作。

(14)请您遵守公共卫生。

(15)请放心！我们会尽力做好。
(16)有什么不舒服，请及时告诉我们。
(17)别紧张，一会儿就好。
(18)别急，有话请您慢慢说。
(19)对不起，让您久等了。
(20)有不清楚的地方，您问我。
(21)您的心情我理解，我们一定尽力。
(22)条件有限，请多包涵！
(23)请多提宝贵意见！
(24)请您遵守医院规章制度。
(25)时间不早了，请休息吧！
(26)打扰您一下！
(27)请问还需要我帮忙吗？
(28)您有哪些不舒服或需帮助请按铃。

4. 服务用语禁忌

(1)不可随意简称以引起对方的不快，如："4床的完了"。
(2)不可用床号数代替对方，显得对患者不够尊重，如"8床吃药"。
(3)忌高声大气。
(4)忌鄙视性称呼，如"那个胖子"，"广东佬"等。
(5)忌当着患者的面谈论死亡。
(6)忌争吵，忌夸夸其谈。

5. 服务用语"十不准"

(1)不准暗示索要红包。
(2)不准侮辱和辱骂患者。
(3)不准当着患者的面相互指责。
(4)不准泄露医院秘密。
(5)不准泄露患者隐私。
(6)不准出语顶撞患者。
(7)不准与自己朋友、熟人闲聊。
(8)不准用公家电话聊天。
(9)不准坐着与人对话。
(10)与患者讲话时不准摇晃身体或者踮脚抖腿、翘腿。

链接3.2

1.《生命时报》和"搜狐健康"曾经联合对医患关系做了一次深入的调查，写出了《医患矛盾产生原因的调查》一文。调查显示："医患关系的紧张度正逐年增加，医患矛盾有激化趋势。"而在频发的医疗纠纷中，"因技术原因引起的占不到20%，其他80%均缘于服务态度、语言沟通和医德医风问题"。其中患者、医生都有最不喜欢的话，具体统计，见表3-1、表3-2。

表 3-1　患者最不喜欢医生说的话

比例(%)	医护人员的话	给患者造成的负面影响
18.26	跟你说了你也不懂	居高临下、轻视患者，患者自尊心受到伤害
17.40	想不想治？想治就回去准备钱吧	经济负担加重心理压力
14.93	我推荐的药你不吃，后果自负	威胁患者，推卸责任
14.31	到外面等着去	命令的语气，打破了平等的地位
12.01	害什么羞，人体器官我们一天看几十个	把人当成了物体，"物化"了人
8.11	怎么拖到这么晚才来看	责怪的语气，没有替患者考虑
7.79	你知道这病的后果有多严重吗	让患者产生恐惧心理
3.95	谁让你抽这么多烟	潜台词是自作自受，罪有应得
1.97	偏方别乱用，毛病都是吃出来的	过于武断，容易产生歧义
1.27	没事别瞎担心，毛病是自己吓出来的	没有同情心，没有考虑患者的感受

表 3-2　医生最不喜欢患者提的问题

比例(%)	患者的话	给医护人员造成的影响
19.70	这个药不会有不良反应吧	二难：讲不良反应患者不敢吃，说没有不良反应又撒谎
15.37	都是一种病，为什么我住了这么久，他住了 3d 就出院？为什么他花了 5 000 我花了 10 000	医护人员确实有许多不知道、不便说不能说的地方
14.66	能换个经验丰富的大夫吗	受到患者的轻视很难接受
13.14	我的病能不能去根儿	医学知识的局限性，无法讲清楚
11.02	用了这药，我的病就好了吧	无法对患者作出承诺
6.88	这病不治行不行？不做手术行不行	无论肯定还是否定回答都可能引起后患
6.07	换种便宜药，效果也差不多吧	许多医院把药品金额与医生的奖金挂钩，医生有苦衷
5.86	我听朋友讲某某药效果特好	患者对医学知识的欠缺，解释很费时
5.26	哪种药效果最好	这类问题没有答案
3.84	中药是不是比西药不良反应小，能不吃西药吗	有的病只能吃西药，要改变患者的观念很难

对于医护人员来讲，容易引起医患矛盾和医患纠纷话语类型有下列几种。

(1)推卸责任的话语：这个事情不要找我，我不知道，找别人去，这不是我的责任。

(2)责备的话语：叫你别动你要动，你为什么不早来。

(3)侮辱和辱骂性的话：乡巴佬，胖子，混蛋，放屁，你吃饱了撑的呀！你眼睛瞎啦，自己不会看吗！

(4)不敬业的话语：电脑的故障问电脑去，我要下班了，我不管，别问我，你问我我问谁，我就这态度，怎么的！

(5)不耐烦的语气：没有看见我正忙着吗，急什么。叫什么，等一下。越忙越添乱，真烦人。

(6)刺激的语言：有意见，找院长去。有本事你告去，随便告哪都不怕！

(7)揭短的语言：得了这个病，就应该懂得自尊。

(8)挖苦的语言：生孩子哪有不疼的，怕疼别要孩子呀。

(9)打击信心的语言：这病到哪儿都治不好，这病也就是几个月的时间，该吃点就吃点。

(10)轻视的语言：你是医生还是我是医生，你会治病还来找我干啥？

(11)不留余地的过头话、绝对话:你这个病在我这里治不好,在哪儿都治不好。

(12)容易引起误解的话:别去上班了,在家好好休息,做点好吃的吃吃,给您开点药,不用再来了。

(13)随意承诺:这个病我包治好,做了手术不会有后遗症。

2. 广州白云心理医院(网址:http://www.gzbyyy.com)制定了护士语言规范样例,见表3-3。

表3-3 护士语言规范

项目	语言	动作
接待入院	(称呼),您好!您是来我科住院治疗的吧!请随我来,这是安排给您的床位。您先休息,医生很快来给你检查的	起立迎接患者,帮患者拿行李,扶患者入病房休息,介绍住院规则和环境,并做自我介绍
	暂时没有床位(称呼),对不起,原患者刚出院,床铺还未消毒好,请坐下来休息一会,我们尽快铺好床	搬凳扶助患者坐下,介绍住院规定及住院环境
	患者未办入院手续已到病区时:(称呼),您好!你是来我科住院的吗?我先给您安排好床位。(放好行李)带患者到入院处办理入院手续,您有什么困难吗?是否需要帮忙	查看入院卡是否属于住本病区,详细告知患者或家属如何办理入院手续
清晨留取各种标本或治疗护理时	您好!昨晚休息好吗?感觉怎么样?现在给您做××(操作)	早上6点半后才开始病室操作,注意"四轻"先打招呼后操作
每天第一次见面	早上好	微笑,点头
给患者做治疗	(称呼),不好意思,现在占用您一点时间给您做××治疗;操作完成了,谢谢您。(操作前解释,操作中询问,操作后交代)	按操作规程执行,整理患者的床铺,注意患者的反应
配餐车到病房	(称呼)您好!现在是吃饭时间了,请让我帮您洗手,铺餐巾……饭菜合口味吗?请慢慢吃	协助患者进餐,观察患者用膳情况,膳后整理台面
抽血	(称呼),您好!现在帮您抽血,请不要紧张,一会儿就好了,从昨晚8点后到现在有没有吃东西或饮水?——抽完血了,谢谢	轻轻帮患者挽起衣袖,整理床铺,盖好被,若患者已进食则不能抽血,向患者解释清楚。抽完血后棉签压针眼1~2min
皮试	(称呼),您好!现在帮您做××药的皮试,请问您曾经用过这种药吗?有没有药物过敏的历史?吃过饭了没有?皮试后请您不要离开,20min后我来看皮试结果,如有不舒服,请随时通知我们	同上
皮下、肌内注射	(称呼),您好!现在帮您打针,请转过身去,把裤带解开,请不要紧张,不会很疼的	进针拔针快,推药慢,注射后,帮助患者整理好床铺
输液	(称呼),您好!现在帮您输液,需要大小便吗?请不要移动注射部位,以免针头脱出或药物溢出;输液的滴数我已帮您调整好,请不要自行改变,若有什么不舒服或需要帮忙,请随时告诉我们	把注射肢体放至舒适的位置

（续 表）

项　目	语　言	动　作
打静脉留置针	（称呼），您好！我现在给您打的留置针，这个针的好处是可以保留3～7d，不用每天穿刺，可减少穿刺的痛苦，但是您要小心，不要弄湿，也不要碰撞，以免针头脱出	按操作规程执行
静脉穿刺不成功	（称呼），对不起，没有打上，增加了您的痛苦，实在对不起，实在抱歉，血管不是太清楚，这一次穿刺还是没成功。为了减轻您的痛苦，我将请××护士来为您穿刺	按操作规范进行第2次穿刺，若第2次仍不成功，换有经验的护士来穿刺。如发现局部肿胀或出血应立即处理，不要因失败而显得慌张，急躁或不耐烦
发现患者自己调输液速度	（称呼），您好！我们已根据您的病情调好滴速，如果调速太快（太慢）都会影响您的治疗，请您不要自己调速，多谢合作	按规定重新调节滴速并根据患者情况有针对性的解释
吸氧	（称呼），您好！现在您的病情需要吸氧，请不要紧张，感觉怎么样	按操作规范执行。嘱咐同房患者和家属不要在病室内吸烟，注意观察病情
留大小便常规	（称呼），明天早上您需要留大小便检查，请按我所教的方法去做。不知道我讲清楚了没有	发留取标本容器瓶或盒，详细讲解留取方法，注意事项和放置地点，直到患者明白为止，如果是重患者，护士必须亲自做
发药	（称呼），您好！现在到时间吃药了，请您吃药，我帮您……（称呼），您好！这是××时候的药，请在餐后（或餐前）半小时服，现在请您服用，我会再过来看您的，谢谢	教会患者如何服食片剂、水剂、粉剂、胶囊、碘剂等，交代注意事项，倒好水；必要时协助患者吃药
测T、P、R	（称呼），现在帮您测体温（探热），请夹好，我10min后来。您的体温正常	帮助患者夹体温计，10min后取出体温计，待患者穿好衣服后，整理床铺
若发热	（称呼），您有点发烧，觉得哪儿不舒服吗？我会报告医生处理的，请多喝些水	帮患者倒开水
测血压（Bp）	（称呼），现在帮您测血压，请躺好（或坐好），很快就好。您的血压是××	观察患者有关情况并即报告医生
整理床铺	（称呼），您好！现在请让我帮您整理一下床铺，您会觉得舒服些。杂物多时：（称呼）您台面杂物多，为了使环境整洁，请您将物品放在规定的位置，多余的用物让家人带回去好吗	按操作规范整理。一边帮患者收拾，一边教患者交物品定位放置
卫生宣教	（称呼），您好！病房内有氧气装置，为了大家的安全和健康，请勿在室内吸烟。保持环境整洁，不要随地吐痰，丢杂物，请注意公共卫生，如要吸烟请到吸烟区	做宣传时，可边介绍，边示范，增强患者的印象
做健康教育	（称呼），您好！我是您的主管护士叫×××名，现在请让我为您介绍一些有关您这种病的卫生、健康、饮食知识……这些也是健康教育，您明白了吗	详细介绍，通俗易懂。如情志活动、饮食、服药、康复锻炼、注意事项，预防知识等
帮患者翻身时	（称呼），您现在躺的体位已有一段时间了，时间太久会影响血液循环的，请让我帮您更换一下体位好吗？这样的体位你觉得舒服吗	按操作规范帮助患者翻身
帮助患者做口腔护理时	（称呼），现在帮您清洁口腔、牙齿，使您感觉舒服些，我会很小心的，请您配合	按操作规范
劝探视者离院	（称呼），现在是患者休息时间，请您先回去，以免影响患者休息，欢迎您下次探病时间再来	微笑、劝说

（续　表）

项　　目	语　　言	动　　作
睡前护理	（称呼），现在是休息时间，请早点休息，晚安	整理床铺，放好蚊帐，关闭电视和光源
中午，晚上休息时间，患者或家属仍看电视	（称呼），您好！现在是患者休息时间，请您把电视关上，按时休息。多谢合作	帮患者盖好被子，关上电视、电灯，轻轻带上病房门
影像检查	（称呼），明天上午您需要做××检查，请您不要离开，届时我们会派人送您去……（称呼），您现在到××科做检查，有没有什么不舒服	对重患者一定要有医护人员护送；若因特殊情况暂不能检查，要向患者解释原因。在送检途中，向患者介绍该项检查的目的和意义
通知禁食	（称呼），明天上午您需要做××检查，为了检查的准确性，请您今晚8时后不要吃东西和饮水	到患者床边解释，征得患者同意后再离开，不可站在门前或走廊叫喊
征求患者对服务质量的意见	你们好，住院的时间，有哪些地方觉得不太满意？我们哪方面的工作还需要进一步改进呢？多谢您的宝贵意见，我们一定会不断改进的，占用大家时间，非常感谢	按患者及家属座谈会程序做好宣传和了解患者意见
抢救患者时与家属交谈	（称呼），他（她）的病情较重，我们会尽力抢救	凝重、镇定
安慰年老病死者家属	（称呼），请不要太难过，老人家年寿已高，你们作为家属已尽了应尽的责任，我们在治疗上已作了最大努力，请节哀顺变，好好保重身体	安抚死者家属，扶助坐下，有需要时递纸巾，斟茶水
安抚目前尚无法治疗的死者家属	（称呼），不要太难过了，他所患的病目前国内外尚无特殊疗法，我们都尽了最大努力，请不要过分悲痛。请节哀顺变，好好保重身体	同上
安抚意外伤亡的家属	（称呼），请不要太难过了，想开一些，坚强一点，节哀顺变，保重身体	同上
接待参观客人	您好！欢迎指导！请多多指教。客人走时，谢谢！慢走	起立，微笑迎接（送）客人，向客人介绍情况时语言诚恳谦虚
通知出院	（称呼），您好！您的病情已经稳定（治愈），您可以出院了，我陪您到××办出院手续	陪同办理
患者出示出院回条	您好！您的出院手续已办好，这是您的药和病历，请按医生的交代吃药，在需要时带上跟踪服务卡回来复查	做好出院卫生宣传、康复指导
发给住院费用清单	（称呼），您好！这是×天的住院费用单，请您看看有无出入，如有疑问，欢迎您提出（您可到住院处电脑查询处查询）	每天主动向患者出示住院清单，让患者放心。发现有错应诚恳向患者道歉，并立即纠正
患者正在输液，又想去打电话时	（称呼），您好！您现在想去打电话吗？我和您一起去，我帮您拿输液瓶，请放好手，请慢慢走，小心	协助患者下床，帮患者拿输液瓶，叮嘱患者小心，注意观察病情及补液情况
饭前协助患者洗手	（称呼），您好！很快就要吃饭了，请先洗手好吗	协助患者洗手并擦干
患者或家属在病房吸烟	（称呼），您好！为了您的病情能尽快恢复和安全，请您不要吸烟，吸烟会对身体及疾病恢复不利的，并容易失火发生危险，如需要吸烟请到指定的吸烟区	耐心、细致解释，语言体贴、恰当

(续　表)

项　　目	语　　言	动　　作
儿童的心理护理	儿童患者到医院后可能会出现恐惧、惊慌、消沉等精神表现，在护理过程中，应亲切安抚，态度和善，与儿童建立亲密的关系	对于各年龄段特别需要心理护理的患者，护理人员根据患者年龄、心理状态、疾病类型，列出心理护理方案
对于无家属陪伴、精神面貌较差的老年人的护理	医务人员应开展心理治疗，为老年人安排适当的娱乐活动，或通过交谈，消除他们的心理顾虑；积极与老年人的家属联系，指导家属给予老年人更多的关心，抚慰	
送患者出院	(称呼)，您好！祝贺您康复出院，回家后按时服药，注意饮食调理，多注意休息，如有什么不舒服及时回来就诊	帮患者拿行李，扶患者，送患者到门口

注意口语与书面语的转换——

给患者做治疗：(称呼)，不好意思，现在占用您一点时间给您做××治疗；操作完成了，谢谢您。(操作前解释，操作中询问，操作后交代)动作——按操作规程执行，整理患者的床铺，注意患者的反应。

抽血：(称呼)，您好！现在帮您抽血，请不要紧张，一会儿就好了，从昨晚8点后到现在有没有吃东西或饮水？

抽完血了，谢谢。(动作——轻轻帮患者挽起衣袖，整理床铺，盖好被，若患者已进食则不能抽血，向患者解释清楚。)抽完血后棉签压针眼1～2min。

皮试：(称呼)，您好！现在帮您做××药的皮试，请问您曾经用过这种药吗？有没有药物过敏的历史？吃过饭了没有？皮试后请您不要离开，20min后，我来看皮试结果，如有不舒服，请随时通知我们。动作同上。

皮下、肌内注射：(称呼)，您好！现在帮您打针，请转过身去，把裤带解开，请不要紧张，不会很疼的。动作——进针拔针快，推药慢，注射后，帮助患者整理好床铺。

输液：(称呼)，您好！现在帮您输液，需要大小便吗？请不要移动注射部位，以免针头脱出或药物溢出；输液的滴数我已帮您调整好，请不要自行改变，若有什么不舒服或需要帮忙，请随时告诉我们。动作——把注射肢体放至舒适的位置。

3. 沉默。护士对患者谈话时，可运用沉默的手段交流信息。但长时间的沉默又会使双方情感分离，应予考虑。在下列情况下护士应当沉默：①面对患者的谩骂或侮辱时。②遭到患者的指责和训斥时。③患者的情绪非常激动时。

患者的沉默：患者谈话中出现沉默有四种可能。第一是故意的，是患者在等待护士的信息反馈，此时护士有必要插话，以鼓励其进一步讲述。第二是思路中断，或是出于激动，或是突然有新的观念闪现，这时护士最好采用“反向提问法”来还原内容，让患者重新回到原来的思路上来。例如，一个刚入院的患者说：“昨晚我没有吃饭。”这时出现突然的停顿。护士应当说：“您没有吃饭？”这样会引导患者按照原来的思路说下去。如果护士问：“没有食欲吗？”这样问就会干扰患者的思路。第三是有难言之隐。为对患者负责，应通过各种方式启发患者道出隐私，以便医治其心头之痛。第四是思路进入自然延续的意境。有时谈话看起来暂时停顿了，实际上思维处在更加活跃的状态。

拓展性训练

1. 情景模拟　将患者与护士的角色互换，分别从态度、技术、心理等方面进行模拟护理，看一看护士应当怎样改进工作。

2. 暗示治疗方法有很多　积极的言语暗示在治疗中起到的作用很大。请列出暗示的种类及其起到的作用，见表3-4。

表3-4　暗示种类及作用

暗示的种类	语言样例	作　用
例1:药物暗示	医生:我今天给您用的是特效药……	
例2:语言暗示		

岗位应用

三、卫生职业语言流程

知识积累

(一)卫生服务语言的特点

1. 专业性　医学是一门深奥的学问，涉及许多深奥的专业知识，比如，药理、病理、检验等专业知识中有很多的专业术语，这些术语专业人士之间进行交流很容易也很方便，但对普通患者而言理解起来具有相当的难度。

2. 逻辑性　在疾病的症状与病因之间存在严密的逻辑关系，这种逻辑性表现为表达上的条理性、层次性；在思维上存在因果关联性。

3. 科普性　医护人员要将深奥的医学道理告诉患者，使患者理解、接受，能很好地促进医护人员与患者的沟通与交流。将深奥的道理简化为通俗道理的最好途径就是科普。

(二)卫生服务语言流程的理念

1. 患者与医护人员的双重需要　患者从人格上需要得到尊重，从法律上对自己的疾病具有充分的知情权；而医护人员，从心理来说需要得到患者的理解与支持，从工作效率来说需要简洁明了。因此建立卫生服务语言流程，是患者与医护人员的双重需要决定的。

2. 热爱生命　生命平等而可贵。工作的动力有两种来源，一种是出于职业压力和生活所迫，变压力为动力，常常显得责任多于情感，有公事公办的味道，压力源在外，是被动的；一种是出于信仰，信仰来自于内心，是主动的。热爱生命，生命平等而可贵的信念就是一种对生活和工作的信仰。医道是生命大道。“医者仁术”。

3. 重视过程　每一次操作都是有始有终的。操作过程包含了两个层面，一个是纯粹技术性，一个是人文关怀。

(三)卫生服务语言流程应当遵循的原则

1. 语言温和　温和的语言使人安静。声调强度大，与医院宁静平和的总体氛围不协调。

语调急促会增加患者的紧张情绪。温和的语言使人产生亲和力。温和的语言以及温和的态度使患者对医护人员产生信赖。

2. *语言诚实* 从长远的角度看,诚实的话语建立稳定的长期的个人印象,话语产生的后遗症比较小。而不诚实的话语产生的后续问题则像"滚雪球"一样。

3. *方法灵活* 坚持原则,态度明朗,但方法灵活。

4. *牢牢掌握话语权* 话语权体现医护人员的主动性和主体地位。话语权的获取方法很多。这里仅介绍两种:

(1)提问法:提问是获取话语权的有效方法。提问可以首先发问,可以追问,可以反问,可以自问自答。提问能将对方的注意力不断转移到问题上。

(2)总结法:当面对一个滔滔不绝的人时,只有打断对方的话才能结束谈话。或者只有打断对方,才能婉言拒绝对方。所以用一句总结性的话常常起到很好的作用,如"好,您说的我都听清楚了。"当然,打断对方会招致对方的不快,对方会感到自己没有受到足够的关心和足够的尊重。

5. *语言准确而简洁* 语言的表达受到文化思想和性格的双重作用。有人讲话的风格是细腻绵长,有人深邃,有人尖刻,有人心直口快,有人提纲挈领一语中的,有人旁征博引洋洋洒洒,有人啰嗦半天不得要领。比如有中庸思想的人讲究迂回曲折、委婉含蓄,而智者总是"一语中的"。在医疗服务时,要把语言的准确性放在核心位置。

6. *具体情况分别对待* 根据患者的情况、时间、场合、病情的轻重缓急等,用最快捷和最方便的语言表述。也就是说,是否口语化,以实际工作的紧急程度和交流的具体情况而定,不可过于教条和僵化。

(四)卫生服务语言流程与操作流程之间的关系

1. 卫生服务语言流程与操作是同步进行的,操作多半是在患者神志清醒状态下进行的,因此与患者的沟通与交流是必要的。

2. 语言起指导操作的作用。现代医学模式认为,人是多维的。如果给患者进行操作是在无声状态下进行的,这就把患者当成生理意义上的人,而不是社会意义上的人。医护人员眼中既要有病,更要有患者。

3. 语言可以稳定患者的心理,从而使患者配合操作,得到患者的积极配合,可以使操作顺利进行。

(五)卫生职业语言流程的分类

1. *导诊语言流程* 问候→询问对方基本情况或解答对方提问→捕捉对方真实需要和真实目的→介绍医疗相关情况→解答对方提问,实施心理干预→实施就诊分流策略→道别。

问候:我们提倡"时间首问制",即以时间问候的方式首先问候患者。如"早上好""上午好"等。时间问候可以适合任何年龄、任何身份或性别的人。

问候的区域:以患者进入工作区(3 米)为度。我们将患者与导诊间隔 3 米的距离规定为导诊的工作区。这个标准是参照美国沃尔玛公司的服务量化标准规定的。

问候的程序:

对象进入工作区(3m)→起立关注对方

对象进入语言清晰区(1m)→注视对方眼睛,面带微笑

对象进入交谈区(以手臂伸长为准)→开声问候

问候的声音：衡量声音强弱的单位是“分贝”。相距1m刚好听到为20分贝（A），30分贝（A）以下时非常安静，40分贝（A）为正常环境。中华医学会重症医学分会2006年4月颁布的《中国重症加强治疗病房（ICU）建设与管理指南》规定，ICU白天的噪音不超过45分贝（A），傍晚的噪音不超过40分贝（A），夜晚20分贝（A）。参照这个标准，导诊的声音以35～40分贝为宜。

观察并询问对方基本情况：迅速观察患者的年龄，性别，体貌特征，精神状态，讲话声音的强弱，身体基本状况等，在此基础上，询问患者的症状，询问患者的愿望与要求等。

解答对方提问：解答应据实回答，以防耽误患者。解答应百问不厌。

捕捉对方真实需要和真实目的：对方的真实需要是病情的客观需要。患者的主观需要常常与病情的客观需要不相吻合，比如普通感冒，患者要去找专家门诊。这样既浪费医院的资源，又浪费了患者的资金，更占用了真正需要专家的患者的时间。导诊要转变患者的观念，就要做好患者的思想工作和解释工作。

介绍医疗相关情况：一是介绍医院的就医路线，二是介绍医生的大致情况供患者选择，三是介绍医院的特色，四是介绍疾病和治疗的基本知识。如药物的药理作用、不良反应、服药方法、注意事项等。五是对患者及家属进行健康教育宣传。

实施就诊分流策略：可以根据患者就诊的时间，病情的轻重缓急，支付医疗费用的类型等对患者实行分流。

道别：道别具有安抚患者情绪的作用，不可小视。

2. 挂号语言流程　问候→询问→就医分流→收费报价→道别。

问候、询问、就医分流、道别等步骤与导诊类似。

收费报价：清楚告知对方收取的费用金额，找零金额。如果有经济条件，可以购置现代化的语音设备，用电脑发出金额指示，并将挂号单与病历一起给患者。挂号单是医院管理中的一个薄弱环节。通常挂号单上都没有标记顺序号，这就可能给患者之间的就医程序造成纠纷。

3. 做皮试语言流程　对不同年龄的人，护士的语言流程与语言策略有不同。分两种情况：对于已经懂事的儿童或成年人而言，做皮试并不困难；对于少儿却不是那么容易，因此给少儿做皮试时的谈话对象是少儿及其亲属。

就前一种情况，我们可以简化程序为：问候→安抚患者→交代注意事项。比如可以这样说：你好！→我将给你做皮试，可能有点刺痛，请配合→（皮试结束）请不要走远，不要摩擦穿刺部位，有什么不舒服赶快到我这里。现在是××点××分，20min后再来查看皮试效果。

对于第二种情况，可以将程序简化为：问候→提请家属配合→给家属交代注意事项。

当然，上述语言是书面语言，听起来很别扭，如果在实际工作中可以将书面语转化为口头语。但是，语言的程序必须说到位，起到医护人员应尽的责任，是对患者的尊重也是对患者负责。

4. 检验、影像操作中的语言流程　问候→核对检材、检验单、影像单、处方、患者姓名→操作提示语言→交代注意事项。

5. 划价、收费、药房工作语言流程　问候→语音收费（刷卡或找零）→同时后台进行配药、按照处方提名发药→交代用药注意事项。

这个流程中最重要的两个环节是按照处方提名发药和交代用药注意事项。提名发药：按照处方的名字将药品交给患者或患者的家属，以防发错药。交代注意事项同样重要：用药的禁忌，药品的毒性作用，剂量的大小，服药的次数和时间，内服外用的文字标志和语言提示同样重要。剂量的大小，服药的次数和时间建议患者重复一遍。

6. 护理、康复等操作中的语言流程　护士操作包括很多项目内容，有静脉穿刺、肌内注射、量血压、量体温、换药、数脉搏、给患者做生活护理等。基本语言流程如下：

问候→介绍工作身份→操作提示→获取信任→转移患者的注意力→致谢。

这个流程中有些环节要结合实际来定，但获取信任和转移患者注意力的语言是操作成功的重要保证。对于手术前、手术中和手术后的护理语言是有不同的。

手术前的护理语言流程：问候→安抚患者情绪→交代手术前的要求和注意事项→消除患者顾虑→合理化的建议。

患者的顾虑和焦躁的情绪由以下原因引起：对手术的恐惧、对医生医术的担忧、对经济的忧虑、对手术后果的担忧等。因此护士应对以上原因给予积极性的语言暗示。

手术中的护理语言流程：以医生为主，配合医生进行。

手术后的护理语言流程：问候→询问患者现状→解答患者疑问→进行健康教育指导→暗示结束谈话。

背景知识

1. 什么是患者的知情权　《医疗事故条例》中明文规定了“患者有知情权”。患者的知情权主要包括：

(1)有权了解诊断、处理治疗、预后等确切的内容和结果，并对此有受到通俗说明的权利(包括知道癌症的真实情况)。

(2)医疗风险知情权。在治疗处理之前，患者有权知道医师拟定给自己实施的手术、特殊检查、特殊治疗的适应证、禁忌证、并发症、疗效、危险性、可能发生的其他情况。

(3)治疗措施和方案的知悉权和选择权。患者有权同意或者拒绝进行医师拟定的检查、治疗方案，在有多种治疗器械或多个治疗方案时，有选择权。有权知道各种治疗方案的风险情况。有权拒绝非诊断治疗活动。

(4)其他权利。医疗费用知晓权：患者有权知道医院诊疗秩序和规章制度；知道看病时应尊重医护人员诊治权(即患者的义务)；知道自己进行特殊检查和手术应该履行的签字手续；知道发生医疗纠纷应当依法解决的相关程序。

(5)有权知道处方上的内容，在出院时和出院后有权索取处方的副本。

(6)在不违反法律规定的范围内，有权出院(要签字说明医院和医生不负任何责任)。

2. 医院的告知义务　患者知情权的获得来自医院的告知。医院履行告知义务有两种形式：直接告知(患者)；迂回告知(不宜向患者说明，告知患者家属)。

3. 患者的病情告知制度——引自“上海东方肝胆外科医院网站”

告知基本要求：

(1)告知人由本院有关职能部门和科主任、主诊医师、主治医生、责任护士及有关人员担当。

(2)告知方式有门诊告示、入院须知、各类知情同意书、病程记录、口头告知等形式。

(3)告知人在履行告知义务时，应注意采取合适的方式，避免对患者产生不利后果，并注意保护患者的隐私。

(4)告知对象为具备完全民事行为能力的在本院门诊就诊和住院的患者及其相关人员(监护人、法定或委托代理人、近亲属、关系人)。

(5)患者本人因各种原因授权他人行使其知情同意权时,患者必须签署《委托书》。

(6)告知内容为患者病情、检查项目和治疗措施的目的、方法、步骤、预后及其存在的医疗风险、医院规章制度和诊疗秩序等相关医疗情况,对一些风险较大的医疗措施必须告知可能产生的不良结果及防范措施、可能的预后,若不采用此措施可能对诊疗结果的影响等。

(7)如果未得到告知对象的同意并在相应病程记录或知情同意书上签字,则不得实施相关医疗措施(抢救情况除外)。

(8)住院患者所有的知情同意书一式二份,其中一份保存在病历中,另一份由相关科室保存。门诊患者的知情同意书一式一份,由执行科室保存。在实施有关操作前,操作人员必须核验知情同意书。

(9)如果患方拒绝在病危(重)尸检等特殊情况的告知书上签名时,应有第三方(上级卫生行政部门、公安部门、律师等)有关人员在场或三名以上的医护人员共同向告知对象告知,将时间、地点、告知对象等情况作书面记录,并由医护人员联合签名。

病情告知:

(1)门诊患者的诊断、诊疗计划等相关医疗情况由接诊医师口头告知。

(2)新入院患者的初步诊断、主要鉴别诊断、诊疗计划、病情程度及可能预后等相关医疗情况,由主诊医师或主治医生口头告知。门诊入院的患者在入院3d内告知。

(3)有新的阳性体征、检查、检验结果发现,需修改诊疗计划,由主诊医师或主治医生在3d内口头告知。

(4)病情危重或病情明显加重者,病情、诊疗计划、预后等由主诊医师或主治医生在2h内告知,并由告知对象在病历相关记录处签字。

(5)危重患者因检查、治疗需要搬动时,须在搬动前告知搬动可能产生的病情变化等相关风险,并由告知对象在病历相关记录处签字。

有创诊治措施告知:

(1)有创诊治措施是指以非药物诊治为主的各种有创的诊断、检查、治疗和手术等医疗措施,包括各种手术、各种组织器官的穿刺及活检、各种内镜的诊治等。

(2)告知内容包括:操作的必要性、操作方案、麻醉方式、操作和麻醉时可能出现的医疗风险等。

(3)一次住院期间,患者为同一目的需反复进行肝穿、胸穿等检查时,只需在第一次检查前告知相关风险(当穿刺目的、方式变更时,须重新告知)。

(4)操作过程中出现需要改变操作方案、麻醉方式或切除未告知组织器官等新的情况时,医务人员必须将相关新情况告知被告知对象,并取得其同意和签字后才能继续相应操作。

(5)当出现危及患者生命安全的新情况,必须紧急采取新的抢救性有创伤治疗措施时,在告知的同时不应当停止抢救措施。

无创诊治措施告知:

(1)无创诊治措施是指对人体组织器官无直接器械创伤的各种诊疗措施,包括药物治疗及各种物理治疗等。

(2)使用有明显毒性作用、过敏反应,可能造成组织器官损伤的药物时必须事先告知。

①可能出现的毒性作用、过敏反应、对组织器官的损伤,并在门诊病历或住院病程记录中做记载。

②对于药典规定要做皮肤过敏试验的药物,应当详细询问患者的药物过敏史,并在病历中做记录。

③药房在给门诊或出院患者配药时,所配发药物必须附药物说明书,禁止给患者配发无包装及无药物说明书的药物(中药汤剂除外)。

④其他可能引起不良后果的情况。

⑤化疗每 1 个疗程告知 1 次。

(3)放射治疗,须在治疗前告知。

(4)输血等血制品治疗,须在使用前告知。

(5)相关护理内容和要求由责任护士在医嘱下达后 2h 内告知。

特殊情况的告知:

(1)18 周岁以下的未成年患者,应当直接告知患者的监护人。

(2)神志清楚的 18 周岁及以上患者,可以直接告知患者本人,也可以告知患者书面授权委托的告知对象。

(3)患恶性肿瘤等疾病的患者病情,告知患者本人可能产生不利后果,应当告知患者书面授权委托的告知对象。

(4)因患病等原因导致无法正确表达自己意愿的患者,应当告知患者的监护人或近亲属,并将患者无法正确表达自己意愿的有关情况做好书面记录。

(5)使用自费的治疗措施、药物、医用消耗材料和医疗用品,须在使用前告知。

(6)新技术、新疗法、新药临床实验等,须在使用前告知。

(7)患者死亡、死因不清,需做尸检时,须在患者死亡后 6h 内告知,告知内容为:尸检的必要性、不做尸检对死亡原因判断的影响、对医疗责任判断的影响等。

(8)发现患者有精神异常、自杀倾向等特殊情况时,应及时告知家属监护责任等情况。

案例3.3

护士工作语言的流程

某护士要给青霉素静脉输液的患者先做皮试,以确定该患者是否对青霉素过敏。她可以用如下语言流程表述:

你是叫……吗?(确认患者的姓名)——以前对青霉素是否过敏?(了解患者的过敏史)——你选择哪只手做皮试?(尊重患者的选择权)——请不要走远,不要摩擦穿刺部位,有什么不舒服赶快到我这里。现在是××点××分,20min 后再来查看皮试效果(履行告知责任)。

拓展性训练

情景模拟:模拟导医,对不同患者进行分流。可以让两位同学扮演,一位扮演导医,一位扮演患者。

四、疾病介绍与药品介绍

知识积累

(一)疾病介绍

所有介绍都要按照换位思考的思路，站在对方的立场与利益角度考虑问题，考虑对方的心理才能说到对方的心里去。介绍必须具有一定的条理性：

1. 按照对方考虑问题的次序来确定介绍的次序　比如有的患者首先考虑病因，有的首先考虑诊断费用，有的首先考虑后遗症。

2. 相对固定的条理　一般采取的条理有：

(1)病因介绍：导致发生疾病的主要原因有哪些？病因与结果之间具有怎样的对应关系？

(2)症状介绍：疾病发生的每一个阶段的临床症状或体征。

(3)病理介绍：根据患者的实际水平简短介绍。

(4)治疗方法介绍：首先要告知对方治疗方法的多种可能选择以及每一种方法的利弊，尊重对方治疗方法上的知情权；其次提供参谋而不参与决策，尊重对方的选择权。第三，从患者的实际状况和长远利益着想。

(5)疾病的预后：每一种治疗方法的预后程度不同，事先必须让患者有充分的心理准备，否则容易引起医疗纠纷。交代注意事项很有必要，否则很容易导致复发。

(6)疾病的预防：预防的方法与要领按照次序讲。

(二)药品介绍

1. 药品介绍的内容　介绍的目的有的是为了营销需要，有的是为了治疗需要。无论哪种需要，都可能隐含着利益的成分。这就需要医护人员具有崇高的医德。比如，推销药品，把最贵的药品卖给患者与把最适合患者需要的药品卖给患者是不同的。非专业人士不知道药品的真实状况，缺乏鉴别和选择的能力。从建立长远的利益关系看，把最合理的药品介绍给患者是符合双方长远利益的。因为患者一旦被骗一次，就可能对所有的介绍推销人员产生不信任感甚至反感。在这个基础上，介绍药品具有极强的针对性。具体从以下方面介绍：

(1)药品的类别：比如中成药或者西药。

(2)药品的重点治疗范围和适应疾病的种类：这是通常所说对症下药。

(3)药品的疗效：有效率与治愈率。

(4)药品的毒性反应：降低毒性反应的有效方法的介绍。

(5)同类药品的差异：其中主要是成分的不同，药品的出产厂家不同，药品的疗效不同，药品的价格不同。

2. 介绍的方法

(1)问答形式：问答式是最简洁的方式。

(2)比较法：将两种类似的疾病进行比较，在比较中让患者做出选择。比较法如果将两种药品进行比较，有可能违反不正当竞争法。

背景知识

疾病介绍应注意的背景问题

1. 考虑对方的心理承受能力　一种病介绍到什么程度，必须考虑患者的心理承受力。不可让患者听后惶惶不可终日，也要考虑深度。讲话是分步进行的，不是一下子把所有的东西都讲出来。

2. 考虑对方的接受水平　对方的文化程度和领悟能力直接影响到接受水平。

3. 随时观察患者，等待患者的反应　如果患者听懂了，会点头或者微笑等。如果没有听懂，可能会发问。

4. 考虑对方的经济承受能力　许多人的治疗方案的选择不是根据疾病的程度而是根据经济状况决定的。

案例3.4

(一)疾病介绍——口头介绍

下面内容引自“中国艾滋病公益网站”(http://www.99aids.com)，对艾滋病的介绍如下：

艾滋病已成为当今世界面临的最严峻挑战之一，自从 25 年前首例艾滋病被发现以来，艾滋病已经造成2 500万人丧生，约4 000万人受感染，截止到 2008 年 10 月 31 日，全国历年累计报告艾滋病183 733例。艾滋病最基本常识有：

1. 艾滋病是一种目前尚无有效治愈方法但是完全可以预防的严重传染病。

2. 艾滋病主要通过三种途径传播：性接触、血液和母婴传播。

3. 预防性途径传染艾滋病首先是洁身自爱、遵守性道德，其次是正确使用避孕套。使用避孕套不仅可以避免怀孕，还可以预防性病和艾滋病。

二、药品介绍——问答式

问答式应该注意两点：一是所有的介绍都是带着目的的，二是注意条理性。

问：你推荐的药名是什么？——[药品名称]

答：“乙肝病毒转阴片”。

问：“乙肝病毒转阴片”是中成药还是西药？——[药物成分]

答：该药以我国天然中草药为主要原料，精心研制加工而成。

问：这个药主要适应哪些患者和症状？——[功能与主治]

答：该药具有疏肝、解毒、提高机体免疫功能、促进乙肝病毒转阴的功效，主要适应乙肝患者。

问：该药有什么不良反应？

答：目前还没有因使用这种药而导致不良反应的报道。

问：这个药应该怎样服用呢？——[用法及用量]

答：应该在医生的指导下服用。不过，一般的使用方法是：每次 5 片，每日 3 次，饭前 30min 服。3 个月为 1 个疗程，需服用 2 个疗程。

问：该药的价格？——[价格介绍]

答：本产品按照每瓶……元价格零售。每瓶100片。

拓展性训练

写作训练：运用问答式对某一药品进行介绍。

角色扮演训练：两位同学，一位扮演护士，一位扮演患者。护士给患者介绍乙肝。

岗位应用

疾病介绍：一位产科护士如何告诉患者家属产后抑郁症呢？可以按照下面的程序介绍：先看外表，如情绪是否低落，行为举止和动作是否反常；其次，应该对产妇投入足够的关心，让其宣泄情绪，鼓励她讲话，让她讲出来。第三，密切关注动态。防止出现过激行为。

药品介绍：一位药房工作人员应该如何给顾客推荐合适的药品？一是询问是否有医生处方；二是仔细询问症状，有些顾客常常不知道什么病该用什么药；三是考虑顾客的经济状况和承受能力。

五、问诊技巧

知识积累

（一）问诊的重要性

问诊是医护人员向患者询问病史，是医生接触患者的第一步。病史是指疾病的发生、发展及健康状况等有关的详细情况。问诊为初步诊断提供基础。尽管目前医学迅速发展，新的诊断技术不断涌现，精密仪器和实验方法日新月异，但详细询问病史及正确的体格检查，仍然是诊断疾病的最基本、最重要的手段。

（二）问诊的内容

诊断是治疗的前提，问诊是带有一定目的的。为了准确地获得相关的信息，提问不是漫无边际的，应该是围绕疾病的病因、症状与体征等，从最主要的鉴别方法上提出有针对性的问题。由于问诊是一个排除法的逻辑思维过程，因此主要是询问那些足够区别疾病的因素。提问主要内容有：

1. 能够区别和鉴别作用的当前体征信息。
2. 疾病的背景信息。由于患者提供的信息相对杂乱，需要将有用的背景信息提取出来。
3. 与疾病发生的相关信息。
4. 按一定顺序询问病史。包括：一般项目、主诉、现病史、既往史、个人史、家族史。

（三）问诊的方法

首次就诊的患者需要鉴别病因，而对于首次就诊后需要多次进行治疗患者的问诊，主要是在疾病得到明确诊断之后进行的，是针对治疗效果而问的，因此就省略了鉴别的步骤。具体方法有：

1. 直接询问法　比如“病情是否有好转？”“有没有哪里不舒服的感觉？”
2. 诱导询问法　比如“发病之前遇到过不开心的事情吗？”诱导切忌暗示性提问。
3. 追问法　比如“早上吃过早饭没有？吃了多少？”“没有吃？为什么？”

4. 代述法　病情危重、意识不清、小儿、精神失常、聋哑者不能亲自叙述，由最了解其病情的人代述。采集病史时，一般不打断患者的陈述。

(四)问诊注意事项

(1)医护人员要有高度的同情心和责任感。

(2)问诊必须和蔼、庄重、体贴耐心、言语通俗，避免用医学术语。

(3)对恶性疾病的论断，对患者可保密，但必须对其家属或领导说明病情与预后。

(4)专心听患者叙述，对某些问题可婉转探询。

(5)对危重患者需紧急处理时，应简单地询问主要症状及经过，待病情稳定后再做详细问诊。

(6)应为患者的隐私保密。

岗位应用

门诊护士在输液室和观察室常常遇到不会表达的患者，问诊显得特别重要。内容：一是输液之前是否进食；二是患者与输液单、治疗单上的名字是否一致；三是是否有药物过敏。

第二节　单向说话

一、各类自我介绍

知识积累

所谓单向说话，就是一方对另一方讲话，并始终掌握着讲话的主动权和控制权，对方很少有讲话的机会。单向说话主要包括：各类自我介绍、各类发言、各类演讲和讲座。

自我介绍是使用频率很高的一种口头发言。由于聚会的场地不同、性质不同、对象不同，自我介绍的侧重点也不同。自我介绍具有很强的针对性。

(一)应聘时的自我介绍

1. 基本信息完备　对方希望获得的基本信息主动说出，不要让对方通过提问获得，以免浪费对方的时间。信息完备可以提高效率。基本信息如下：

(1)姓名：姓名的解释要清楚且容易识别。比如我叫秦芳，秦始皇的秦(区别于——覃)，芳草的芳。

(2)年龄：按周岁的实数计算，不算虚岁，或者说某年某月某日出生。前一种介绍的好处是，不需要在头脑中进行换算；后一种耽误时间，但按照出生年月的好处是准确。

(3)出生地或居住地：由于出生地与居住地有的人不一致，所以需要把出生地讲出来，比如，“我出生在湖北宜昌市城区”。

(4)家庭状况：家庭状况包括家庭结构、人口、经济、家庭成分与背景。如果涉及个人隐私问题，这个项目可以从简，比如，“我出生在一个教师家庭”。

(5)教育背景：包括毕业学校——学校名称要使用全称，专业名称，学历——中专，大专或本科等。

(6)选择招聘单位的基本理由：比如，我选择咱们医院的理由有三个，一是咱们医院是部队医院，部队医院作风更严谨，可以锻炼人；二是咱们医院具有一流的医护人员队伍，优秀的团队培养优秀的人才；三是医院的专科特色与我的发展方向一致。

(7)用一句概括性的话语总结：比如，“只有彼此欣赏，才能共同进步。给我一块沃土，我会还您一片绿色”。

2. 注意礼貌　开始介绍之前，先问好，同时向领导致敬。比如，“各位领导，各位老师，大家好！”讲话的时候，眼睛要注视对方的眼睛。结束讲话，要致谢。

3. 简单拓展　在熟悉介绍内容的基础上可以简单拓展。拓展是在基本信息完备基础上的个人提高，是展示个人才华与个人风格，塑造个人魅力的机会，也是展示个性风采的时候，可以给对方留下深刻的印象。比如，“我来自湖北宜昌市。拓展：三峡工程在宜昌，三峡大坝距离宜昌城区38公里。宜昌是诗人屈原的故乡，是美女王昭君的故乡，欢迎到三峡去，欢迎到宜昌市去。”

(二)介绍自己的学校

一般按照下面的基本次序介绍。

1. 学校名称　包括学校在什么地方。

2. 学校性质　普通还是民办学校；是文科还是理工科等。

3. 学校历史沿革简介　办学历史，创办于哪年，至今多少年。

4. 学校规模　学校人数(老师与学生人数)；学校专业设置；学校教学条件与设施状况。

5. 学校办学特色　人才培养方向和学生毕业走向。

(三)加入新团体时的自我介绍

在轻松的气氛中可以尽情展示自己。不受考评的约束，在没有过多压力的情况下，可以根据需要随意取舍。但是也包括两大部分，即基本要素部分与拓展部分。

1. 基本要素部分　主要的信息有：姓名、个人背景、个人经历。因事制宜，根据具体情况具体分析，不是所有的基本要素都一定要讲出来。

2. 拓展部分　个人的性格、兴趣、爱好、特长等。

3. 侧重点　介绍的侧重点受到介绍目的、聚会性质与场地等多种因素的制约。

岗位应用

管床护士应该如何对住院患者进行自我介绍？可以按照下面的内容讲。

您好！我是您的管床护士，我姓章，立早章，今天晚上由我给您做护理。有什么需要请找我或按铃。

二、各类发言

知识积累

(一)发言的要素

1. 先定基调　各类聚会的发言都要定基调。所有的发言都受到参加聚会的性质以及事件的性质影响。发言的调子是肯定、赞扬，还是建议、批评，甚至指责是首先考虑的因素。基调主要有褒扬性与贬抑性两个不同的方向。一般来说，比赛之前的发言，喜庆场合的发言都要褒扬。如果是批评或者建议性质的，要学会先扬后抑。

2. 注意措辞 考虑对方的承受能力，避免发生冲撞。

3. 注意讲话的分寸感 要避免偏激，争取绝大多数人的支持。把潜在的中间派人士拉拢过来，形成有利于自己的群众基础。

4. 发言程序 如果自己的发言要影响整个聚会的性质与方向，最好在开头发言。如果希望扭转会议的主题和沉闷的气氛，就要选择冷场的时候发言。

5. 发言的技术 比如声音、气氛的调节等。

(二)发言技巧

1. 发言的结构 一般可以按照以下程序：问候开头——分析问题——得出结论——总结观点——致谢。结论一般不在开头讲，因为开头讲结论有可能招致听众立即的反对或误解。

2. 发言风格 风格是在长期积累的基础上形成的个性、处事特色与习性。发言风格有：严谨与豪放，有风趣幽默等。

3. 发言要有自己的独到见解 把问题的症结、解决问题的有效方法讲出来。方法的实用性、可行性与有效性是最重要的。

4. 发言内容的条理性 可以用 3～5 个字、词或者 3～5 句话概括自己要讲的内容。

岗位应用

在医院各种座谈会上发言，应该怎样说呢？首先，要考虑座谈会的性质。以医院发展建设为主的应该提建设性的建议；以娱乐性的应该表示感谢；以总结工作为主的应该在鼓励的前提下找出不足。其次，发言应有一定的次序性。先表示感谢，然后有条理地叙说。第三，讲话的动机与出发点必须正确，对事不对人。第四，讲话的语气应该与会议性质一致。

三、各类演讲

知识积累

(一)一般有准备的演讲

1. 演讲稿的准备 演讲稿有两种不同的表述方式，也是两种不同的风格。

(1)故事法：通过故事感动听众。事迹本身感动人就能打动人。

(2)论说法：演讲稿应该注意以下问题，如考虑问题的周密性、全局观念、如何开创新的局面、如何规划、方法的可行性以及宏观、中观与微观的平衡处理问题。

2. 与观众的交流 与观众的交流包括以下几点。

(1)目光的交流：目光要看着评委和绝大多数人。

(2)态势语的交流：站立的姿势男士以八字步为好，女士以小丁字步为好。小丁字步以左脚在前为准。手势不宜过多。

(3)服饰：服饰的颜色与款式首先要与演讲的性质、内容相一致。服装以职业装为准。

3. 演讲的胆量 演讲首先要求大胆。经常在大众面前发言可以提高胆量。

4. 演讲的创新 可以从内容与形式上进行创新。

(1)全局观念与局部兼顾：演讲中提出观点与方法的出发点应以全局为主，兼顾局部。

(2)长远利益与眼前利益兼顾:演讲必然涉及利益,在处理利益的时候必须考虑长远为主,兼顾眼前的方针。

(3)超前意识:对演讲主要内容的局势与发展态势有前瞻性和预见性。

(4)对各方有利:演讲照顾到各方的利益而不忽略第三方利益,因此必须全面。

(5)观点与计划必须切实可行:事务性演讲讲究可行性。在演讲中提出的观点与计划实施困难势必影响效果。

(6)合理有度:合理是不偏不倚;度既指轻重也指深浅。

(7)深入浅出,易记、易懂:把深刻的道理用最简洁、形象、生动的语言概括出来。

另外,还可进行形式的创新:比如在演讲之前可以将自己的有关资料做成幻灯片的形式播放。在演讲结束后可以散发自己的演讲稿。

5. 演讲的技巧

(1)声音:要求声音洪亮,吐字清晰,抑扬顿挫。

(2)语速:要求语速适中,以对方能够跟得上为准。听众的年龄尤其是评委的年龄决定语速。内容上,慷慨激昂需要快,沉郁需要慢。

(3)精神状态:饱满的精神状态是演讲成功的重要保障。同一篇演讲稿不同的人来演讲将会产生很不一样的效果。其中,演讲者的精神状态极为重要。精神状态主要通过眼神、表情、动作、声音等综合因素体现。

(二)即兴演讲

即兴演讲是在事先没有准备的情况下进行的即席发言。即兴演讲也叫即席演讲。因为没有准备,所以发言应当谨慎。如何在没有准备的情况下做好即兴演讲呢?

1. 立场　所谓立场问题,就是站在谁一边,为谁说话。什么样的立场是正确的呢?站在公义与正直的立场上讲话而不是站在利益的立场上讲话。在义与利的取舍中要明确“正义第一,利益第二”的原则。也就是说,是非重于利益。讲话要经得起时间的检验。

2. 态度　态度就是支持还是反对,或者提出更加合理的建设性意见。

3. 口吻和语气　不可自觉高人一等或者自恃比别人更加高明,以防引起对方的不快和反感。外圆内方是中国人一贯的人生哲学和为人处事智慧。“取象于钱,外圆内方”的观点由黄炎培提出。中国古代的人把天圆地方的宇宙观与为人处世的哲学观借助铜钱的形制统一起来。

4. 讲话尽量让人获得益处　对待灰心的应当鼓励;对待受伤的应当安慰;对待错误的应当提醒错误将会导致的后果,要善意提醒而不是故意刁难;对待获得成就的应当赞扬。

5. 即兴演讲的技巧

(1)结构:一般有横向结构与纵向结构。横向结构就是从并列的角度讲几个不同方面的问题。纵向结构的类型有很多,大多具有时间的先后次序性与方向性,比如,“过去——现在——未来”的结构;“提出问题——分析问题——解决问题”的结构。

(2)集中力量,攻其一点:把最主要的问题,问题的症结找到,对症下药,比如,参加婚礼,应当祝福新人;参加丧礼,应当安慰生者;参加座谈会,应当找准主题;参加会诊,应当提醒考虑不周的地方;参加动员会,应当鼓舞士气。

(三)演讲的外部因素

1. 了解听众　了解听众的知识水平、年龄状况,定位准确。

2. 了解演讲性质和内容　工作是做什么的，怎么做。

3. 了解竞争对手　对手的长处与短处。

4. 演讲人数、地点、场景布置　包括话筒的布置。

5. 演讲稿的准备　演讲的时间控制在3～5min，字数700～900个；或者根据要求。内容一定要切题。内容：个人基本情况的简介（一句话概括）——对岗位的性质、要求、定位的准确把握——个人的创造性计划。独创性与创新性是演讲稿的灵魂。智慧的结晶都在计划的新颖性上。形式：不拘一格，图文并茂。有一个前提：岗位要求什么样的形式最合适。

6. 熟悉演讲稿　主要是熟悉演讲稿并背诵。

背景知识

（一）自我介绍

1. 自我介绍的暗示性　自我介绍带有明显的暗示色彩。为了突出或强调自身的某一点时一般都会用语言暗示。比如，一个会弹钢琴的同学自我介绍时可能会说“我对音乐比较感兴趣”。

2. 自我介绍的对应性　自我介绍应遵循“三对应原则”：对应介绍人的身份、对应场合、对应目的。介绍的内容是与目的相对应的。比如招聘会上，某企业需要招聘制药人员，那么介绍自己的专长时主要针对制药的目的讲，无关的内容尽量略去。

（二）各类发言的评价性讲话

评价一个人或一件事是很有艺术的。既要将发现的问题客观地指出来又不会招致对方的不快，就需要注意分寸和次序。一般要按照先扬后抑的次序讲。“抑”不是贬低对方，而是采取帮助和提醒的态度。

案例3.5

如何对公众进行“非典”的预防宣传（问答式）

注意讲话的层次性与条理性。

问：什么是“非典型性肺炎”？

答：非典型性肺炎是由一种病毒引起的呼吸道传染病。美国研究人员已经成功地分离出病毒。

问：“非典”有没有治疗方法？

答：目前没有特效药和治疗方法。但是经过支持性治疗和对症治疗，绝大多数患者可以痊愈。

问：“非典”的主要临床症状有哪些？与普通感冒有什么区别？

答：发热、头痛、全身酸痛、干咳少痰、呼吸困难，少数发展为呼吸窘迫综合征。一般感冒也有咳嗽、头痛等，可在数日后好转，并且一般没有肺炎迹象。

问：“非典”由什么途径传染？

答：在一定条件下传染性强。主要通过近距离飞沫传播，接触患者呼吸道分泌物及密切接触传播。人群普遍易感。

问："非典"的潜伏期多久？

答：潜伏期在1～21d，通常在4～5d。

问：是否有疫苗？

答：目前还没有。

问：如何预防"非典"？

答：预防为主；阻断源头；通风对流；勤于洗手；睡眠充足；起居有常；饮食合理；疑似症状，尽早隔离；健康体质，根本保证。

拓展性训练

1. 即兴演讲　以"我的职业我作主"为题，进行即兴演讲。限时完成。

2. 在实习生代表座谈会上的发言　发言次序提示：

(1)问候："各位领导，各位同学，大家好！"

(2)自我介绍："我是某某学校的学生，我叫某某。"

(3)致谢："首先，我代表某某学校全体实习生感谢某单位对我校毕业生的关注。感谢某单位给予我们宝贵的实习机会。我们也感谢多年来一直培养我们成人的母校。"

(4)主要内容："我用三句话概括我的意思。第一句话：请实习单位放心。我们保证遵守单位纪律，严格操作规程，主动工作。第二句话：在思想上要求上进，在职业道德上严格要求自己。第三句话：请学校领导放心。"

(5)结束发言。"再次感谢"。

任务小结

口语表达能力是卫生职业人员素质结构中最基本也是最显著的能力。在卫生职业中的口语表达主要表现在单向说话与双向说话的不同。单向说话主要包括各种场合、各种类型的自我介绍，各类发言和各类演讲。双向说话主要包括交谈、卫生职业语言流程与规范，疾病介绍，药品介绍等。这些内容是工作中最常见和常用的基本能力。说话一是内容上的科学、准确和条理性，二是方法与技巧性。工作语言与生活语言的不同主要表现在工作语言的效率性与准确性等方面。

实践训练

1. 应聘时的自我介绍与药品推销时的自我介绍有什么不同？请分别模拟发言。

2. 以导诊为情景，模拟语言流程。

3. 问诊有哪些要求？

4. 竞争上岗的演讲有哪些内容必须说出来？

第4章 写作素养

相关人文素质

◇人文意识:树立书写病案的规范意识。建立对病案的法律意识。
◇人文写作知识:护理病历与应用文写作的格式与要求。
◇人文能力:能适应卫生岗位的需要,明确做事的方向与思路。
◇人文精神:培养对卫生应用文写作的科学性、严谨性。

任务引领

1. 了解护理病历的构成与意义。
2. 掌握护理病历的基本内容与次序。
3. 熟悉并撰写医院工作中的常用应用文。

第一节 护理病历

一、概　　述

知识积累

(一)病案的构成

根据《医疗事故处理条例》及《病历书写基本规范》的有关要求,医护记录具有法律意义。医护记录是医院重要的档案资料,也称病历,卫生部规定为"病案"。病案是患者就医的全部记录,包括医疗记录与护理记录。从内容上看病案包括:

1. 门诊病案　包括首项,副页,各种检查报告单。

2. 住院病案　包括:

(1)医疗记录:是医生采集病史和检查、诊治的记录,有入院记录、病程记录、会诊记录、转科记录、出院记录等,由医生填写。

(2)护理记录:是记录患者的病情变化、治疗情况和所采取的护理措施,有体温单、医嘱记录单、特别护理记录单、护理交班记录等,由护士填写。

(3)检验记录:是各种检验的报告单和诊断性检查的报告单,有心电图、胸透、同位素、超声波、磁共振、病理检查报告单，以及内镜检验报告单等。

(4)各种证明文件，有患者所在单位的有关证明、住院通知单、病危通知单等。

(二)病案的意义

1. 诊断治疗护理的依据　病案是医务人员临床中的原始文件，完整的病案记录是诊断、治疗、护理的重要依据。当患者出现危急情况或再次入院治疗时，都需要根据既往的病案资料加以分析，才能作出正确的判断。

2. 教学科研的重要文献　完整的病案资料是医学和护理教学的重要教材，也是开展科研工作的重要资料。

3. 医院管理考核的重要信息和参考　病案的书写与记录可反映医院的服务质量和技术水平。它既是医院管理的重要信息，又是考核医护人员的参考资料。

4. 医学统计的原始资料　病案资料是医学统计的原始记录，可提供防病治病和流行病学的调查。

5. 法律的证明材料　完整的病案资料具有重要的法律作用。凡属伤残处理、医疗纠纷等一些行政法律部门的诉讼案件，其调查处理的过程都要将病案记录作为依据加以判断，以明确医院、医生、护士等有关人员有无法律责任。

(三)病案的书写要求

1. 记录必须及时、准确、真实、完善，内容简明扼要，医学术语运用确切。

2. 用蓝墨水笔书写，眉栏、页码必须填写完整，记录者签上全名以明确职责。

3. 文句通顺、字体清楚端正，不得涂改，剪贴，或滥用简化字、符号。

4. 时间与内容的要求：医生病历 7:00—17:00 记录一次，病情变化时随时记录；17:00—7:00 记录一次，病情变化时随时记录。护理病历入液量每 12h 做一小结，每 24h 做一总结，并记录于体温单上。病情小结于交班前完成，对病故者应有死亡小结。

5. 体温符号的表示：口温："·"，腋温："×"，肛温："⊙"。

6. 计量单位：米(m)，厘米(cm)，毫米(mm)；升(L)，毫升(ml)；千克(kg)，克(g)，毫克(mg)，毫米汞柱(mmHg)。

7. 药物过敏：根据医嘱用蓝黑色笔填写。药物过敏试验结果：阴性用蓝色笔写"—"，例：青霉素皮试(—)，普鲁卡因皮试(—)；阳性用红笔写，并在第一页体温表的背面用红笔写上某年某月某日某时间某药敏试验阳性，并注明两个感叹号，例"2008 年 7 月 1 日 10:00 青霉素药敏试验阳性!!"。记录时间：在相应日期栏内填写结果，同一天做两种药敏试验时，一格填写一个结果，纵序排列。询问患者有过敏史的：用红笔记录有某药物过敏史，并注明两个感叹号，如"青霉素过敏!!"。

(四)医嘱

医嘱是医生为患者制定的各种检查、治疗、护理等具体措施，是护士完成诊治计划查核的依据，由医生开写，医护人员共同执行。

1. 医嘱的内容　医嘱内容包括医嘱日期、时间、床号、姓名，护理常规，护理级别，饮食，卧位，隔离种类，药物治疗及其他治疗(药物治疗应写明药名、浓度、剂量、用法、时间；手术治疗应写明手术时间、麻醉种类、手术名称、术前用药等)，特殊检查与化验，医生签名等。

2. 医嘱的种类

长期医嘱：有效期在 24h 以上的医嘱。

临时医嘱：有效期在24h以内，只执行一次的医嘱。

备用医嘱：分长期备用医嘱(用“prn”表示)和临时备用医嘱(用“sos”表示)。

(1)长期备用医嘱指有效期在24h以上，若无停止则医嘱一直有效，需要时使用。

(2)临时备用医嘱指必要时用，仅在12h内有效，没有执行即失效。

3. 与医嘱有关的记录表格与书写要求

(1)医嘱本：医嘱本是患者诊疗、护理措施的准确记录，由医嘱记录单装订而成。病区内每一医疗小组患者共用一本，有的分“日间医嘱本”与“夜间医嘱本”，或分“长期医嘱本”与“临时医嘱本”。

①时间格式：“日间医嘱×年×月×日”，每次早晨交班前由护士用蓝笔写；“夜间医嘱×年×月×日”，由晚班护士用红笔写。

②一般情况下，所有医嘱均须医生直接书写并签名方有效。紧急情况下，可使用口头医嘱，但护士必须复述一遍，确认无误后方可执行，事后仍须由医生及时补写医嘱，执行护士也必须在医嘱单上签名。

③医嘱写错须涂改时，医生必须在涂改的地方签名；需要取消医嘱时，应用红笔写“作废”二字并签名。

④护士执行或抄写医嘱，以及对尚未执行或须次日执行的医嘱，均须在相应医嘱前做标记，避免遗漏。医嘱前打钩标记的顺序、大小要规范，不能超格、涂改。

⑤严格执行签名核对制度。每日必须对医嘱进行核对，并用红笔签名核对；每班护士必须核对前一班护士已处理的医嘱，并用红笔签名。

⑥日间医嘱结束，用红笔画两条斜线“//”，夜间医嘱结束用蓝笔画两条斜线“//”。斜线间距要统一，斜线上下占两格，以示分隔。

⑦医嘱本用完后需保存，保存时间按照医院规定执行。

(2)医嘱记录单：是患者住院期间的全部医嘱记录。它不仅是重要的法律证据，也是入账收费的凭据，须长久保留。

(3)执行单：包括注射单、服药单、护理单、饮食单等，是护士工作的依据。

4. 医嘱的处理方法　按照先急后缓、先执行后抄写的原则处理医嘱。先执行临时医嘱，再执行长期医嘱，最后转抄到医嘱记录单上。不同医嘱的处理方法如下。

(1)临时医嘱：在医嘱本标记栏内用铅笔画对等钩，注明执行时间并签名；执行后将医嘱抄至医嘱记录单的临时医嘱栏内，写上执行时间并签名，在医嘱本标记栏内画对等钩。未执行或次日执行的临时医嘱，应在医嘱本标记栏内用铅笔画“△”并在护理交班记录上注明，执行后擦去铅笔“△”按临时医嘱处理，执行时间的写法为时间/日期，如7:20/04-30。

(2)长期医嘱：分别抄至执行单上，每项医嘱处理后，在医嘱本标记栏内用红笔画对等钩；将已处理过的医嘱抄至医嘱记录单的长期医嘱栏内，在医嘱本标记栏内用蓝笔画对等钩。

(3)备用医嘱：分长期备用医嘱与临时备用医嘱。

长期备用医嘱：按长期医嘱处理，须注明每次用药的间隔时间，护士每次执行后在临时医嘱栏内记录，供下一班参考。

临时备用医嘱：12h内有效。也有以日间和夜间备用医嘱之分，即日间备用医嘱仅于日间有效，若日间未用则17:00失效，夜间备用医嘱仅于夜间有效，若夜间未用至次日7:00后失效。注销时由护士在医嘱后用红笔写“未用”；执行后按临时医嘱处理。

(4)停止医嘱：在有关执行单或小卡片该医嘱上画一红线，写明停止日期，以示注销(饮食单上不画线，只需在原饮食种类下续写新开饮食，则表示原饮食已作废，执行新开饮食)，并在医嘱本标记栏内用红笔画对等钩；在医嘱记录单长期医嘱栏内原医嘱后面的停止栏上写明停止日期和时间，并在医嘱本标记栏内用蓝笔画对等钩。

(5)手术、分娩、转科医嘱：将各执行单原有医嘱上画一红线，并写明日期，在医嘱本标记栏内用红笔画对等钩；在临时医嘱栏内写明日期、时间、原因，并在其下画一红线，表示以前医嘱全部作废，在医嘱本标记栏内用蓝笔画对等钩。

(6)出院、转院、死亡医嘱：将执行单上所有医嘱画红线注销，写明日期，在医嘱本标记栏内用红笔画对等钩；在临时医嘱栏内写明日期、时间、原因，在医嘱本标记栏内用蓝笔画对等钩。

(7)执行药物过敏试验的医嘱：试验结果为阳性反应，在该医嘱后打括号、用红笔在括号内写"＋"；阴性反应，用蓝笔在括号内写"－"表示。转抄至医嘱记录单临时医嘱栏内也应标明其试验结果，对阳性反应者应在其病历夹左上方用红笔标明对某某药物过敏。长期医嘱须在试验结果阴性后转抄。

二、护理病历

知识积累

(一)护理病历的构成

护理病历由各种记录组成。护理病历也称护理病案。护理病历包括：一般患者护理记录与危重、抢救、大手术后或特殊治疗护理记录两个部分。护理记录均以表格式为主。包括：

1. 体温单。

2. 医嘱单　长期医嘱单，临时医嘱单。

3. 护理记录单　包括送手术护理记录；手术护理记录单；患者入院评估表(仅限于整体护理病区)；护理计划；首次护理病历单——格式见"××医院住院首次护理记录单"；特殊观察患者护理记录单(如未停止观察、监测项目，按页码倒排置于体温表前)；病程记录，护理小结。

4. 出院指导　内容包括姓名、性别、年龄、科别、病房、入院日期、出院日期、住院天数、入院诊断、出院诊断及治疗效果，最后是出院指导，右下角是护士长、责任护士签名。

案例4.1

李怡琴是一位新参加工作的护士，在医院儿科住院部工作。2008年6月25日值夜班，住院部接收了一位急性肾炎的患儿。李怡琴安置好患儿后，正为如何填写住院首次护理评估单发愁，请你指导她填写该评估单。

×××市中心人民医院

儿科住院患儿首次护理评估单①

科别＿②＿床号＿22＿住院病历号＿10899＿

姓名＿③＿性别：☑男　□女　出生：＿2002年6月21日④＿年龄：＿6岁⑤＿

入院时间＿2008年6月25日18时30分⑥＿　联系电话＿0717－6342353　⑦＿

门(急)诊诊断：急性肾炎⑧＿＿＿＿＿＿＿＿

入院方式⑨：□步行　☑抱入　□扶行　□平车　□其他

意识状态⑩：☑清楚　□嗜睡　□模糊　□昏睡　□昏迷

皮肤黏膜⑪：□正常　□压疮　□烫伤　☑外伤　☑其他 颜面水肿　左前臂中段掌侧可见一处 3cm×1cm 擦伤，已结痂。

饮食⑫：□母乳喂养　□人工喂养　□混合喂养　☑普食　□治疗饮食

饮食习惯：进餐次数 ～ 次/天　按时添加辅食：□是　□否

异食癖：☑无　□有＿＿＿＿　偏食：□无　☑有 偏好肉食

排便⑬：☑正常　□便秘　（1 次/日；辅助排便：□无　□有　　）

□腹泻（　　次/日）　□失禁　□造瘘　□其他

排尿：□正常　□尿失禁　□尿潴留　□排尿困难　□留置导尿管　□膀胱造瘘

☑ 其他　肉眼血尿

过敏史⑭：药物：□无　□不详　☑有　阿奇霉素

食物：□无　□不详　☑有　虾　□其他

既往史⑮：☑无　□有

受教育情况⑯：□幼儿园　☑小学　□初中　□其他

专科情况⑰：＿＿＿＿＿＿

入院介绍⑱：□住院须知　□环境设施　□经管医护人员　□饮食　□安全管理制度　□儿童意外预防知识　□告知疾病相关知识：疾病期间注意饮食，忌吃虾

其他⑲：右手六指畸形

病情叙述者姓名⑳：袁琼　与患儿关系：母子　叙述者签名：袁琼

护士签名㉑：李怡琴　2008 年 6 月 25 日

表格填写说明及解释：

①评估单：儿科住院患儿首次护理评估单是指儿科患儿入院后由经管护士或值班护士书写的第一次护理过程记录，应当在患儿入院后 4h 内完成。

凡栏目前面有“□”的，应当根据评估结果在相应“□”内打“√”；有横线的地方，根据评估结果填写具体的内容。

②科别：要如实填写。

小型综合医院：儿科。

大型综合医院：儿科Ⅰ、儿科Ⅱ。

儿童专科医院：心内科、胸外科等。

住院病历号与医生住院病历号一致。

③姓名：姓名不可出现同音字，避免同名同姓。

④出生年月：年龄按照公历（即阳历填写），不按照阴历。

⑤年龄：指患儿出生后的实足年龄；婴儿按岁记录，如 4 个月记录为 $\frac{4}{12}$ 岁；幼儿及学龄前儿童年龄记录应当精确到月，如 1 岁 3 个月记录为 $1\frac{3}{12}$ 岁，5 岁 6 个月记录为 $5\frac{6}{12}$ 岁。

⑥入院时间：应填写准确，与体温单上填写的时间保持一致。按照 24h 制填写。如下午为 14:30。

⑦电话：联系电话填写与家属联络的准确信息。一般以手机为宜。

⑧门（急）诊诊断：指患者在住院前，由门（急）诊接诊医师在住院证上填写的门（急）诊诊断结果。

⑨入院方式：按提供的选项选择，“其他”方式可填写如背入、轮椅等。

⑩意识状态：“嗜睡”指持续睡眠状态，能被语言或轻刺激唤醒，醒后能正确回答问题，但很快又入睡；“模糊”程度较嗜睡深，表现为思维和语言不连贯，对时间、地点、人物的定向能力完全或部分障碍，可有错觉、幻觉、躁动不安、谵妄或精神错乱；“昏睡”指熟睡状态，不易唤醒，对强刺激可被唤醒，醒后答非所问，很快进入熟睡状态；“昏迷”严重意识障碍，意识大部分或完全丧失。

⑪皮肤黏膜：评估皮肤黏膜异常，除选择正确的类别外，还应在后面的横线上描述具体部位、范围、程度等；“其他”栏可填写手术切口、瘢痕等。

情况来源为护士观察到的或患儿、患儿家属的叙述，如脓疱疮、疖肿（尤其是危险三角区）、破溃、皮疹（丘疹、斑丘疹、疱疹、风团）；皮肤痒、痛、感觉异常等。

⑫饮食：凡选择治疗饮食者，需具体描述，如：高热量饮食、高蛋白饮食、低蛋白饮食、低脂肪饮食、低盐饮食、无盐低钠饮食、高纤维素饮食、少渣饮食等。如果选择异食癖、偏食者，则应填写具体情况。

⑬排便：排便异常者，根据具体情况选择，必要时在横线上作具体描述。

排尿：一是排尿方式，二是排尿异常情况，如有异常，则在其他中填写具体的异常。

⑭过敏史：有过敏史者，应在其后的括号内填写具体的药物或食物名称，如：青霉素、普鲁卡因、鱼、虾等；“其他”栏可填写花粉、油漆等过敏。

⑮既往史：如填写有，则应在横线上写明具体疾病名称。

⑯受教育情况：指患者的受教育情况，不是监护人的受教育情况。

⑰专科情况：记录主诉、专科阳性症状及体征等。如呼吸系统疾病，应当记录发绀、呼吸困难、喘憋、频繁咳嗽、喉鸣等情况。

⑱入院介绍：入院介绍是护士在患儿入院时需向患儿家属交代的内容，根据具体告知内容逐项填写。还包括疾病期间注意事项，如饮食、衣着等。

⑲其他：指在“儿科住院患儿首次护理评估单”中未被列入，但与患儿身体情况及疾病相关的内容，如多动、学习成绩特别差、秽语综合征；家庭特殊情况，如父母离异。如无名氏等不能叙述者在此栏内注明。

⑳病情叙述者姓名：指凡病史由患儿的父母或其他亲属代叙的，应当在相应的栏目内填写其姓名，与患儿的关系，由病情叙述者签全名。若为患儿自述病情，则无需填写此栏，应在“其他”栏目中注明。

㉑护士签名：护士签名要签全名，不能使用印章。年月日要完整，采用公历，用阿拉伯数字。

（二）特别护理记录

特别护理记录常用于危重、抢救、大手术后或特殊治疗须严密观察病情变化者，也称为危重（特殊观察）患者护理记录，简称为“特护记录”。特护终止后将特护记录单按顺序归入病案，做永久保存。记录内容如下：

1. *病情动态*　生命体征、病情变化、症状、主诉等。

2. *入出液量*

入量：饮食种类及量、输液、输血、饮水量等。

出量：尿、粪便、呕吐物、渗出液、穿刺液、引流液等。

3. 药物治疗与护理措施　注明用药剂量、方法、时间及治疗护理后的反应。

4. 病情小结　包括生命体征、病情变化及其时间、症状、处置、效果、护理措施、注意事项、签名。

附：完成下面护理记录单（表 4-1）。

表 4-1　特别护理记录单

姓名：　　　性别：　　　年龄：　　　科别：　　　病区：　　　床号：　　　住院病历号：

日月	时间	体温（℃）	脉搏（/min）	呼吸（/min）	血压（mmHg）	入量		出量		病情及治疗	签名
						食物及液体名称	量	食物及液体名称	量		

* 晚、夜班记录均应用红笔记录。

背景知识

整体护理查房记录应包括以下内容：

护理评估：评估是护理程序的第一阶段，是有计划、有步骤、有系统地收集健康资料的过程，以识别护理对象的需要，是护理对象健康问题及人体功能的反映，从而达到全面了解其健康状况的目的。

护理诊断：诊断是护理程序的第二阶段，是在评估的基础上对收集的健康资料进行分析，从而确定护理诊断。

护理计划与实施：计划是转达护理对象特定的健康问题以及如何解决这些问题的对策与方法。计划切实可行，要根据科室的技术力量、仪器设备及该患者的基本情况而制订，如果盲目制订，致使计划内容与实施步骤悬殊太大，一旦患者出现并发症或意外，极易产生医疗纠纷；计划内容与实施必须一致。

护理评价：护理评价是护理过程中的重要组成部分，贯穿于护理过程的始终，它不仅可以评价护理对象朝向预期结果的进展情况，而且能客观地反映出护理质量与效果。

——引自郝玉玲，方秀新. 实用整体护理查房. 北京：科学技术文献出版社，2008.

岗位应用

护理记录单和 ICU 护理记录单内容与格式如下。

1. 护理记录单(表 4-2)。

表 4-2 ××医院护理记录单(一)

姓名________ 科别________ 床号________ 住院病历号________

日期	时间	体温(℃)	心率(/min)	呼吸(/min)	血压(mmHg)	入量		出量		病情观察及护理	签名
						项目	ml	项目	ml		

2. ICU 护理记录单(表 4-3)。

表 4-3 ××医院 ICU 护理记录单

姓名________性别________年龄________床号________住院病历号________

日期	时间	体温(℃)	心率(/min)	呼吸(/min)	血压(mmHg)	意识	瞳孔(mm)				毛细血管血糖	氧饱和度	呼吸参数	体位	入量	出量	病情观察及护理	签名
							左		右									
							直径	对光反射	直径	对光反射								

链接4.1

什么是医疗纠纷举证责任倒置?

2002 年 4 月 1 日正式施行的《最高人民法院关于民事诉讼证据的若干规定》(下称《若干规定》)第四条第八项规定:“因医疗行为引起的侵权诉讼,由医疗机构就医疗行为与损害结果之间不存在因果关系及医疗过错承担举证责任。”这就是医疗纠纷举证责任倒置的规定。所谓医疗纠纷举证责任倒置,主要是指当医疗机构成为被告时,医疗机构要向法院出示证明自己的行为与损害结果之间不存在因果关系以及没有发生医疗过错的证据,如果医疗机构对此举不出证据,将要承担败诉的责任,并对患者的损失给予赔偿。

医疗侵权上倒置举证责任是基于现实的考虑,有着重要的实际意义。在医患关系中,医疗机构具备专业知识和技术手段,掌握相关证据材料,具有较强的证明能力,而患者则处于相对弱势的地位,并且离有关证据距离较远,不便收集和提交证据。如果按照“谁主张谁举证”的一般原则,在举证方面对患者十分不利。而倒置举证责任,则可以平衡当事人利益,更好地实现保护受害人的立法宗旨。

拓展性训练

到医院借阅一份完整的护理病历,或找熟悉的患者复印一份完整的护理病历,将核心信息标识出来。

第二节　卫生类应用文写作

一、计　　划

知识积累

(一)计划的概念

计划是单位或个人为实现未来一定时期的工作、学习、科研等实践活动,而预先制定的一种事务文书,它的主要内容包括要达到的任务和要求、采取的措施和方法、实施步骤和期限等。

计划是一个统称,它由于范围大小、时间远近、内容详略等方面的不同,使用不同的别称。计划常见的别称有规划、纲要、设想、打算、方案、意见、安排、要点等。

规划是对全局性工作或长远性工作做出的具有方向性、战略性、指导性的部署。

设想是对初步的、不够成熟的想法的轮廓式的勾勒。它是规划、计划的前奏。

要点是计划的主要内容的摘要,一般用文件的形式下发。

方案一般是指单项工作计划,具有较强的专业性、针对性和操作性。它是计划中内容最为繁复的一种。

安排是对比较单一、确定的工作所进行的具体、详细的布置。

掌握计划的不同别称和特点,便于我们在编制计划时,能够根据具体情况,选择恰当的体式,制订好计划。

《礼记·中庸》说："凡事预则立，不预则废。""预"就是计划，是对未来工作所作的预想、预测。编制科学、务实、可行的计划，能严格遵照计划执行，就有了明确的指导思想、目标和要求，有助于增强自觉性，避免盲目性，使工作沿着正确的方向前进。

（二）计划的分类

因划分的标准不同，计划可以分为不同的类。按内容分，有工作计划、科研计划、学习计划、见习计划；按性质分，有专题计划、综合计划；按时间分，有长远计划、年度计划、学期计划、月份计划等。

（三）计划的结构和写作

计划的表述模式不是固定的，可根据需要灵活自由地处理。计划一般由标题、正文、落款三大部分构成。

1. *标题*　一般由单位名称、时间、内容、文种名称四部分构成。如《××市中心医院2008年度工作计划》。有时单位名称、时间可以省略，个人制定的计划标题中不需写个人姓名，而是在落款处具名。

没有定稿或未通过的计划，需要标题后或下一行用括号标注"初稿"、"征求意见稿"、"送审稿"等字样，以表明计划的成熟度。

2. *正文*　正文是计划的具体内容，一般包括引言、主体内容和结束语三部分。

（1）引言：是计划的总纲，主要写编制计划的背景、指导思想、主要依据、目的、意义及其总的目标任务。当然，这些内容可灵活地处理。除行文目的、依据外，其余内容可视具体情况决定取舍。篇幅不要太长，简洁扼要，精练概括，一般不用序数词来编排。最后一般用"工作安排如下"、"特制订以下计划"一类的句子转入下文。

（2）主体内容：是计划的核心内容。写清楚目标、措施步骤、其他事项，它主要解决做什么、怎么做、何时做的问题，具体包括四方面：

一是目标，主要写出要完成的总的目标和任务、具体的目标和任务、各项主要指标和完成的期限，要写明完成任务的数量、质量、程度。

二是措施，指采取何种方法实现目标，要明确所需的人力、物力、财力、办法、技术、组织安排等内容。

三是步骤，主要是按照时间顺序，安排在什么时间做什么、分几步做。这些步骤安排要顺序合理，环环相扣，应有先后之分，轻重之别。

四是其他事项，包括应注意的问题，实施措施，以及督查、评比、修改计划办法等。

计划的主体通常按照并列的逻辑结构，采用分条列款方式展开说明，可以使用顺序号和小标题表示并标明层次。主要注意的是，"步骤"部分的表述，既可单独列项说明，也可写到目标中，也可在讲到"目标"或"措施"时顺便说明。

（3）结束语：计划的结尾通常是展望计划实施的前景、发出号召，或强调计划的重点，或用"此计划希各单位认真执行"作结束。

3. *落款*　在正文右下方具名并写上日期。若制订计划的单位名称已包含在标题中，或已写在标题的正下方，则正文结束后不用具名。单位具名要写全称或规范化的简称。

（四）计划正文主体的表述形式

计划一般有三种表述形式：条文式、表格式、综合式。

条文式计划是把计划全部内容分条列款表达出来。图表式计划是运用图示表格来反映计划内容，可设置若干栏目，如项目、任务、要求、执行人、完成期限等，在图表后面可用简洁的文字进行说明。综合式计划是按内容性质，把几方面主要工作分成几大部分来写，每一部分都把内容、步骤、措施综合地加以说明，表述时可把条文式与表格式结合在一起。

（五）编制计划的注意事项

1. 要从实际出发　制订计划既要以党、国家、上级部门的方针、政策为依据，又要了解下情，认真调研，从本部门的实际出发。这样才能起到指导、保证和推动作用。

2. 要目标明确，措施有力　目标和任务一定要重点突出，明确具体，主次分明，要清楚数量、质量、工作步骤和期限进度，要针对目标和任务提出实施的具体办法和力量部署。

3. 语言朴实　计划一般使用质朴的文字，一定要清清楚楚，表达准确，忌似是而非，模棱两可。一般不发议论，不抒情，不记叙过程。

背景知识

计划与做事

计划的内容就是做事。所以考虑做事的可行性、周密性、次序性、合理性、经济性、全局性等就成为制订计划时应该统筹考虑的。按照做事的思路来写计划，思路是写作的灵魂。

制订计划要注意：计划的要素；明确的目标；具体的措施；突发事件的处理预案等。

策划与计划的不同

侧重点不同。策划是谋略的象征，是怎么做的问题，侧重提供方法和点子；计划侧重具体事务。

思维方式不同。策划是发散性思维。主要讲究创新。

案例4.2

护理计划单的写作

护理计划只适应一级护理重症患者或护士长指定的患者。护理计划通常也称为“护理计划单”。护理计划单的要求：用蓝墨水钢笔书写；日期及停止日期，用×－×表示，即×月－×日，若需记录时间则在月、日下方用 24h 时间表示。如 03-14，15：45 表示 3 月 14 日，15 时 45 分。所有签名签全名。

给急性心肌梗死患者制订护理计划，见表 4-4。

表 4-4 急性心肌梗死患者护理计划单

姓名： 科别： 病室： 床号： 住院号：

日期	护理诊断及相关原因	护理目标	护理措施	停止日期	效果评价	签名
如实填写	疼痛引起原因：心肌缺血、缺氧	①患者主诉疼痛次数减少，程度减轻。②能识别引起疼痛的因素。③能够运用有效的方法减轻或缓解疼痛	①遵医嘱给予镇痛处理。②向患者解释引起疼痛的原因，指导患者避免心绞痛的诱发因素。③密切观察有心律失常、患者面色、心率、呼吸及血压变化，并记录。④指导患者采用放松技术，如深呼吸、全身肌肉放松	如实填写	患者疼痛缓解的程度	(全名)
如实填写	恐惧引起原因：胸闷不适、胸痛、濒死感。因病房病友病重或死亡。病室环境陌生或监护、抢救设备	①患者能说出恐惧感觉。②安全感和舒适感增加。③能采取应对方法	①鼓励患者表达自己的感受，对患者的恐惧表示理解。②设法减少清除促进因素：尽快地使患者熟悉环境并介绍监护系统等医疗设备。抢救危重患者时用屏风遮挡，减少不良刺激。③介绍治疗成功的病例，增强患者战胜疾病的信心。④护理工作中应从容、镇定，避免紧张、忙乱。及时解除患者的痛苦，以增强其安全感和舒适感。⑤进行健康指导和教育。⑥关心患者，经常给予患者减轻恐惧状态的语言性和非语言性安慰，如握住患者的手等。⑦允许患者希望见到的亲友探视或陪伴	如实填写	患者获得安全感与舒适感	
如实填写	自理缺陷：日常生活不能自理	①患者卧床期间，生活需要得到满足。②回复到原来的日常生活自理水平	①协助患者洗漱进食、大小便及个人卫生等生活护理。②常用物品放在就近的地方，方便患者取用，以减少患者的体力消耗。③将呼叫器放在患者手边，听到铃响立即给予答复。④向患者提供有关疾病治疗及预后的明确消息，强调正面效果，以增加的信心，并向患者说明健康程序，不允许患者延长卧床休息时间。⑤鼓励患者部分生活自理和适度运动，以增加患者的自我价值感。⑥在活动过程中提供多次短暂的休息时间；或者给予较多的协助，以避免患者过度劳累	如实填写	患者生活需要是否得到满足	
如实填写	活动无耐力。相关原因：疼痛或不适。氧的供需失调、焦虑。虚弱或疲劳。心律失常。强制性活动受限	①患者的活动耐力逐渐增加。②活动后不出现心律失常和缺氧的表现，表现为脉搏、血压、呼吸正常。③能参与所需求的身体活动。④进行活动时，虚弱或疲劳感减轻或消失	说明康复程序：第 1～3 天：绝对卧床休息，进食、大小便、翻身及个人卫生等日常生活由护理人员协助。第 3～6 天：卧床休息，鼓励患者在醒时每小时深呼吸及伸屈两足几次，也可做些轻缓的四肢主动与被动活动，以减少血栓形成和肌肉萎缩。无合并症者，可坐在床上或床旁椅上，起坐时间从每次 20～30min 逐渐增加，开始起坐时动作要缓慢，预防体位性低血压，有合并症者根据病情延长卧床时间。第 1 周后：可下地床边活动，走动时间逐渐增加，以不疲劳为宜。第 2 周：逐渐增加活动，可在室外走廊散步，上厕所等。第 3～4 周，可出院	如实填写	患者的活动耐力增加程度。活动期间监测心率、心律、血压、脉搏和呼吸的变化。心排出血量减少	

拓展性训练

1. 写作一份本学期的个人学习计划或阅读计划。
2. 制定一份班级主题活动详细计划。

二、总　　结

知识积累

(一)总结的概念

总结是单位或个人为对以往的学习、思想、工作进行分析、研究、回顾、评价,找出经验与教训,肯定取得的成绩和正确的做法,得出符合事物发展规律的认识,从而指导未来实践的一种事务性文书。总结是个统称,有不同的别称,如回顾、小结、体会、述职报告、做法、经验等。

总结所要面临的中心问题,是在某一时段“已经做了什么,如何做,做得怎么样”的问题,是对某项工作的结果上升到本质的、系统的、全面的认识上来。总结有利于确定工作中的成绩和经验,适于相互交流,取他人的长处,补自己的短处,从而共同提升。总结有利于认识客观事物的规律性,为制订正确的工作计划,指导实践活动提供重要根据。

(二)总结的分类

总结按照不同的标准,有不同的分类。按性质分,有综合总结、专题总结等;按内容分,有学习总结、科研总结、思想总结等;按时限分,有月份总结、季度总结、半年总结、年度总结等;按范围分,有工作总结、部门总结、单位总结、行业总结等。

(三)总结的结构和写作

总结没有固定的写作格式,可根据需要,灵活自由地处理。总结一般由标题、正文、落款三大部分构成。

1. 标题

(1)公文式标题:一般由单位名称、时间、内容和文种名称四部分构成。如《××医院护理部2008年护理工作总结》。若单位名称署在文尾或标题下,时间也较明确,则标题中可不重复。如《校园文化艺术节活动总结》。

(2)概括式标题:即概括出主要内容或提炼出基本观点,标题中没有“总结”字样,但对总结内容有指示作用,如《医德医风是为人民服务的具体表现》。

(3)正副双标题:即根据正文内容、主题来拟写标题,采用正副标题的形式,正题以概括式标题来揭示观点或概括内容,副标题以公文式标题来点明单位、时间、内容、文种名称,例如《加强医德修养树立医疗新风——南方医院惠侨科精神文明建设的经验》。

2. 正文　总结的正文一般由引言、主体、结束语三部分构成。

(1)引言:一般概括基本经验教训,突出中心;概述基本情况,交代总结所涉及的工作背景、时间、地点、范围、对象;引用重要数据简要说明主要成绩和问题,引言语言要精简明了。确忌篇幅过长,短者一两句话,长者二三百字。引言可以有如下方法,例如结论式,首先亮出结论、结果;概述式,即扼要讲明背景、时间、地点、条件等;对比式,即纵向列举同期的重要数据,来说明新的变化;提问式,是以问题开头,引起思考等。

(2)主体:主体是总结的核心,一般包括以下几个方面的问题。

基本情况概述。介绍所做工作的主要内容,给人提供一幅“全景图”,即概述在一定时期做的工作,采取的措施,取得的成绩,达到的效果,还存在的不足,要客观如实地叙述。基本情况概述有时与引言结合在一起写。

成绩和做法。成绩是指在实践活动中取得的成果。应专门详细地归纳做了哪些工作,实施了哪些措施,取得了哪些成绩,这部分需要大量有说服力的事实和准确的数据。有时具体的成绩和做法常常写在经验体会中,不必专门写主要成绩和做法。

经验和体会。经验是指取得的优异成绩的具体做法、条件及主客观原因。经验要升华到理性的高度,总结出规律性的认识。要在客观叙述事实的基础上进行理性分析,否则,即使分析再精辟,论述再精彩,也仅仅是空中楼阁。不同经验性总结的侧重点不一样,有的侧重于阐明认识的提高,有的侧重于阐述做法的先进,有的侧重于阐释体会的深刻。

存在的问题和教训。是指点出未达到理想效果的问题及其造成该问题的原因。这一部分常常被略写,但不能忽略。如果在工作中,总结对象若是存在严重的问题,则分析问题时不是追究责任,应重点讨论如何解决问题。

总结主体的结构形式有以下三种:总结的主体常见的结构方法有纵向结构、横向结构或纵横结合式。

所谓纵向结构是根据工作发展过程中的几个阶段或材料内容的相关顺序,依时间先后按所做的工作、方法、成绩、经验、教训等几个部分逐层展开来写。所谓横向结构即按照工作和做法的逻辑关系,将其分成若干部分,从几个不同的角度进行总结,各部分之间并无明显的时间顺序,或以轻重为顺序,或以主次为顺序。所谓纵横结合式即把纵向结构与横向结构有机结合在一起。

(3)结束语:这是正文的收尾,可以简要提出下一阶段的工作意见和打算,提出新的任务和目标,或是针对存在的不足,提出改进措施和新的设想,这段内容与引言相呼应,简明精练。

3. *落款*　落款分署名和日期两部分。署名即在正文之后写明单位或个人名称,也可以在标题之下标明,单位名称应使用全称或规范化的简称。日期指写清楚成文的具体年、月、日,也可以在标题之下标明。

(四)写总结要注意的几个问题

1. *要坚持实事求是地客观评价*　总结要有实事求是的科学态度,真实地反映情况,概括出符合事物客观规律的结论,对工作做出恰如其分的评价,不能任意拔高。坚持“一分为二”的辩证观点,全面地分析问题,既要总结成功的经验,又要剖析失败的教训,既要肯定已取得的成就,又要认识到还存在的不足。

2. *要将观点和材料统一*　在充分搜集、分析和综合大量材料的基础上,提炼出有特色的观点,然后精选最能反映问题本质的典型材料,用有说服力的材料证明观点,使观点恰到好处地统帅材料。忌罗列大堆材料编写成“流水账”,面面俱到,缺乏中心。

3. *立意创新,忌老生常谈*　工作年年做,总结年年写,特别是年年必做的常规性工作,往往易写得没有特色。因此在构思时要充分研究材料,发掘出有特色的主题。不能搞套路化、模式化、一般化,观点材料缺少新意的总结。

案例4.3

护士如何写护理工作总结

护理工作总结是每个护士都要完成的工作内容之一。护理工作总结分为:一月小结;季度总结;年度总结。

一月小结:主要按照计划,将本月主要工作进行回顾性总结。要求条理性非常强。主要针对事实,不要求上升为经验。分为四部分:第一,具体做了哪些事情?第二,取得了哪些经验、收获;第三,有哪些不足?第四,今后的方向和应重视的问题。注重过程。

季度总结:集中几个月的事件,找到工作某一方面的重点和突出问题,以专题为主,以解决问题为主。将发现的问题一一梳理,从中找到问题的本质和根源。注重专题性。

年度总结:对一年的工作进行总结。注重全面性。主要从四个方面进行全面性的总结:

第一,德。主要是职业道德,医德医风。包括政治觉悟、思想境界。护士常说的慎独。对待患者的态度与责任心上,有无患者的投诉,是否获得患者的称赞和感谢。护患沟通问题。

第二,能。主要是业务能力。在业务上有哪些创新?是如何做的?还有学习情况等。

第三,勤。主要是工作的出勤情况,工作中的无菌观念、三查八对的执行情况等。

第四,绩。就是成绩。比如在理论上是否有发表文章;在实践操作中是否有经验总结。

拓展性训练

1. 按照纵向或横向结构,对一学期或一学年的学习、生活进行全面的总结,并完成一份写作提纲。

2. 按照"归纳经验——总结教训"的结构,完成一份工作总结提纲。

岗位应用

写作护理工作计划是住院部护士必备的素质。护理计划一般使用表格式。

三、调查报告

知识积累

(一)调查报告的定义

调查报告是指运用科学方法,有目的、有计划地对客观事物、社会现象和社会问题做深入细致调查研究后写成的书面文字。它一般采用第三人称的叙述方式。

调查报告具有客观性、指导性、针对性的特点。调查报告一般分为基本情况调查报告、典型经验调查报告和揭露问题调查报告。

(二)调查报告的结构和写作

调查报告的写作活动有三个步骤:调查——分析——撰写。这里重点介绍结构和写作要求(即撰写)。

调查报告的写作比较灵活，没有固定的模式，可根据不同目的采用相应的格式，一般由标题、正文、署名和时间组成。

1. 标题

(1)公文式标题：一般由调查事由和文种构成，文种为“调查报告”或“调查”。如《关于××省农村卫生工作调查》《中国乙肝人群生活状况调查报告》。

(2)概述式标题：即标题中概括出主要内容或揭露出主要问题，标题中没有“调查”等字样，如《家庭养老面临挑战》。

(3)正副双标题：即由一个正题和一个副题两部分组成，用概述式标题作正题，用公文式标题作副题，正题揭示中心内容，副题作补充说明。如《西部农村卫生医疗现状与发展研究——关于甘肃宁县卫生医疗的调查研究》。

2. 正文　调查报告的正文包括引言、主体、结束语三部分。

(1)引言：用简单文字介绍调查报告写作的基本情况，如调查目的、对象、范围、时间、地点、方法，以及调查队伍组成情况、调查结论、调查存在问题等。写法多样，可用概述式交代调查的基本情况，可用理论式阐明调查的重要意义，可用提问式设置悬念，以吸引读者。

(2)主体：主体部分由调查情况和研究结果组成。调查情况要详细地叙述调查对象的基本状况；研究结果重在反映对调查对象基本情况的分析、综合、研究，找出规律性的东西，提出解决问题的对策、方法、措施等。主体的表述通常有三种形式：

一是纵向结构，即按照时间顺序和人们对事物的认识过程来组织文章框架，向读者介绍事物发生、发展的来龙去脉。这种结构适用于揭露问题和报道新生事物的调查报告。

二是横向结构，即分头叙述同一问题的若干方面或并列的若干问题的结构方式。可围绕主题，按照不同的类别归纳成几个小问题来写，每个小问题可以加上小标题。这种结构适用于揭露问题和总结经验，可用于分析原因或提出对策。

三是纵横结合式结构，将纵向和横向结构综合运用，互相穿插配合。一般在叙述和议论过程中采用纵向结构，而写收获、规律和教训时用横向结构。无论采用何种方法安排结构，都要符合事物的内在逻辑顺序，都有一个基本写作思路。社会情况型的调查报告一般是“情况——成果——问题——建议”；揭露问题型的调查报告是“问题——原因——意见”；典型经验型的调查报告一般是“具体做法——经验——成果”或“成果——具体做法——经验”；揭示案件型的调查报告一般是“事件——过程——事件处理——意见建议”，等等。

(3)结束语：调查报告的结束语视具体情况灵活安排，可以概述全文，突出主题，可以针对问题，提出建议，也可以展望将来，发出号召。结束语要写得简洁、自然。但如果在主体部分“言已足，意已尽”，则不必写结束语。

3. 署名和时间　在正文的右下方署上单位名称或个人姓名，在署名的下方写成稿的日期；也可以在标题正下方署名，正文右下方署时间。

(三)写调查报告要注意的几个问题

1. 深入调查，充分地占有材料　掌握第一手材料是调查报告写作的重要环节。要在储备有关理论知识的前提下，拟订调查提纲，然后深入一线、扎扎实实地调查。调查切忌“先入为主”、“走马观花”，要深入了解实情、问题的性质、产生的原因，充分掌握第一手资料。

2. 要处理好材料与观点的关系　调查报告的观点必须从大量事实材料中来，而材料又须能够证明和支持观点。通过对所占有的大量材料进行整理分析，做出科学的概括总结，提炼出明确的理论观点，用精选的具有代表性的、说明力强的典型材料去说话。

3. 要处理好叙述和议论的关系　叙议结合、夹叙夹议是调查报告在表达方式上的一个重要特征。调查报告中叙述要准确、客观地把事物发展变化过程交代清楚，但叙述不是目的，目的是要通过叙述事实，引出理性的认识，得出有规律性的结论，要在叙述之中或之后，直截了当地提出观点，但一般不需从理论上展开论证观点。

背景知识

调查方法简介

调查报告的写作是调查的结果。调查有一定的方法。调查的主要方法有：

1. 典型调查　根据调查目的，在对研究对象进行全面分析的基础上，有意识地选出少数有代表性的单位，进行深入细致调查的一种调查方法。

2. 重点调查　在调查对象中，只选择少数重点单位进行调查。重点调查的特点是省时、省力，能反映总体的基本情况。

3. 抽样调查　是按照随机原则从总体中抽取部分单位作为样本进行观察，并用观察结果推断总体数量特征的一种调查方式。

4. 个案调查　从某一社会领域中选择一两个调查对象进行深入细致研究的方法。

问卷设计的方法

1. 概述　调查问卷，又称调查表，是调查者根据一定的调查目的精心设计的一份调查表格。

2. 分类　根据调查中使用问卷方法的不同，可将调查问卷分成自填式问卷和访问式问卷两大类。

3. 问卷的基本结构　包括四个部分，即说明、调查内容、编码和结束语。说明是指调查的目的、意义、选择方法以及填写说明。问卷的调查内容主要包括各类问题，问题的回答方式及其指导语。

4. 问题的类型

(1)心理调节性问题(前导性问题)能引起回答者兴趣，烘托合作气氛的问题。

(2)过滤性问题是将采访对象限于有符合要求的经历或回答富有意义的回答者的问题。

(3)试探性问题的作用是对一些敏感性或接近敏感性的问题，探询被访者是否愿意讨论。

(4)背景性问题是指有关被访者个人背景的问题(性别、民族、年龄、住址、职业、职务、文化水平、心理状况等)。

(5)实质性问题是指要调查的全部事实和(或)信息，是问卷的核心问题。

5. 问题的筛选

(1)问题本身的必要性：问卷中使用的问题都应该是必要的、有用的，不必要的问题应该舍弃。

(2)问题细分的必要性：筛选过程包括增加和减少问题两个方面。有时将一个问题分割成两个问题或几个问题可能更有利于获取确切的信息。

(3)被调查者是否掌握所问信息(调查者应有一个基本估计)。

(4)被调查者是否提供所问信息:最终没提供原因有三:一是问题敏感而被调查者不愿意回答;二是其缺乏回答的能力;三是所设计的问题回答起来很麻烦。

6. 问题设计的原则

(1)要使被调查者容易并且充分理解问句的含义:这是问题设计的最基本原则。注意几点:问句要尽量短而明确,少用长而复杂的语句;问句要尽量口语化,避免用双重否定来表示肯定的意思;用词应尽量浅显明白,避免用生僻或模棱两可的词语。

(2)要对问题确定界限,避免混淆:每个问题只能包含一项内容;问句中对时间、地点、人物、事件、频率等界限都应该有一个特定的范围,而不应只概括地表示。

(3)问题要尽量获得具体、事实的答案:避免笼统,力求具体;化意见为事实。

7. 问题设计的形式

(1)封闭式问题:是指对问题事先设计了各种可能的答案,由被调查者按要求从中选择。根据提问项目和内容不同,主要种类有8种:①两项选择题(是非选择题);②多项选择题(选择一种或多种答案);③顺序选择题;④程度评比题;⑤语意差别题;⑥双向列联题;⑦事实性问题;⑧假设性问题。

(2)开放式问题:对问题的回答不提供任何具体的答案,自由回答。

案例4.4

如何设计问卷

广州中医药论坛(http://www.gzhtcm.com/bbs/)收集了一份调查问卷。问卷涉及的范围全面,问题的难易程度合理,由浅入深;由日常生活到生理、心理各个方面。摘录如下。

欧洲肿瘤患者生活质量问卷调查表

指导语:您的健康状况和有关事情对我们的治疗很有帮助,请您回答表中所有问题,把最能代表您情况的数字圈出来。注意:表中答案没有正确与错误之分。

1. 在做较费劲的事情时,如提一篮子菜回家或提手提箱出门,您感到累吗?　①是 ②否
2. 在走较长的路时,您感到疲劳吗?　①是 ②否
3. 室外散步时您感到疲劳吗?　①是 ②否
4. 您在一天中的大部分时间里都躺在床上或椅子上吗?　①是 ②否
5. 您在吃饭、穿衣、洗漱、入厕等方面需要别人帮助吗?　①是 ②否
6. 您在工作或家务方面力不从心吗?　①是 ②否
7. 工作或家务方面您是否一点都不能干?　①是 ②否

在上个星期中:

8. 您有上气不接下气感吗?　①没有 ②有一点 ③较厉害 ④很厉害
9. 您有背痛吗?　①没有 ②有一点 ③较厉害 ④很厉害
10. 您需要休息吗?　①不需要 ②有一点 ③较需要 ④很需要
11. 您有失眠吗?　①没有 ②有点 ③较厉害 ④很厉害

12. 您感到虚弱吗？ ①没有 ②有一点 ③较虚弱 ④很虚弱
13. 您缺乏食欲吗？ ①没有 ②有一点 ③较缺乏 ④很缺乏
14. 您感到恶心吗？ ①没有 ②有一点 ③较厉害 ④很厉害
15. 您有呕吐吗？ ①没有 ②有一点 ③较厉害 ④很厉害
16. 你有便秘吗？ ①没有 ②有一点 ③较厉害 ④很厉害
17. 您有腹泻吗？ ①没有 ②有一点 ③较厉害 ④很厉害
18. 您感到疲劳吗？ ①没有 ②有一点 ③较疲劳 ④很疲劳
19. 疼痛干扰您的日常生活吗？ ①没有 ②有一点 ③较厉害 ④很厉害
20. 您能集中注意力读报、看电视吗？ ①能 ②大体能 ③基本不能 ④完全不能
21. 您感到紧张吗？ ①没有 ②有一点 ③较厉害 ④很厉害
22. 您容易发脾气吗？ ①不 ②有一点 ③较容易 ④很容易
23. 您感到着急吗？ ①不 ②有一点 ③较着急 ④很着急
24. 您感到抑郁吗？（如感到活着没意思） ①不 ②有一点 ③较抑郁 ④很抑郁
25. 您感到记忆力差吗？ ①不 ②有一点 ③较差 ④很差
26. 您的病症或治疗干扰了您的家庭生活吗？ ①没有 ②有一点 ③较厉害 ④很厉害
27. 您的病症或治疗干扰了您的社会活动吗？ ①没有 ②有一点 ③较厉害 ④很厉害
28. 您的病症或治疗使您的经济发生困难吗？ ①没有 ②有一点 ③较厉害 ④很厉害

以下 2 个问题各有 7 个数字，1 代表最差，由 1～7 表示越来越好，7 代表最好。请圈出最能代表您目前情况的数字：

29. 您认为上周的身体情况如何？ 最差 1 2 3 4 5 6 7 最好
30. 您认为上周的生活质量如何？ 最差 1 2 3 4 5 6 7 最好

您在过去一星期中有下列各项症状或问题的，请圈出最适合您的数字。

31. 您可以吃固体食物吗？ ①可以 ②大体可以 ③基本不能 ④完全不能
32. 您可以吃半流质或软食吗？ ①可以 ②大体可以 ③基本不能 ④完全不能
33. 您可以喝流质吗？ ①可以 ②大体可以 ③基本不能 ④完全不能
34. 您有吞咽困难吗？ ①没有 ②有一点 ③较严重 ④很严重
35. 您有吞咽梗阻吗？ ①没有 ②有一点 ③较严重 ④很严重
36. 您有厌食吗？ ①没有 ②有一点 ③较严重 ④很严重
37. 您吃饭的时候很快就感到饱吗？ ①没有 ②有一点 ③较饱 ④很饱
38. 您因吃而苦恼了吗？ ①没有 ②有一点 ③较大 ④很大
39. 您在其他人面前进食有忧虑吗？ ①没有 ②有一点 ③较大 ④很大
40. 您有口干吗？ ①没有 ②有一点 ③较严重 ④很严重
41. 您的味觉有问题吗？ ①没有 ②有一点 ③较严重 ④很严重
42. 您有咳嗽吗？ ①没有 ②有一点 ③较严重 ④很严重
43. 您讲话有困难吗？ ①没有 ②有一点 ③较严重 ④很严重
44. 您有酸性消化不良或胃灼热感吗？ ①没有 ②有一点 ③较严重 ④很严重
45. 您有酸水或胆汁反流到嘴里吗？ ①没有 ②有一点 ③较严重 ④很严重
46. 您进食时有疼痛吗？ ①没有 ②有一点 ③较大 ④很厉害
47. 您有胸痛吗？（胸骨后疼痛） ①没有 ②有一点 ③较大 ④很厉害

48. 您有胃痛吗?　　①没有 ②有一点 ③较大 ④很厉害

拓展性训练

1. 在班级进行简单的问卷调查,了解同学们压岁钱的使用情况。
2. 以小组为单位,以个案调查的方式,到医院调查护士的健康状况。

四、借　　条

知识积累

(一)概念

借条是个人或单位借到钱、物时出据给对方作为凭证的一种字据。

(二)借条的结构和写法

借条由标题、正文、署名和日期组成。

1. 标题　一般用“借条”或“今借到”,字号比正文的大,居中加粗。

2. 正文　按正常行文写作,交代清楚所借到钱物的品名、数量、规格、质量及归还日期等。涉及数量的数字要大写,数字大写用汉字壹、贰、叁、肆、伍、陆、柒、捌、玖、拾、佰、仟等,涉及钱的要标明币种;在正文结尾处可写上“此据”二字。

3. 署名和日期　署名写借者的名称或姓名,若是单位借,则署单位名称和经手人姓名,可盖公章或按指印。日期写在署名之下,写清楚年、月、日,不能简略。

背景知识

1. 规避风险　借钱无论是借入还是借出,如果数额较大,必须有2个以上的证人在场,并要签订正式的借据。

2. 考察对方　考察对方是否有经济偿还能力,考察对方借钱的用途。只支持正规的用途,而不支持不正当的用途。

案例4.5

李某,女,25岁,某医院护理部工作人员,因公出差需要向单位借款2 000元。李某应如何写借条?提示:分两种情况,如果单位比较正规,单位有表格式借据,按照表格内容逐一填写。如果单位没有统一的表格式借据,就要通过手写完成。手写借据如下:

借　条

今借到医院财务科人民币贰仟元整,×月8日前归还。

此据

护理部　　经手人:李某

×年×月×日

拓展性训练

拟写借条：以科室的名义向另一科室借音响设备。

五、启　　事

知识积累

(一)概念与分类

启事是单位或个人需要向公众解释说明或希望得到公众支持的，把事情内容简要地写出来并公之于媒介的一种告知性应用文。依据性质、内容的不同，可以把启事分为：寻找类启事，如寻物、寻人启事等；征招类启事，如征稿、征婚、招工、招聘、招标、招领、租售等启事；告知声明类启事，如开业、停业、迁移、更名、更期、解聘、遗失、专利等启事。

(二)启事的写法

启事由标题、正文、署名和日期组成。

(1)标题：标题由单位名称、事由、文种名称三要素构成，如“某某医院招聘启事”，有时这三要素根据具体情形可省略一二，如“征稿启事”，有时可加表示程度的“紧急”、“重要”等词语，如“紧急启事”。

(2)正文：正文应写明启事的具体内容，必须把相关事项一一交代清楚。正文一般包括启事的目的、缘由、具体事项、要求等。对于内容较复杂的，可分条分款来写，这样既条理清晰，又简明扼要。不同事项的启事，正文的侧重点不同，不可千篇一律。如征稿应着重交代征稿的内容、主题、文体、风格、字数、征文时间、投稿方式等；招聘启事着重交代招聘单位情况、招聘职位、招聘对象、应聘条件、招聘待遇、招聘方法等内容，寻物启事一般包括所寻物品的名称、特征、丢失时间地点、失主名称地址、交还方法及其酬谢方式等。

正文之后，有时可写上“特此启事”、“特此敬告”、“此启”等字样，作结束语。“一事一文”是启事应遵循的原则。

(3)署名和日期：署名写启事者的单位名称或个人姓名。有的启事还需注明单位地址、联系人、联系方式。凡以单位名义张贴的启事，应加盖公章，以示负责。

拓展性训练

以某医院的名义写一则招聘护士的启事。

六、会议记录

知识积累

会议记录是指准确、如实地记载会议的基本情况和会议内容的应用性材料，包括会议主题、讨论发言、会议报告、会议决议等。会议记录由两部分组成：

一是记录会议的基本情况，包括会议名称，会议时间(写到分钟)，会议地点以及出席、列席、缺席人员，会议主持人(写清姓名和职务)，记录人。

二是记录会议的内容，按会议进展顺序，记录会议主持人讲话，大会报告，与会者的发言、讨论，会议决议等事项。记录的方法有详细记录和概要记录。详细记录不但要记录的项目完备，还要记录发言者完整的原话；概要记录指记录一般会议的议题、报告、发言讨论要点、结论、决议等。最后单独一行写“休会”或“散会”。

背景知识

会议记录与会议纪要不同：会议记录是原始性的资料，会议纪要是根据会议整理的公文。会议记录如果涉及机密或隐私是不能随便公开的。

拓展性训练

准备一个记录本，对本班的班会进行完整的记录。

任务小结

本章主要概述卫生职业人员的书面表达能力。书面表达运用广泛的是：护理病历、卫生类应用文的写作。卫生类应用文主要包括计划、总结、调查报告、借条、总结、会议记录等。重点是护理病历中的各种护理记录。

实践训练

1. 练习每一种应用文的写作。
2. 对本班同学的阅读习惯、就业态度做一个简单的调研，写出调查报告。
3. 制订一个药品、食品销售的计划。

第5章　沟通素养

相关人文素质

◇学会用普通话表达自己的观点。懂得“理胜于辞”的道理。
◇逻辑思维:能按照一定的逻辑次序有条理地表达自己的想法。
◇胆量训练:学习与陌生人交谈。
◇礼貌性:学习诚实地对待人。
◇心理素质:学会控制自己的情绪;遇到突发事件的应变能力;专注性。
◇观察能力:通过观察对方的表情知道对方的心情。
◇理解能力:理解对方做事的真实目的。

任务引领

1. 明确沟通的内容与方式。
2. 掌握沟通的基本原则。
3. 能灵活运用沟通的技巧。
4. 掌握工作中各种特殊情况的处理对策。

第一节　沟通的内容与方式

一、沟通的概念

知识积累

“沟通(communications)”是一个外来词语,有通信、传达、传授、交易、联系等含义。学者们认为,传播和沟通是信息和观点的传递、交流和分享。沟通的内容是信息、观点和感情,它们不是某一个实物,而是关于某一事物、某一过程的描述和结论。人们借助各种媒介如语言、表情、动作姿态、行为方式来把自己的态度与自己知道的信息、看法传递给他人。由于媒介的多样性,沟通也就有多样性。

沟通是个人或团体向其他个人或团体交换信息、传递思想、表达态度、交流感情的过程。

二、沟通的内容

知识积累

沟通的内容包括四个方面：

(一)交换信息

信息的交换包括以下要素：信息、信息的发出者、信息的接受者、信息发布的途径、信息反馈、信息的真实性与完整性。信息可以是一件事或者一句话或者一幅画等，信息属于物质层面。但是人们对信息的解读却有不同，这就使得信息在传递时失真，或者被错误地理解，甚至故意曲解而失去信息的完整性。要正确地发布信息，也要正确地解读信息。

(二)传递思想

双方只有在互相了解对方的想法之后，才能互相协作互不侵犯。思想观念包括价值观、人生观与世界观。传递思想实际上就是向别人传达自己的世界观、人生观与价值观，把自己做事的原则传达给对方。

(三)表达态度

态度决定一切，与人交往态度往往比对错更重要。友好的态度让人容易接近，不友好甚至敌视的态度容易造成人际纠纷。

(四)交流感情

沟通可以促进感情的交流。良好的沟通促进感情的交流，不畅通的交流会破坏感情的交流。感情决定对人的态度。

三、沟通的方式

知识积累

(一)从沟通的表达方式看，沟通可以分为语言沟通和非语言沟通两大类

1. 语言沟通　语言沟通是通过语言符号进行的信息交流、思想观点交换以及态度情感的交流。语言沟通包括口头语言与书面语言沟通。口头语言沟通的要求：

(1)讲话声音清晰洪亮，语义表达准确清楚。

(2)讲话有礼貌，学会记住对方的姓名，告诉对方自己的名字。

(3)讲话有步骤，不要一次把所有的话都讲完。

(4)学会倾听，少说多听。

(5)考虑对方的接受水平与承受能力，不要增加与事物无关的闲话或容易伤害的话。

2. 非语言沟通

非语言沟通主要包括表情、举止、仪容、服饰、距离、触摸等态势语等表达自己的意思、态度等。

(1)表情：主要借助眼神体现。眼神可以通过目光与微笑体现。目光切忌游移，看人应当正眼。职业性的微笑有规矩，比如沃尔玛公司就提出微笑仅露“八颗牙齿”的具体要求。

(2)举止：主要包括站立、坐立、行走、下蹲、拾物等。

(3)仪容:通过头发、化妆、面容等向他人传达自己的审美观、身份、地位等信息。

(4)服饰:应遵循六大原则,时间、地点、场合、年龄、性别、身份和地位。

(5)距离:分空间距离与心理距离。心理距离有审美心理距离和人际关系心理距离。审美心理距离指主体与客体之间不即不离的状态。审美主体与审美对象之间保持一定的"心理距离",形成一种若即若离,不即不离的状态,以此获得最好的美感。人际关系的心理距离是指人与人之间的感情的亲疏程度。

(二)从沟通的方向上看,人际沟通可以分为:上行沟通,平行沟通,下行沟通

1. 上行沟通　下级向上级表达自己的观点、主张、思想等。适合于在管理上存在隶属关系的个人或团体,比如行政单位的下级向上级汇报工作。

2. 平行沟通　行政上没有隶属关系的团体或个体之间交换意见、交流感情。

3. 下行沟通　行政上具有隶属关系的团体或个体向下级部署或指导工作、交流感情等。

(三)从沟通的途径上,人际沟通可以分为:正式沟通与非正式沟通

1. 正式沟通　通过正规渠道和方式进行的沟通,比如国家间的照会,医院与患者家属签订的手术通知单等。

2. 非正式沟通　通过非正规渠道进行的沟通,比如中美"乒乓外交"。

背景知识

沟通是为人处事的艺术。沟通的基础是做人。中国的传统文化中教人做人的学问很多,也很杂。许多教导是有问题的,有"人不为己,天诛地灭"的邪恶,有"各人自扫门前雪,哪管他人瓦上霜"的自私,有模糊价值标准的"水清无鱼",有人教导"厚黑学",有人教导如何施"离间计",制造矛盾与纷争,这些教导是有害的。

只有真正有道德的人,才不加害于人,并且主动地关心他人,具有同情、悲悯、正直、热情、和睦、稳重。做人不仅看语言,更看重行为。教导人和睦,不要教导制造矛盾。言行一致,行胜于言。清华大学"行胜于言"的校训是很有远见的。本着长期交往的目的和利他的出发点,人与人之间就能和睦相处。

链接5.1

签字——护患书面沟通的有效形式

为了规避风险,护理人员将与患者沟通的内容以书面的形式记录下来,并让患者与护士双方签字,是医院与患者之间进行书面沟通的重要途径和比较好的形式。比如在进入医院时,填写"入院须知";在手术前与患者签订"手术同意书";在输血前与患者签订输血风险同意书;在患者病危时下达"病危通知书"让患者家属签字等。

手术通知单上的患者家属签字有法律依据。《医疗机构管理条例》第三十三条规定:医疗机构施行手术、特殊检查或者特殊治疗时,必须征得患者同意,并应当取得其家属或者关系人同意并签字;无法取得患者同意时,应当取得家属或者关系人同意并签字;无法取得患者的同意又无家属或者关系人在场,或者遇到其他特殊情况时,经治医师应当提出医疗处置方案,在取得医疗机构负责人或者被授权负责人员的批准后实施,这是书面沟通的形式。

第二节　沟通的原则

一、尊重原则

知识积累

(一)不要试图改变对方的观点

每个人都拥有自己观点的权利与自由。人都有一个特点,总是希望对方赞同自己的观点或至少与自己的观点相一致。另外一种情况是强迫对方接受自己的观点,尤其是交谈的过程中与自己的观点不一致时就可能产生争论或者争吵,争吵升级就演变为暴力。医务人员在与患者的交谈中不要希望改变对方的许多根深蒂固的观点,哪怕这些观念是导致疾病的原因。过多干预患者的习惯可能导致冲突。另外,医务人员如果自认为在治疗上表现出优越感而轻视患者,是很容易导致沟通障碍的。

(二)尊重话语权

观点可以不一致,但每个人都有发表观点的权利,应该尊重他人表达的自由。话语权是最基本的权利。医护人员尊重患者的话语权,就是尊重对方的治疗选择权。

(三)尊重他人的人格

每个人都有一定的自由。人与人之间是相互平等的。每个人都有选择各自生存道路的自由权。人格尊严是人的基本权利。历史上有许多不尊重人权的事情。其中等级制是最严重的事情之一。比如元朝,蒙古人入主中原后,依据和蒙古人亲疏关系的远近,把全国臣民分为四等:第一等是蒙古人;第二等是色目人(中亚细亚人);第三等是汉人,即金帝国所属的中国人;第四等是南人,即南宋帝国所属的中国人。元政府又依职业的性质,把全国的人民划分为 10 级:一官二吏三僧四道五医六工七匠八娼九儒十丐。

(四)尊重对方的文化

人与人之间是有差异的。每个人的思想有不同,不可强求。不同患者的文化背景不同,文化习俗有差异,比如,有些患者对红色很反感,有些患者对某些数字有忌讳等都应当尊重。

(五)尊重患者的选择权

患者有自由选择医生的权利。如果患者认为某个医护人员对自己不好要求变更重新选择医护人员,医院应该满足患者的要求。

二、平等原则

知识积累

平等有两层意思,一是医护人员与患者的人格平等;二是医护人员对待患者应一视同仁。当然,没有绝对的平等只有相对的公平。在相对公平的基础上,最大限度地给人平等。每个人都有独立的人格,应避免偏见与歧视。从理论上讲,应该一视同仁地对待每个人,但实际生活中基本是做不到的。只要不超出所能承受的范围,还是能被大多数人接受的。不宜差异对待。

如果受到过分的差异对待，不论是过于关心还是过于冷淡，甚至歧视都会造成人际关系平等地位的倾斜。医护人员与患者之间的关系是平等而不对等的。在工作中，医务人员是主动的，患者相对被动。患者因为疾病的缘故，部分丧失判断能力。患者的真实需要，只有医护人员才能更加客观地了解。

三、真诚原则

知识积累

真诚对待他人才能赢得他人的信任。但是真诚不是交换来的。我们对他人真诚不意味着他人也必定对自己真诚。真诚主要是对自己表达的意思或流露的信息真实可靠，至于没有表露的部分并不意味着不真诚，有保留地表达自己的观点也不是不真诚。因此真诚更多地是站在自我的角度。真诚就是不虚假，是真实诚信。诚信是为人的基本原则，包括讲真话不撒谎，做事诚实讲信用，不欺骗他人。医护人员不要轻易承诺患者，做不到的事情不要答应，超出自己能力范围和权限的事情，不要随意应承。

四、保密原则

知识积累

保护患者的隐私是伦理的基本要求。凡说出来的东西就不是秘密，而无意中发现别人的秘密就应该替人保守。保密是有前提的，不是任何形式的秘密都必须保守。给他人、公众或社会造成伤害的隐秘事情应该暴露，而涉及个人尊严等方面的必须保守。隐秘的事情最好不要对人讲，关系好或者不涉及自身的利益前提下他人是可能保守秘密的，而一旦关系破裂或涉及自身的利益时，所有的秘密都要经受严峻的考验。保密原则要求尊重患者的隐私。患者所患的疾病，如果没有得到患者的许可，不能泄露患者的治疗和病情秘密。尤其是涉及知名人士，他们住院期间，医护人员更要密不透风。许多特殊性疾病，对患者的保密要求更高，比如艾滋病患者，一旦泄露秘密，将会给患者的正常生活带来意想不到的麻烦，会严重扰乱患者的日常生活，甚至遭到社会的排斥。

五、坚持原则性与灵活性相协调

知识积累

对待同一件事，不同的人会有不同的处理方法，一种事也可以有几种不同的处理方式，不同的处理会有不同的效果。因此在不违反原则的情况下，灵活的处理会收到良好的效果。涉及原则的大方向不能妥协，但在处理具体事情时可以灵活，灵活的目的是为了挽救或得到对方。比如讲话严肃，观点明确，立场坚定，态度坚决，这些是坚持原则的表现；但是语言温和，不威胁对方就是灵活处理的表现。

案例5.1

男性医护人员在给女性患者检查时怎样才不会被认为“非礼”

男医生、男护士在给女性患者检查时，如果处理不当，会被认为“作风不好”。

据悉，某医院心电图室的男医生在为一位青年女性患者进行检查时，要求她把衣服上拉露出半个左乳，但女患者内心羞涩一直没有把衣服拉到医生要求位置，男医生于是替她拉了拉衣服，这一举动却引起争议，女患者拒绝再做心电图检查，并以“非礼”为由将男医生告到院方，要求院方赔偿精神损失。虽然此事最终圆满解决，但是给男性医护人员提供了一些借鉴。在给女性患者检查下列疾病时，应该特别引起注意：心脏病、乳腺病、盆腔肿瘤。

医生在为女患者治疗时应做到：

1. 履行告知义务；

2. 保护隐私的义务；

3. 检查敏感部位合理注意的义务。如果女患者在接受男医生治疗时，认为男医生为自己检查身体不合适，同样可以要求变更医生。医院必须尊重患者的就医选择权。

4.《医师法》规定：男医生为女患者做检查时，必须有女医护人员在旁。

第三节　沟通的技巧

一、观察了解对方

知识积累

要与别人沟通和交往首先是观察了解对方，要了解对方必须观察对方。一个人的内在涵养个性气质与外在的表情、行为举止、穿着打扮之间是互为表里的，透过现象看本质。观察是了解的前提，了解是交流的基础。一个人能够维持表面的礼貌就能与他人进行基本的交往。如何观察了解沟通对象呢?

(一)观察对方的外在

比如表情态度、穿着打扮、言谈举止都是外在的表面的东西。

1. 表情态度　温和的态度让人愿意与之交往，生硬的态度使人远离。冷漠的表情拉大距离，亲切的表情缩短距离。

2. 穿着打扮　穿着打扮把人的涵养、性格、价值观等暴露无遗。打扮前卫的人思想开放，穿着保守的人比较稳重。

3. 言谈　通过谈话可以看出人的身份、地位等。不良青年满口大话、脏话，大庭广众之下大声喧哗无所顾忌的人，文化修养程度一般都不高。

4. 举止　举止稳重产生信任感，举止轻浮，必然缺少修养。君子坦荡荡，小人常戚戚。

(二)了解对方的内在

表面的东西容易了解；深藏在内心的东西不太容易了解。了解一个人是有层次的、有限度的。所谓“知人知面不知心”。只有通过长期的交往,并在关键时候才能看清一个人。没有遇到突发或为难的事情是很难看清一个人的,因此真正了解一个人是很难的。对于一般性的人际交往,只要了解大方向,看主流,看主要问题。人与人之间有距离,人在平时会将自己隐藏起来,这些都是基于本能的自我保护意识。自我保护意识是人天生的本能,认识人是一个过程。人与人之间的亲密关系有等级和层次,这种层次决定了人际关系的重要性程度不同。了解对方的目的,是为了避开对方的情绪低落阶段,在情绪好的时候交往,更有利于提高交往的效率,避免矛盾。需要了解对方的有以下几方面:

1. 个性　性格以及成因。

2. 思想观念　世界观、人生观与价值观。

3. 为人　人品、职业道德、社会公德。了解对方是否有不良社会记录。

4. 了解对方的生活背景　比如教育背景、家庭背景、成长环境等,对于了解一个人是很有必要的。

二、营造氛围

知识积累

(一)设计好开头

开头是开口定调。一个人以什么面目出现在环境中,将决定以后很长一段时间人们以什么样的方式与其交往。比如讲话风趣的人,周边的人将以同样的风格对待。不仅是进入新的人际环境中如此,就是与一般的陌生人交往也是如此。在特定的交往场合与特定的人交往,开头也很重要。开头要给人一个好印象。

(二)选择好交谈场合

交谈是交往的最重要手段。交谈的事情内容、形式要与场合相协调,做到恰如其分。严肃庄重的场合不宜嬉笑,喜庆的场合不宜严肃。

(三)选择好话题

话题是交谈的基础。到什么山上唱什么歌。不同类型的话题适合不同的场合。

1. 话题的难度　针对不同的对象,要选择适宜难度的话题,让对方能听得懂。

2. 话题要让对方感兴趣　可以是热点或焦点问题,必须与对方没有重大的利益关系。

3. 话题的转换　话不投机半句多,对方不感兴趣的话题应回避。

三、把握分寸

知识积累

(一)设置一定的距离感

人与人之间的距离有空间距离也有心理距离,合适的距离是保护自己的表现。空间距离有很多说法,合适的距离有三个基本要求:一是让对方清晰地听到自己的讲话,二是根据双方身高确定,三是根据身份与地位及亲密程度决定。普通的交往距离以手臂伸长够不到对方为宜。

(二)讲话有分寸

不能满足对方的不要承诺,没有决定权的事情不要讲,达不到目标要求的不要讲。

(三)举止有分寸

举止稳重,不要为了表示亲切而拍异性的身体或触摸对方。

四、人际冲突的处理

知识积累

(一)人际冲突产生的原因

人际冲突的产生有主观因素也有客观因素;有偶然因素也有必然因素;有人为因素也有环境因素与心理情绪等因素。

1. 利益分配是人际冲突产生的核心原因　利益分配机制不合理是冲突产生的根源。

2. 资源　资源紧缺是导致冲突的客观因素。

3. 人为因素　挑拨离间是人际冲突的人为原因。在政治斗争、商业间谍等方面,无处不存在着人为引起的冲突,比如《郑袖谗魏美人》。

4. 主观原因　缺乏沟通或沟通不畅是冲突引起的主观原因,比如不沟通或错误理解对方或表达不当都可能引起误解。

5. 潜在原因　人的生理心理特征是人际冲突的潜在原因,比如血型不同,人的气质就有所不同,气质不同,人的个性也就不同,这都影响着人际交往。比如性格暴躁的人在与人交往时引起矛盾冲突的可能性大大增加。

6. 必然性　双方价值观的不同是引起冲突的必然因素。正所谓"道不同不相与谋",而针锋相对的价值观与人生观是人际尤其是集体冲突的必然因素。

(二)人际冲突的几个阶段

1. 萌芽阶段　人际冲突产生的各种原因被表达出来后产生了意见的分歧或争论等。观点的公布与表白是冲突的萌芽。这个阶段可能朝和平方向也可能朝冲突方向发展。如果能够搁置争议,采取宽容、容忍或接受的态度,矛盾可能消灭在萌芽阶段。

2. 公开化阶段　有一个导火索比如一件突出的事情,语言的冲突或冷战。

3. 白热化阶段　剧烈的冲突伴随着矛盾的升级,比如肢体的冲突以及法律维权。

4. 消退阶段　结局有两种:和解或者遗忘。

(三)应对冲突的原则

1. 坚持原则与灵活处理　事情的性质是首先考虑的。在坚持原则的基础上,处理方法可以灵活,应该抓大放小。

2. 公平对待　在处理冲突时,不能偏袒某一方。只追究一方的责任而对另一方避而不谈,这是差别对待而不是公平对待。

3. 代价最小原则　两利相权取其重,两害相权取其轻。付出代价最小的方法是可以接受的。尤其是最大限度地减少双方的伤害,付出的代价就最小。

4. 长远为主,兼顾当前　矛盾冲突的处理有时总不能尽如人意,总会留有后遗症。这时,考虑长远利益,牺牲眼前利益的远见卓识就显得尤为重要。比如《冯谖客孟尝君》里冯谖为孟尝君所做的。

(四)应对冲突的方法

1. 法律途径　法律途径是解决冲突的最后途径。这是不得已而为之的策略。有时官司赢了，感情没有了，因为法律对隐患是无能为力的，法律具有滞后的缺点，所以向人民法院起诉是解决冲突不得已而为之的最后办法。

2. *行政方法* 冲突有各种类型。首先要找到归口管理的单位。劳资纠纷与冲突可以到劳动部门；民事纠纷可以到仲裁部门或警察局或法院；消费纠纷可以到工商部门或消费者协会；邻里纠纷可以到居民委员会或街道办事处。

3. *协商解决* 由矛盾双方协商解决。协商是双方在相互妥协之后找到双方利益的共同点，从而学会合作。协商可以是双方自我协商，也可以引进中间人进行斡旋调解。协商是双赢的表现。

4. *分步解决* 一次解决一个问题，可以先难后易，把最主要的问题着重解决；也可以采取另一种策略，先易后难，先解决外围，为解决主要问题创造条件与基础。前一种方法可以称为“休克疗法”，其好处是做事比较彻底。后一种方法是循序渐进，不足的是可能中途停止而导致无法真正解决问题。

5. *冷处理* 一种冷处理的方法是回避。回避可以缓和对方的情绪以避免矛盾的激化。失去小利是为了避免失去更大的利益。“将相和”的故事与“六尺巷”(图 5-1)的典故是很受人启发的。另一种冷处理的方法是离开原来的环境，让时间冲淡痛苦的记忆。第三种冷处理是学会遗忘。把不好的印象遗忘。

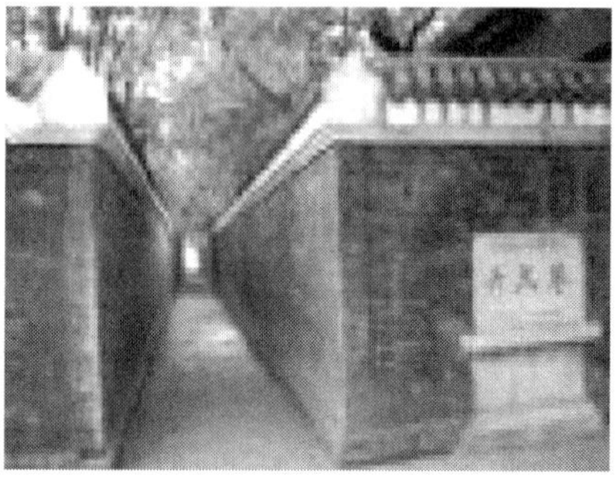

图 5-1 桐城六尺巷

6. *主动示弱* 示弱并不是怕对方，而是基于更深层次的考虑。有时赢了对方却永远失去了对方，而有保留地输给对方却能得到继续与对方交往的机会。示弱是以柔克刚的智慧。柔弱的往往具有顽强的生命力。比如小草柔弱，但是小草的生命力很顽强。有人做过实验，种子可以撑破坚硬的头盖骨。

有一个关于舌头的故事可以从中受到启发：常枞是老子的老师。有一天，常枞张开嘴问老子：“你看看，我的舌头还在吗？”老子看了一下说：“在呀。”“我的牙齿呢？”“基本上没有了。”常枞问老子：“这是为什么呢？”老子想了半晌，才告诉老师说：“因为舌头是柔软的，所以还在，而牙齿过于坚硬，所以脱落了。”

另一个著名的典故是“将相和”。据《史记·廉颇蔺相如列传》记载：廉颇曰：“我为赵将，有攻城野战之大功，而蔺相如徒以口舌为劳，而位居我上。且相如素贱人，吾羞，不忍为之下！”宣言曰：“我见相如，必辱之。”相如闻，不肯与会。相如每朝时，常称病，不欲与廉颇争列。已而相如出，望见廉颇，相如引车避匿。

于是舍人相与谏曰：“臣所以去亲戚而事君者，徒慕君之高义也。今君与廉颇同列，廉君宣恶言，而君畏匿之，恐惧殊甚。且庸人尚羞之，况于将相乎！臣等不肖，请辞去。”蔺相如固止之，曰：“公之视廉将军孰与秦王？”曰：“不若也。”相如曰：“夫以秦王之威，而相如廷叱之，辱其群臣。相如虽驽，独畏廉将军哉？顾吾念之，强秦之所以不敢加兵于赵者，徒以吾两人在也。今两虎共斗，其势不俱生。吾所以为此者，以先国家之急而后私仇也。”廉颇闻之，肉袒负荆，因宾客至蔺相如门谢罪，曰：“鄙贱之人，不知将军宽之至此也！”卒相与欢，为刎颈之交。

7. *宽容与博爱* 这是最好也是最难的方法。宽容与博爱需要饶恕他人的过犯。饶恕人的过犯是需要肚量的，也需要勇气承受来自多方面的责难。但这种方法却不会产生后遗症，不会留下隐患，这是化敌为友的方法。因此这是最高的人际交往智慧。从长远的观点看，这种方法代价最小。人际沟通的长期行为就是后遗症最小的行为，而短期行为多会产生后遗症。在长期的人与人之间的斗争中，人类的自我防范和保护意识很强，这反而使人失去了爱的能力。1960 年，一个韩国寡妇的独生子被杀。经历心理挣扎之后她去法院要求释放凶手并表示愿意收他做儿子。她也写信恳求总统特赦，最后凶手被特赦，一时震动韩国社会。当时美国总统约翰逊致信称她是全世界最伟大的女性。

案例5.2

医疗纠纷调解中心可以有效地制止职业“医闹”

2007 年 7 月，铜陵市政府批准设立“铜陵市医疗纠纷调解中心”。2007 年 9 月 26 日，调解中心正式挂牌成立。医疗纠纷调解中心成立后有效地制止了职业“医闹”。

2008 年 1 月，一位 76 岁的患者因肝硬化在铜陵市一家医院住院，在无人看管的情况下，患者在下床时摔倒，当时头部流血。后诊断为头皮挫裂伤，右股骨颈骨折。在医院住院二个多月后患者终因肺部感染、肝肾功能衰竭、电解质紊乱等原因抢救无效死亡。患者亲属向医院索赔 22 万元未果。后在医疗纠纷调解中心的反复调解下，医疗纠纷中心反复多次告诉患者亲属，患者死亡主要是由多种疾病缠身、年老体弱及肺部感染、肝肾功能衰竭等原因所致，并非医务人员过失行为所造成，最终三方共同坐在一起，达成一致，由医院赔偿患者亲属 2 万元，圆满了解此案。事实表明，引进官方调解是解决医疗纠纷的有效途径。

链接5.2

《哥林多前书》告诉人们，人与人之间最有价值的沟通是爱。

我若能说万人的方言，并天使的话语，却没有爱，我就成了鸣的锣、响的钹一般。我若有先知讲道之能，也明白各样的奥秘，各样的知识，而且有全备的信，叫我能够移山，却没有爱，我就算不得什么。我若将所有的周济穷人，又舍己叫人焚烧，却没有爱，仍然与我无益。爱是恒久忍耐，又有恩慈；爱是不嫉妒，爱是不自夸，不张狂，不做害羞的事，不求自己的益处，不轻易发怒，不计算人的恶，不喜欢不义，只喜欢真理；凡事包容，凡事相信，凡事盼望，凡事忍耐。爱是永不止息。——节选《新约 · 哥林多前书》

第四节　医患沟通与药品营销沟通

一、医患沟通

知识积累

医患沟通通常是指医护人员与患者之间的狭义沟通。本节主要论述护士与患者之间的沟通（简称护患沟通）。

(一)护患沟通的必要性

1. 患者的心理需要:不沟通就会产生矛盾和误会;不沟通患者的情绪就会紧张。

2. 了解患者是做好护理工作的基础。

3. 满足对方的告知需求:告知患者是法律规定,属于患者的知情权。

4. 进行健康宣教的保障。

(二)护患沟通的内容

1. 告知对方:一是告知的方式,二是告知的内容。

(1)告知的方式:口头告知与书面告知。

(2)告知的内容:①全程告知,包括门诊大厅公示文件、接诊说明、出院、转院病情介绍文件;②用药告知,包括药物治疗的告知、药物使用中存在的严重并发症、多种药物选择的权利;③告知的范围,包括一般检查与特殊检查告知、实验性治疗、费用(治疗超出押金,尤其是治疗前景难以预测的患者、高贵药品、高贵检查、公费、医保范围之外的自费药)。

2. 卫生宣教。

3. 给患者进行情绪的宣泄与疏导。

4. 有关管理制度和规定的解释,让患者有一定的预期和心理准备。

5. 给患者介绍治疗过程、用药、治疗、预后等。

(三)特殊情况下的沟通技巧

1. *患者不愿意进食* 方法:让患者接受自己,然后规劝患者,鼓励患者树立生活的信心。

2. *患者不接受治疗,不配合治疗* 方法:不接受不配合的原因有主观放弃,也有客观原因如治疗费用等造成,应根据具体情况针对性地解决。

3. *当患者想隐瞒病史* 有的由于个人隐私或其他不可告人的目的,隐瞒病情历史,要引导患者讲出实情,以防疾病被拖延。

4. *愤怒的患者* 方法:沉默,等待患者情绪稳定后再沟通。

5. *病情严重的患者* 方法:热情主动而稳重。

6. *要求太高的患者* 方法:婉言拒绝或者拖延。

7. *压抑悲痛的患者* 方法:鼓励宣泄。

8. *如何说服对方放弃自己的观点* 首先动摇对方的信心,通过陈述对方的不利后果,把对方提供的证据推翻。其次,告诉对方更多的背景信息,让对方产生局促不安感。第三,进一步用其他人进行佐证,以坚固其信心。

9. *如何拒绝对方* 拒绝的最简单的方法是直接拒绝。直接拒绝可能让人很难堪,但可以让对方有时间去寻找更好的方法,不会耽误对方。间接拒绝主要针对有自知之明的人和大庭广众之下给人掩饰不雅的局面。

10. *如何消除患者的顾虑* 患者的顾虑主要是信心不足引起的。坚定信心的方法主要是把医护人员的水平和已经取得的成就展示给患者。

(四)护患沟通的理念

护患沟通必须有理念的指导。护士怎样对待患者是合理的可行的,怎样做才不会招致患者的不快。在护患关系中双方的地位、责、权、利等应该明确,只有明确了,沟通才是有效的。因此,提倡以下沟通理念:

1. *以护士为主* 护理工作以护士为主。主既是主动也是主要的意思。“主动”,是因为患者为服务对象；“主要”是因为在护理中护士处于强势而患者处于弱势一方，并且患者因为疾病而部分丧失对事物的判断能力。患者的真正需要只有护士能够了解而患者不一定了解，或者虽然了解但不能作出意志选择。

2. 将主观、模糊化为客观具体可操作　护士对患者做了什么，只有记录下来具体做了什么事才有据可依、有据可查，才会让患者心服口服。从行为的层面去衡量护士的工作更加客观。

3. 和谐理念　和谐是中庸哲学，也是度的问题。护理应该有度，过与不及都不合理，无论怎么做，合理就好，不合理就不好。

4. 程序化　建立护理的流程，严格按照流程做，将琐碎的工作具体化和程序化，有助于降低风险。按照程序操作很少出差错。如果将每项具体工作都制定出流程与规范，护理工作就会变得科学有序。

案例5.3

《住院须知》是书面告知的重要内容，告知的内容如下：

××医院

住　院　须　知

尊敬的病友：

感谢您对我院的信赖，我们将竭诚为您服务。医院是开放式的公众场合，为保证您及所有住院患者有一个良好的医疗环境并得到及时有效的治疗，请您详细阅读并遵守以下规则：

1. 探视　各病区每天上午为查房时间，下午 2 点至 4 点为诊疗时间，晚上 10 点就寝。下午 4 点至 9 点为探视时间，其余时间除因病情需要陪伴外，一律不准探视。

2. 病房制度

(1)请遵守病房查房制度，查房时间勿离开病房。

(2)请在护士为您送口服药和注射药物时，勿离开病房。若发有口服药，请按时、按量服用。

3. 安全

(1)请妥善保管贵重物品，谨防钱物丢失。

(2)住院患者不能外出、外宿，如自行外出致使诊疗、护理措施不能落实或在院外出现不良后果，责任自负。

(3)请注意防滑倒、防坠床、防烫伤、防坠楼、防火。

4. 授权　请及时告知主管医师特殊检查(治疗)或手术同意是由自己签字或指定代理人签字。如由指定代理人签字，请填写授权委托书以书面指定代理人签字，授权范围请注明。请确保代理人在相应时刻履行责任。

5. 在我院住院属医疗保险的患者，办理入院手续时必须交纳本人医疗证(紧急情况下可在 3d 内补交)。因病情急需使用非医保类药品治疗，请您理解和同意，如因拒绝而影响医疗效果，医师不承担不良后果。请如实告知既往病史，如因隐瞒既往病史造成不良后果，自行承担责任。

6. 对无民事行为能力的人，应有近亲属陪护，医院不承担对患者的监护责任。对具有完全民事行为能力的人，住院期间患者的行为自行负责。

7. 住院期间不得自带药品进行治疗。

8. 住院期间，请爱护公共设施，若有损坏照价赔偿。

感谢您和近亲属遵守我院制度并配合医疗工作。如已认真阅读、理解上述须知且无异议，请签字。

患者签字：　　　　　　　　　　　　　　护士签字：

法定代理人签字：　　　　　　　　　　　　　　　　某某医院

年　　月　　日

住院须知回执

病区	病人姓名	床号	住院号	病人或家属阅后签名

护士如何接待患者入院

护士接待患者入院是护患沟通中的常规性工作。如果按照护理程序化的理念，将接待患者的工作制定出一套程序，就可以大大降低风险。护士如何按照一定的程序接待患者入院呢？

第一步，介绍自己。把自己介绍给患者，可以稳定患者的情绪和心理。

第二步，引导患者进入病区，与患者保持一臂的距离或者搀扶患者，防止患者跌倒。

第三步，在护士办公室给患者让座，倒水。

第四步，为患者安排病床。

第五步，给患者介绍“入院须知”，患者签字。

第六步，给患者铺床，将患者引入病床。

第七步，给患者做健康评估。

二、医疗纠纷的处理

知识积累

（一）医疗纠纷引起的原因

1. 医疗资源配置失衡　占全球人口22%的中国，医疗资源仅占全球的2%，而且医疗资源配置严重不均衡，80%在城市，20%在农村。医疗保障覆盖面小，45%的城镇人口和80%的农村人口基本没有医疗保障。

2. 医疗资源紧缺　大量的人口迁移，使城市医疗卫生部门的负荷超重。许多医务人员长期处在超负荷状态下造成亚健康状态和心理问题。亚健康与心理问题成为医患矛盾的潜在因素。

3. 社会经济原因　社会处在转型期，过高的医疗费用让不少患者不堪重负，少数乱收费、开大处方、滥用大型检查设备的现象又激化了医患矛盾。

4. 国民素质有待提高　公众对医学知识相对缺乏，对医疗行业、医学科学的认知不足，对医疗工作的高风险和局限性理解不够，对医务人员寄予了过高的期望，超出了目前医学发展的实际水平。

5. 医疗技术导致医疗事故 医疗事故是引起医疗纠纷的重要原因。医疗事故的原因很多，有技术原因，也有态度原因。

6. 最直接的原因是医护人员的态度问题 有调查显示，在频发的医疗纠纷中，“因技术原因引起的占不到20%，其他80%均源于服务态度、语言沟通和医德医风问题”。

7. 沟通不畅 主要表现在没有解释或解释工作不到位，或言语不慎、轻易许诺、忽视医疗保密制度。

8. 经济因素 用药太贵，超出了一般患者的承受能力，也有些医院的收费明显高于药店。

(二)医疗纠纷的后果

1. 医护人员的人身安全受到威胁。据中国医师协会的《医患关系调研报告》显示，全国平均每家医院发生医疗纠纷66起；发生患者打砸医院事件5.42起，打伤医师5人；北京医师协会对北京市71家二级以上医院的统计表明：近3年共发生殴打医务人员事件502起，致伤、致残90人。

2. 医疗索赔成为医患纠纷升级的另一个严重后果。据中国医师协会的《医患关系调研报告》显示，医疗纠纷最高赔付额达300万元，平均每起赔付额为10.81万元。

(三)医疗纠纷的处理对策

1. 预防纠纷是上策 现代医学模式的转变对医务人员知识上提出了更高的要求。从观念上与效益上看，预防都是最好的处理对策。

2. 医务人员对患者的“行为导向” 应参考而不决策，建议而不强迫。让患者参与到医疗过程的每一个阶段。全程都有患者的参与，患者不是局外人。只有患者的主体意识的觉醒，与患者风险分担，患者才能积极和主动配合治疗。

3. 崇高的人道关怀 尊重患者，保护个人隐私，态度热情，平等对待。对患者进行道德滋养和文化滋养。有一种教导或引导“顾客永远是对的”是不恰当的。其实每一个人都有问题，顾客或患者同样如此。身体疾病总是伴随着心理问题的，行为习惯与思想等都是疾病的潜在因素。医务人员与患者之间是平等而不是对等的。

4. 避免发生正面的语言和肢体冲突 语言的冲突可能导致肢体的冲突，而肢体的冲突是严重的人际纠纷。

5. 建立沟通机制和渠道 从制度与方法的层面疏通沟通机制。医院应该建立医疗纠纷的专门处理机构。

6. 减少就医流程的环节 简化程序，提高效率，减少患者的焦虑。

7. 积极沟通 避免纠纷的发生。

8. 依法办理，妥善处理纠纷 根据相关的法律法规处理。

9. 加强教育 经常教育，提高护士的安全意识。

10. 不断更新知识，提高专科护理水平 规范护理病历，减少护理病历记录缺陷。

案例5.4

黄某某诉龙岩市某医院将其子宫当作阑尾切除损害赔偿案

黄某某，女，1990年9月23日出生，学生。1996年3月2日16时，黄某某到龙岩市某医院急诊,被确诊为急性化脓性阑尾炎,当日 17 时施行阑尾切除手术。在手术过程中,手术医师取出切除组织后,当即怀疑与阑尾有异,即请其他医师上台手术,找到炎症阑尾,行阑尾切除术。经验证,先行切除组织为子宫,双侧卵巢完好。黄某某于 3 月 11 日出院。事故发生后,1996 年 5 月 3 日,龙岩市地区卫生局作出岩地卫鉴字(1996)第 0001 号"关于龙岩市某医院患者黄某某医疗事件的技术鉴定",结论为:二级医疗责任事故。事故发生后,除现在被告处的住院押金及部分医疗费共计1 048元外,龙岩市某医院免除了某某住院期间的医疗费,并决定一次性付给黄某某 5 万元作补偿。黄某某及其父母对此不同意,向龙岩市中级人民法院提起诉讼。福建省高级人民法院判决该院赔偿原告黄某某残疾者生活补助费82 770元,赔偿原告黄某某精神损害赔偿金 15 万元,误工损失赔偿金 5 004 元。

——以上资料源自网站:http://lw.3edu.net

链接5.3

据搜狐网的消息(http://news.sohu.com),深圳山厦医院职工戴钢盔上班,源于一起医疗纠纷。2006 年 11 月,深圳山厦医院收治一位车祸患者,12 月 19 日,患者准备出院时突然死亡。患者家属与医院发生医疗纠纷,医院恐怕患者对医院职工造成伤害,每个人发一个钢盔上班。

岗位应用

医疗纠纷中最重要最直接的原因是手术失败或者治疗不当。作为护理人员在工作岗位中为了避免医疗纠纷,做好自我保护,应该注意:护理病历作为原始文件应按时准确记录;谨慎自己的语言,不激化矛盾。

三、药品销售中的人际沟通

知识积累

(一)医药销售要具备的沟通素养

1. 对行业、专业有必要的了解,熟悉竞争对手,熟悉不同产品的竞争力。具备一定的专业知识,能熟悉每个产品的相关知识;能用专业的知识阐述产品,了解竞争产品的知识。

2. 要有建设性的沟通态度,不要带着争吵或者战胜对方的心态。

3. 注意个人形象,要有得体的穿着、举止、专业性的仪表。

4. 为人要真挚、守信、诚实、守时、有耐心。

5. 要有良好的心理素质,能抵抗住压力,善于管理自己的情绪,自我激励,学会了解他人的情绪。

6. 要有专业化的销售技巧。专业销售技巧有以下几点:

(1)开场白:设定目标,确定客户的接受性。

(2)探询、聆听:寻求需求,明确对方的真实需求。

(3)介绍产品:进行比较分析后得出利益差距。

(4)处理异议:把握机会,处理异议。探询客户对于医药产品的真正需要,看问题出现在什么地方？满足客户的需要。

(5)加深印象:强调共鸣,找到利益的共同点。

(6)主动成交:销售的目的就是为了成交,如果客户已经信服该产品,应采取行动使其开始试用、继续使用以促成交易的目的。主动成交是销售的最终目的。

(二)医药销售的拜访技巧

1. 心理准备　拜访目的是让客户认可企业产品,为了充分利用时间,在进入客户办公室之前应当有十分明确的思路以表达自己的希望。有经验的医药销售人员在开始约见之前往往在客户办公室外停留几分钟,这几分钟的准备时间在拜访中可以起到十分重要的作用。

2. 留下第一印象

(1)满足客户的需要是成功销售的前提:必须尽可能了解关于客户及其工作的情况。客户的工作环境、行为、神态、谈话的速度等细节,可以帮助了解客户的侧面。知道的线索越多,就越能了解其需要,满足其要求的机会也就越多。

(2)医药销售人员的着装原则:时间、地点和场合,是穿着打扮的三条准则,医药销售人员掌握了这三条准则,就能够和环境融为一体,易于建立与客户良好的关系。总之,无论男、女销售人员,在着装上都应避免与客户的着装差异太大,应巧妙地根据时间、地点、场合的不同,穿戴得体的服饰以获得良好的第一印象。

(3)名片:自我形象的延伸。正确使用名片,应遵守以下规则:

①交换名片应站立。即使已经坐下,在交换时还是应该站起来。

②右手递出,双手接受。要自然地送到客户的胸前,但在接受客户的名片时,应十分恭敬地双手接住。

③先给名片。医药销售人员应先把自己的名片送给客户,边介绍边递出。“我是某公司的某某。”“从现在开始由我负责这一区域的业务,请多多给予指教”。

④名片要亲手交接。医药销售人员切勿把名片放在客户的桌上,同时接受名片时也应该主动热情地接过来。

⑤接受名片不要马上收起。没有仔细地端详就迅速地放入名片夹中,是极不礼貌的。

3. 使客户产生兴趣

(1)先让客户了解公司及产品:应站在客户的角度去考虑,先介绍本公司,然后介绍产品。

(2)尽量了解医药产品销售的现状:在某一个地区,同类产品的销售状况应进行分析。

(3)应尽可能多地了解客户,并让客户记住自己:了解客户的销售量与需求量,让客户知道自己公司的实力与信誉,产品的质量与价格等。

(三)医药销售人员的沟通技巧

1. 细心“听”　有些客户反映或者投诉时找到问题的症结,并为解决问题找到方法。客户可以提供许多有用的信息。先听后说,让客户先说完意见,再做回应。

2. 找到共同的需要　共同需要是合作的基础。

3. 保持经常联系　为了联络感情,增进了解,必须与客户保持经常性的联系。

4. 弥合分歧　应该求同存异,对有分歧的地方可以考虑补偿,以防止客户流失。

5. 让出小利获取长远利益　商业是长期行为,正确处理好长远利益与短期利益的关系。

6. 逐步做出回应　与客户交往总是一步步合作的,先是小量后逐步增加营销额。

任务小结

卫生职业工作是与人打交道的工作。与人打交道重要的是沟通能力。沟通要有胆量，能清楚地表达自己的意思而不被误解。必须初步了解沟通的概念、内容与方式。

医患沟通如果顺畅，工作就顺利，沟通不畅就可能产生纠纷。对沟通的原则与技巧要深入透彻的理解。能准确分析医患纠纷引起的原因，学习应对纠纷的主要对策，尽量把纠纷消灭在萌芽状态。

实践训练

1. 举例说明沟通的基本原则。
2. 实地访问一位患者，设计好访问表格，做好记录。
3. 做一做医患纠纷的社会调查。

第6章　学习能力与成长教育

相关人文素质

◇养成教育:养成良好的学习习惯。
◇礼仪:能够尊敬师长、与同学进行友好相处。
◇心理素质:学会调整心态,积极应对青春期心理。
◇人生观:以正确的心理对待人生中的成功与挫折,谨慎地对待网络游戏、网恋。
◇成长教育:正确处理好成长过程中的诸多问题,如友谊与爱情,处理好与父母的关系。

任务引领

1. 端正学习态度、明确学习目的。
2. 掌握笔记的多种方法并养成良好的学习习惯。
3. 能按照成长教育提供的方法进行实践。

第一节　学习能力

一、学习动机、学习态度

知识积累

(一)学习动机

1. 概念　学习动机是指个体内部促使其从事学习活动的驱动力。根据学习动机的内容指向,学习动机可以分为直接学习动机和间接学习动机。直接学习动机直接指向学习活动本身,是由对学习的直接兴趣以及对学习活动的直接结果的追求所引起的;间接学习动机则是与社会意义相联系的动机,是社会要求在学习上的反映。根据学习动机的来源,又可将之划分为内部动机和外部动机。学习的内部动机来源于学生自身的兴趣、爱好等,它较为持久,且使学习者处于一种主动积极的学习活动状态。学习的外部动机则是由外界的诱因所决定的,它往往较为短暂,被这种学习动机所推动的学习活动也往往处于一种被动状态。

学习兴趣与动机是后天的累积和奖赏获得的。每次学习成果的喜悦成为下次学习的动力。长期的学习本身可以培养兴趣。人无论是与人还是与物过多地交往就必然产生感情。交往产生感情。这是一条规律。

2. 学习动机对学习活动的作用　没有学习动机便没有学习活动。学习动机是推动学生进行一定的学习活动的内部力量。它在学生学习活动中的作用主要表现在以下三个方面：

(1)学习动机决定学习方向：一个学生只有明确了学习的目的和方向，才会进行学习活动。

(2)学习动机决定学习的进程：学生学习动机的强弱直接影响到学习进程的稳定性和持久性。一个有着强烈的学习动机的学生在学习过程中就会表现出坚强的意志和认真的学习态度。

(3)学习动机影响学习的效果：具有较强学习动机的学生一般成绩较好。

3. 激发学习动机的方法　激发学习动机的方法有许多种，根据学习动机形成的特点，可采用以下几种方法来激发和培养学习动机。

(1)形成学习需要：一般来讲，学习需要是健康的个体所固有的，重要的是个体要使自己明确意识到这种需要，并进而使这种需要成为促进学习动机产生的直接动因。

(2)形成对学习的兴趣：兴趣是人们从事某种活动的强大动力之一。一个人对某些未知事物的强烈兴趣，会推动他产生了解它们的强烈愿望，从而形成学习的动机。

(3)创造各种外部条件，满足个体学习的需要和兴趣：这实际上是从动机产生的外在原因——诱因入手，激发学习动机。这些外部条件包括活泼新异的学习环境、浓厚的学习风气以及对学习效果的及时反馈等等。这些条件的满足会激发兴趣及学习需要，从而产生较强烈的学习动机。

很多学生学习上要学会面对不少的冷嘲热讽。有些人因为别人的嘲讽而放松了学习。没有自己的主见也没有坚定的学习意志。

课堂秩序与课堂纪律是所有职业学校面临的共性难题。主要是学习动机不明确、不强烈引起的。

(二)学习态度

目前有相当一部分的青年学生存在不同程度的厌学问题，这是无法回避的现实，应该正视而不是回避或掩盖。厌学的原因很多，归纳为如下几方面。

1. 学习目的不明确　许多人是为了父母、为别人而学，他们当然不能在学习中得到乐趣。

2. 学习兴趣　许多人有一种成见，认为兴趣是先天的，并把这种成见带到学习中。其实，兴趣是可以培养的，没有人生下来就喜欢什么，总是后天形成的。

3. 社会上对有些职业缺乏足够的尊重　特别是护士，许多人认为护士就是给人打针发药的，没有什么出息。这是由于错误的观念问题而导致的兴趣问题。职业本身没有贵贱，主要是对他人是否有益处。工作的乐趣是自己的观念问题。

4. 社会不良风气的影响　社会上确实有一些不正之风，比如，“读书无用论”的思潮一再沉渣泛起，对学生的学习积极性确实有影响。加上在用人上的不正之风，通过走后门的不正当关系，使没有学识而有关系的人获得工作岗位，造成社会的不公平，这种不公平现象也深刻影响学生的学习积极性。但是人的生存最终还是靠自己的能力。关系是暂时的，能力是长远的。

链接6.1

动机与课题难度的关系

耶基斯与多德森(R. Yerks & J. D. Dodson)的研究表明，各种活动都存在动机的最佳水平。他们根据自己的研究结果提出了著名的"耶基斯-多德森法则",即动机的最佳水平随课题的性质不同而不同。在较容易的课题中,工作效率随动机的提高而上升;随着课题难度的增加,动机的最佳水平呈逐渐下降的趋势。根据这一法则,我们知道,学习活动也需保持一定的动机水平,只有这样才能有最高的学习效率。

二、学习方法与学习习惯

知识积累

(一)设计规划好整个学习阶段和阶段性学习计划

对自己在校的学习应该有一个整体规划,不要做糊涂人浪费自己宝贵的青春期。青春期在学习能力上是一个人最佳的黄金时期。根据遗忘规律,人的记忆力最高峰在29岁之前,一旦错过最佳学习时期,就会陷于恶性循环,并带来一系列的连锁反应。

(二)确定专业发展方向,明确主攻方向

根据个人的兴趣、爱好,思维类型,性格特点确定个人的发展。兴趣是后天的,是可以累积的,对一个专业的认识是可以改变的。把个人发展与社会需要结合起来,把个人理想与社会需要结合起来,社会性始终是一个人发展的出发点与落脚点。性格内向的人以从事实际事物为主;性格外向的人以从事与人交往的事业为主,如人事、销售等。

(三)以执业资格证书的学习为龙头

获取执业资格证书是学习的一个紧迫任务,尽量地获得主要的执业资格证书。执业资格证书的考试科目应该详细列出,知识点要逐一记忆、理解。卫生职业中的护理专业可以在实习8个月即可考护士资格证。

(四)把握好课堂

提高课堂45min的效率,不要浪费时间,要科学合理地分配学习。学习有多种:一是知识点的学习,二是学习方法的获得,三是思维方式的建立。以最后一种为学习的最高境界。把握好课堂的45min有三个方面的意义:一是可以从老师那里获得思考问题与解决问题的方式与思路,而这种方式与思路不是自学可以获得的。二是可以感受到老师的为人与个人风格。三是可以培养自己的有意注意的品质,提高学习的效率。有意注意是有明确的目的,需要意志力努力维持的一种注意。如司机在运行中必须时刻注意路面情况变化,丝毫不能分心。因此长时间的有意注意会很疲劳。

(五)合理安排课余时间

文武之道,一张一弛。学习效率比学习时间更重要。适应职业教育相对宽松的学习环境,由中学的紧张到职业教育的宽松,许多人不能适应。由于情绪波动大,许多人把时间与精力过多地消耗在情绪的缓解上,而不是把精力转移到学习上,这是相当不明智的。合理安排课余时间就是科学用脑。人的左右脑的功能是不同的,有相互抑制的作用。形象思维与抽象思维相互抑制,体力与脑力相互抑制,文科与理科相互抑制。

(六)安静自己

安静的力量是非常大的。心浮气躁,沉不下心来,就不能做什么事。诸葛亮曾经有一句名言"淡泊明志,宁静致远"。浮躁之人,成就不了大事。安静是学习和思考的前提。

(七)调整人体生物钟

按时作息。学校安排作息时间是有科学根据的,也是根据绝大多数人的生物钟规定的。如果自己的生物钟出现偏差应该及时调整,让精力最好的状态调整到白天。

(八)养成做笔记的良好习惯

做笔记有四大好处:一可以调整注意力,将精力集中到学习上,可以培养自己的注意品质。二可以保证课堂纪律。三可以留下学习、复习资料。四可以真正与老师建立思维上的联系。面授的好处是可以学习老师的思维方式。思维方式是学习的宝贵财富,是学习中的精华。

(九)积极加入学校各类社团组织

在社团中锻炼能力。不做事没有能力,做事越多,能力越强。说不如做,行胜于言。

(十)培养好的阅读习惯,阅读健康书籍

阅读可以改变思维,知识可以改变生活,性格可以决定命运。拓宽阅读面,减少娱乐性阅读,增加知识性阅读。阅读的领域可以涉及今后生活的各个方面,为将来奠定基础。比如人力资源管理、营销学、经济学、文学等,与职业相关的法律、哲学、社会学、公共关系学、财务管理等,应有广泛涉猎。

(十一)充分用好图书馆和当地新华书店资源

有计划地用好"零花钱",用"零花钱"有计划地购买书籍或到图书馆去阅读。

背景知识

有关人体生物钟的知识

(一)人体二十四小时生物钟

凌晨1时——开始进入易醒的或浅睡阶段。这时候对痛特别敏感,因饮食不妥而引发腹痛,总是在这个时候痛醒。

2时——除了肝之外,身体的大部分器官工作节拍极慢,而肝则利用这段时间加紧工作,生产人体所需要的物质,排除一切有毒物质,此时体内仿佛是在"大扫除",进行一天的吐故纳新工作。

3时——全身休息,肌肉完全放松,此时血压低,脉搏和呼吸次数少。

4时——血压更低,脑部的供血量最少,患重病者往往在这个时间死亡。全身器官工作节奏慢,但听觉很灵,稍有响动就会醒来,此时是通宵夜班者工作效率最低的时候。

5时——肾不分泌,尿量最少,已经经历了几个睡眠阶段。浅睡和做梦或不做梦的深睡,此时起床很快就会精神饱满。

6时——血压升高,体温开始上升,心跳加快,血液加速流动,想睡也睡不稳了,此时最易感受风寒。

7时——免疫功能特别强,肾上腺激素分泌增多,此时对疾病抵抗力最强。

8时——肝内有毒物质全部排尽,此时决不要喝酒,不然就会给肝带来很大负担,即使少量的酒也会对身体不利。

9时——精神活性提高,痛感减低,可能是脑产生自己的"鸦片剂"(脑啡肽和内啡肽)的高峰时刻,这是最少需要止痛药的时候,心脏功能强。

10 时——精力充沛，注意力和记忆力达高峰，得于最佳运动状态，是最好的工作时间。

11 时——心脏照常努力工作，保持 10 时的势头，人体不易感到疲劳。

12 时——全身总动员，胃液分泌活跃，是最适宜进食的时候。

13 时——肝休息，全身感到疲劳，需要休息。

14 时——这是一天中第二个最低点，反应迟钝，是处理重要工作感到最吃力的时候。

15 时——器官最为敏感，特别是嗅觉和味觉，工作能力逐渐恢复。

16 时——血液中的糖增加，但不立即下降。

17 时——工作效率更高，思考最为敏锐。嗅觉、味觉最敏感，听觉处于一天中的第二高潮期。

18 时——痛感重新下降，希望增加活动量，神经活动性降低，体力和耐力达最高峰，但大多数人对这段时间未很好利用。

19 时——血压增高，精神最不稳定，易怒，小事也可引起口角，应尽量克制。

20 时——体重最重，反应异常迅速，驾车很少出车祸。

21 时——神经活动增强，最适宜学生背书，演员记台词，晚间记忆力增强。

22 时——白血球增多，免疫功能增强，体温下降。

23 时——人体准备休息，继续做恢复细胞的工作，是夜班工作比较容易出错的时候。

24 时——进入休息，但身体仍紧张工作，更换死亡细胞，建立新细胞，为明天做准备。

(二)子午流注——有利于健康的时间表

1. 卯时(5 时至 7 时)大肠经旺，有利于排泄；
2. 辰时(7 时至 9 时)胃经旺，有利于消化；
3. 巳时(9 时至 11 时)脾经旺，有利于吸收营养、生血；
4. 午时(11 时至 13 时)心经旺，有利于周身血液循环，心火生胃土有利于消化；
5. 未时(13 时至 15 时)小肠经旺，有利于吸收营养；
6. 申时(15 时至 17 时)膀胱经旺，有利于泻掉小肠下注的水液及周身的“火气”；
7. 酉时(17 时至 19 时)肾经旺，有利于贮藏一日的脏腑之精华；
8. 戌时(19 时至 21 时)心包经旺，再一次增强心的力量，心火生胃土有利于消化；
9. 亥时(21 时至 23 时)三焦通百脉，人进入睡眠，百脉休养生息；
10. 子时(23 时至 1 时)胆经旺，胆汁推陈出新；
11. 丑时(1 时至 3 时)肝经旺，肝血推陈出新。

第二节　成长教育

一、家庭关系

知识积累

职业教育包括中等职业教育和高等职业教育。从两种受教育学生的年龄看，都存在个人成长的问题。个人成长一是生理的发育，二是精神的成长。影响个人成长的因素有很多，其中影响最大的有：家庭、老师、同学、朋友、理想、网络、生理等。

成长教育就是要帮助学生在成长过程中解决他们遇到的最棘手问题。而家庭问题是学生遇到的第一个也是影响最深刻的问题。家庭是社会最小的细胞。孔子曾说“修身，齐家，治国，平天下。”在孔子看来，治理家庭是一个人第二重要的事情，这是很有道理的。处理家庭关系是需要学习的。

(一)家庭结构

目前中国主要的家庭结构形式有下列几种：

1.“421 型”家庭　由于独生子女政策的原因，在城市比较普遍。第一代 4 个，第二代 2 个，第三代 1 个。在农村里，这种结构有时会变成“422 型”。“421 型”的弊端是养老问题，由于营养水平、医疗水平的提高，人的寿命增加，一个人要负担 4 个老人，这是不利的。

2. 单亲家庭　由于离婚率越来越高，单亲家庭现象也将越来越普遍。单亲家庭对子女的教育以及人格形成有不利的一面。由于家庭的缺失，对子女的教育也必然缺失，因为父母的角色缺失一方都对子女的性格造成亏损。

3. 多子女家庭　在我国封建思想浓厚的地方，由于多种原因，一个家庭有许多的子女。

4. 留守儿童家庭　因为父母在外打工，一些孩子被留在家乡，缺乏约束和父母的教养，纪律性较差。

5. 组合家庭　父母再婚重新组建的家庭，这种家庭的人际关系很难处理。

6. 孤儿　失去父母，有一种情况是失去父亲或母亲，给孩子的心理打击很大。

(二)家庭成员之间的关系

1. 家庭成员的经济关系　经济处理的原则：分配合理、开源节流、平等对待、因需要决定、长期与短期结合。

2. 家庭成员的感情处理　感情处理原则：忠诚、及时、无伤害。

3. 家庭日常事物的处理　学会经常协商与妥协。抓大放小，抓住主要问题。

4. 与父母之间关系的处理　包括养父母和继父母。与养父母和继父母处理原则：一视同仁；顺服父母。

(三)代沟问题

1. 概念　代沟的概念来源于代群的概念。匈牙利社会学家曼海姆在研究个人与社会的时候，他发现每一代人(大约 30 年)都以自己为中心形成一个同代单位，即同代的一群人，称之为“代群”。每个代群之间的价值观、世界观和人生观也基本相似，这使得同代人之间交流起来比较容易。但一个代群与上下各代群之间存在着明显的差距、分歧，称为代际差距，简称为“代沟”。几种特殊的代沟现象，如父子冲突、婆媳冲突、隔代亲、“忘年交”。

2. 产生代沟的原因　主要原因是代群与代群之间缺乏思想、行为和观念的传承和更新。

3. 解决代沟问题的对策

(1)观念上：代沟的出现是正常的，符合自然和社会发展的规律，因为事物的新陈代谢是很正常的事。

(2)从实践上：相互理解、相互尊重、接纳与谦让。

4. 怎样与父母进行沟通

(1)父母的类型：美国心理学家戴安娜・鲍姆琳德把父母分成三种类型：专制型、放任型和民主型。专制型的父母对孩子的行为过多地干预，要求孩子随时遵守父母的规定；放任型的父母则对孩子没有要求和行为规范，放弃父母的责任，对孩子的发展和生长持有一种放任自流的态度；民主型的家长则把孩子作为独立的个体，能尊重和听取孩子的意见，既坚持原则又注意培养孩子独立性，真心诚意地爱护孩子，关心孩子的成长和进步。

(2)与父母沟通的原则：①自己在生活和精神上要独立。对父母的依赖使得自己永远不能成长。②顺从父母。父母合理的地方应该顺从。在未成年之前，应该尊重父母的意见，在重大决策上应该学会与父母沟通商量。成年之后，即便有自己的独立主见，也应该开诚布公地告诉父母自己的想法。避免争吵。③父母如果有错误怎么办？一般性的错误以规劝为主，如果是严重的错误，必须进行干预和劝阻。《十三经注疏》对“无后为大”的注解谈到三种不孝，其中第一种是：“于礼有不孝者三，事谓阿意曲从，陷亲不义，一不孝也。”用白话文来解释就是：一味顺从，见父母有过错而不劝说，使他们陷入不义之中，这是第一种不孝。因此，父母有过错应该干预而不是听之任之。④经常保持沟通，比如给父母写封信，给父母发个短信，与父母一起出去旅游。

(四)解决家庭问题的主要原则

1. *培养良好的氛围*　温和的环境有利于培养善良的性格。暴力的环境会激发人的劣根性。

2. *原则问题不可妥协，细节问题学会宽容与接纳*　在重大原则问题上，必须态度坚决。坚持“三一”原则：一男一女，一夫一妻，一生一世。一男一女是指婚姻的原则为异性婚姻，应该明确反对同性婚姻。一夫一妻是婚姻的制度，凡是出现婚外恋，婚姻必然有危机。某些宗教采取一夫多妻制，中国的摩挲族采取走婚制，还有一些宗教主张独身主义，这些与人类文明的历史趋势相违背。一生一世，是婚姻的要求，主要是不可随意离婚。

3. *建立家庭秩序*　一是权利次序，子女顺服父母。二是关系次序，家庭中首先是夫妻关系，其次是子女与父母的关系。家庭秩序一旦破坏，则无规矩可言。“女权主义”或“男权主义”在家庭中是没有地位的。

4. *以共同信仰为核心*　独生子女家庭常常以子女为中心，这是中国的独生子女最大的问题之一。以子女为中心，往往助长了孩子的自我意识。自我具有排他性和一定的自私性。

案例6.1

如何与父母相处

(一)默想

请你用3min左右的时间，默想以下问题，并自我解答：

1. 我在乎我的父母吗？我爱我的父母吗？
2. 我在以前为父母做过什么事情？我对家庭有多少付出？
3. 我是否经常惹父母生气？
4. 我是否让父母操心？
5. 我是否嫌弃过自己的父母？
6. 我是否在心里怨恨过父母？我是否仇视过父母？
7. 我是否让父母难堪？
8. 我是否顶撞过父母？

(二)认识自己的父母，完成下面的内容

对自己的父母有多少了解？看一看是否能完成下面的问题，也可以与父母一起完成。

1. 父母的出生年月

父亲的生日：　　　　　　母亲的生日：

2. 父母的姓名

父亲的姓名：　　　　　　母亲的姓名：

3. 父母穿几号鞋

父亲：　　　　　　母亲：

4. 父母的学历

父亲的学历：　　　　　　最后毕业学校：

母亲的学历：　　　　　　最后毕业学校：

5. 父母的主要工作

父亲的工作：　　　　　　工作时间：　　　　工作强度：

母亲的工作：　　　　　　工作时间：　　　　工作强度：

6. 父母的血型

父亲的血型：　　　　　　母亲的血型：

7. 关于父亲的其他问题

父亲的嗜好：　　　　　　父亲的特长：

父亲最要好的朋友：　　　　　　父亲成长的家庭背景：

父亲最喜欢吃的水果：　　　　　　父亲最喜欢的衣服颜色：

8. 关于母亲的其他问题

我的出生方式：自然生产（　　）　剖宫产（　　　）

母亲在多大年龄时生的我：　　　　母亲最喜欢的水果：

母亲怀我的时候是否很难受：

（三）自我反省

1. 我是否尊敬我的父母，我是否感谢我父母为我做出的一切？
2. 下一个节假日里我能为父母做点什么？
3. 怎么做才是孝敬父母？
4. 我与父母沟通最大的障碍，见表 6-1。

表 6-1　沟通障碍与改正方法

沟通内容	有障碍的地方	改正的方法	实践与否	效　果
语言				
穿着打扮				
礼貌				
金钱的使用				
交朋友的意见				
选择学校与专业				
业余爱好				
网络				
课外阅读				

(四)行动

我准备采用以下方式来完成：

1. 行动方式　准备行动的在括号里划√

给父母打个电话(或发短信)(　　)　给父母写一封信(　　)　当面问父母(　　)

给父母洗个脚或者洗个头(　　　　　)　给父母捶捶背(　　　　　)

2. 行动时间：(　　)

(五)行动后记

建议一：将自己的学习与生活照请同学拍下来，通过信件、网络等多种方式发给父母。

建议二：写家庭日记。家庭日记的内容，见表 6-2

表 6-2　我的家庭日记

时间：	天气：	我与父母交往的方式：
我与父母交往的内容		
交往的效果		
共同点		
分歧		
原因		
补救措施		
效果		

链接 6.2

孝敬父母

——《汉谟拉比法典》强调子女应当孝敬父母，在法典第 195 条言明：“如果儿子殴打他的父亲，必须斩掉他的手。”不免有些残忍和无奈。但是早期人类就能如此看重孝敬父母，不能不说古人考虑深远。

——据《左传》记载：郑庄公因为母亲煽动弟弟篡位而发誓“不及黄泉，无相见也”。有一个官员叫颖考叔，为人正直无私，以孝顺出名。他对庄公说：母亲虽然不像母亲，但儿子却不能不像儿子。于是抓了几只小鸟来见庄公。庄公问：“这是什么鸟?”颖考叔说：“这种鸟叫号鸟，最不孝道，母亲把它养大，但它长大后反过来却啄食母亲，所以抓来准备吃掉它。”庄公听后哑然无语。正在这时，膳房送来一只烤羊，庄公割下一条羊腿给考叔，考叔却将羊肉撕下放于怀中。庄公不解。考叔说：“我吃过美味，但我母亲因家中贫困，从不曾吃过如此美味，我要拿回家给母亲食用。”庄公不觉凄然。颖考叔知道已经说动了庄公，却因为“不及黄泉”的誓言，于是建议，挖掘地下通道，直到泉水涌出时，然后建一地下室，最后终于使庄公母子团聚。

孝顺男生背着母亲上大学

三峡大学文学院 2003 级学生吴某某背着母亲来学校报名，并申请到校外住宿照顾生病的母亲。与此形成鲜明对比的是，记者看到三峡大学迎新接待站处，许多家长扛着孩子的行李箱送孩子来上学。

经学校了解，吴某某的父亲在 2003 年去世，母亲患有严重的哮喘病，需要照顾，考虑到吴某某生活非常窘迫，学校破例同意了他的申请。下午，吴某某在校外的望洲新村租了小房子，一边照顾生病的母亲，一边勤工俭学。

据了解，吴某某家住湖北安陆市雷公镇某某村 7 组，家庭条件非常艰苦，全家靠父亲贩卖生猪为生。2004 年 5 月，父亲感觉身体很不舒服，经武汉协和医院确诊其患"重肝"恶化，父亲回来后不到两天就去世了，这时吴某某刚参加完高考。考上大学后，吴某某到处借钱凑学费。在校期间，吴某某靠自己做家教、勤工俭学得来的一两百元的收入维系着生活。

吴某某说，2004 年，在大伯安排下母亲改嫁，可是继父非常粗暴，对母亲经常打骂，有一次把母亲的头打破了直流血，母亲根本无法生活下去，吴某某和母亲商量后决定结束和继父的关系，向当地法院起诉却被驳回。

无奈，吴某某决定把母亲接到学校，边上学边打工边照顾母亲。得知吴某某的困难，一名在校的美国留学生请他当汉语家庭老师，每月付报酬 600 元，可以用来交房租、照顾母亲的生活。

吴某某对记者说："虽然母亲现在每天要吃药，还要定期到医院接受检查和治疗，但我们现在是快乐的，我相信我可以凭借自己的肩膀扛起生活，照顾好母亲。我希望毕业后能在宜昌找个工作，把母亲留在身边，不让母亲再心痛。"

二、同学关系

知识积累

同学关系处理得当，会有利于学习、生活与成长；处理不当会干扰学习，严重的甚至危及个人成长。由于职业教育基本上是一个人最后的全日制教育，又是一个人成长的黄金阶段，也是精神成人的关键时期，个人的人生观、价值观和世界观正在形成，这个时期将会影响人的一生，其影响远远超过中学。而这个时期的同学关系在生活学习中具有极其重要的意义。那么，如何处理同学关系呢?

(一)形成积极健康向上的人际关系圈

人的成长与发展有三个因素：遗传为成长与发展提供物质基础和可能，教育规定人的发展方向，环境决定着人的发展，其中环境起着决定性的影响。董仲舒的"性三品论"，人有优劣之分，虽然带有"先天决定论"的嫌疑，但不是没有一点道理。其次，由于现行教育制度的问题及家庭原因，有一个不可辩驳的客观事实，这就是在职业学校的学生中有极少数学生不喜欢读书，还与社会上一些不良青年交往，沾染许多恶习，应该远离他们，对他们敬而远之。有些同学存着改变这些问题学生的良好愿望与之交往，最后不仅没有改变他们，反而被他们改变。教育不是万能的，改变一个人是非常困难并且要付出代价的，尤其是改变有恶习的学生。特别是中等职业学校的后进生，改变他们难度很大，因为他们背后有一张社会关系网。他们与社会上的闲杂人员有千丝万缕的联系，应该正视，所以一定要与兴趣、爱好都健康的有上进心的同学在一起。在一个好的健康的环境中就能健康成长，在一个恶劣的环境中势必影响个人的成长。

(二)学会集体生活规则

集体生活有许多不成文的规则，这就是不随便干涉别人的自由，不侵犯别人的权利，不影响别人的生活，遵守社会约定俗成的规矩。比如不经过别人同意，不使用别人的物品。不在深夜喧哗，影响别人休息等。

（三）坚持原则与灵活处事相结合

正确运用不同的方法对待不同的同学。特别是班集体中，很多人深得老师的信任而不能得到同学的信任，致使工作无法开展。把自己一贯的对人对事的风格展示给同学们，让同学明白自己处理问题的原则、风格与方法。

（四）与寝室同学相处的原则

寝室是学生生活的中心之一。绝大部分时间都在寝室里度过，寝室同学关系相处很重要。有一些基本的原则要注意：

1. 学会不干扰别人的生活　在别人休息时应该学会轻言细语，轻手轻脚。

2. 不随便使用别人的物品　私人物品没有经过允许使用有侵犯他人利益的嫌疑。

3. 尽量不要彼此借钱　借钱是发生矛盾的主要原因之一。

4. 严格遵守作息时间　按规定时间休息、起床。在休息时间不要影响他人。

5. 遵守学校纪律与规矩　不在寝室打牌，打牌是引起矛盾的重要原因。营造积极健康的寝室文化，整理布置好寝室环境。有很多方法可以从积极的角度引导学生遵守学校的纪律，比如开展一些丰富多彩的活动，开展寝室文化设计大赛等。

（五）学会处理矛盾冲突

职业学校学生承受的人际纠纷压力远远超出想象。人际纠纷引起的原因很多，主要是认知水平不够，其次是心理承受能力弱，三是青少年时期比较敏感。有的问题比较突出，如抢劫，以大欺小，恃强凌弱等现象，在年龄稍小的学生中比较普遍。实际上做事应该是有原则的，在不违反原则的基础上，可以做出妥协。在重大原则问题上，没有商量的余地。

（六）正确处理与异性同学之间的关系

保持距离，把握分寸，适度，公开。两个人不宜在封闭场合过度停留，不在深夜见面，避免发生早恋。避免过分亲密而引起不必要的忧虑，或者引起对方、众人的猜疑。青年学生把许多精力与时间用在了与异性交往上面，实在浪费了自己宝贵的青春。

链接6.3

据新浪网（http://news.sina.com.cn）的消息：马某某，男，1981 年 5 月 4 日出生，汉族，云南大学生化学院生物技术专业 2000 级学生，户籍地址：广西壮族自治区宾阳县宾州镇某某村一队 12 号。马某某高中时曾获得“全国奥林匹克物理竞赛二等奖”。

2004 年 2 月 23 日中午 1 时 20 分，昆明市公安局接报在云南某大学学生公寓一宿舍的柜子内共发现 4 具被钝器击打致死的男性尸体。经查，这是云南大学的 4 名在校学生。同时同宿舍的学生马某某也不见了，经公安机关查明，该校学生马某某有重大犯罪嫌疑 。3 月 15 日马某某在三亚落网。

警方经过对马某某的初步审讯了解到，马某某杀人的原因只是由于和同学之间的一点小摩擦。马某某宿舍的同学曾在马某某的被子上撒尿。在冬天温度比较低的时候，马某某宿舍的同学曾经给马某某一二块钱，让他替自己洗衣服，马没钱就洗了。马某某平常就遭受四名同学的欺负，便怀恨在心，在杀人之前，刚好又因一件事情与死者之一龚某发生争吵，其中龚某还一脚踢在马某某的下体上，在马某某看来，下体是男人最重要的器官，是做男人的尊严，所以在争执中，马某某怒杀了龚某，至于另外三名由于帮助龚某助威，也遭到了锤杀。

2004 年 6 月 17 日，马某某被执行枪决。

马某某的日记摘录：当我看到同学们时我很热情。他们为了打发时间约我打牌。我很乐意地接受了，其实我们原来也经常玩牌的，其实无须掩饰，我智商真的比较高，所以打牌经常赢。几个同学都怀疑我作弊，我坚持说没有。谁知道那三个我自以为平时没有歧视过我的同学，以为一直平等对我的同学，竟然恶语伤我，蹂躏我的人格，还揭露了我以前的许多伤疤。

当我另一个同学来找我的时候，我并没有杀他，因为在我最穷困的时候并没有歧视我反而打饭给我吃。我深刻懂得人间真情的可贵。我曾对自己说：滴水之恩，涌泉相报。我一定会报答这位同学。可是我现在留下了一个永远的遗憾。我没有机会报答这位同学了！但我最后想送一句话给我那位同学：好人自有好报！

三、师生关系

（一）尊重不同教学风格的老师

宽容与尊重不同风格就可以接纳不同的老师。许多学生因为不喜欢某老师而对该门学科产生疏远，这是错误的想法。老师也应该用正确的观念看待不同学生，正确地评价学生。品质与能力之间没有必然关系，不能因为能力问题怀疑学生的品质，师生之间应当彼此尊重。学生与老师交往的原则是“择其善者而从之，其不善者而改之”。有知识的学习他的知识；有人品的学习其人品。

（二）亲密有间

老师与学生可以是良师、益友的关系。老师与学生可以互换 QQ，在课堂上不好对老师讲的话，可以通过其他方式沟通。

（三）与老师交往态度是第一位的

道理是硬性的，中国人讲情亦讲理。轻视人是伤害人格的表现。在许多学校有奇怪的现象，老师与学生之间互相轻视。老师为学生没有良好的教养与学习习惯而耿耿于怀，而学生们普遍认为老师的知识面过窄且过于严肃，导致现在学校师生对立的现象比较普遍。老师与学生之间应该彼此欣赏，共同进步，互相看到对方的长处，营造和谐的师生关系。

（四）积极为老师尤其是班主任分忧

取得班主任老师的信任很重要。取得班主任老师的信任有以下方式：主动准确汇报班级发生的事情；及时处理棘手事件，事后及时汇报；在班级起好的带头作用；在同学中树立正面形象与威信；在活动中表现自己让班主任老师发现自己。

（五）不要把过多的难处与苦楚向老师倾诉

倾诉对象的选择有讲究。首先考虑对方的心理承受能力，如果对方能够耐心听完，没有立即发表意见的人，是可以倾诉的，反之还没有听完就大发雷霆的人是不能对他倾诉的。如果个人有些难处，可以与班主任老师或者心理辅导员进行交流。班主任与心理辅导员是值得信赖也是有一定的心理干预能力的。

案例6.2

实习生如何处理好与带教老师的关系

实习生在医院实习时,每个科室轮转的时间不过一个月。但在这一个月内,可以学习许多课本上没有的东西。比如老师的责任心与敬业的精神,实践与理论之间的差距,书本知识的滞后,与患者沟通与医护人员交往的能力等,跟着负责任的带教老师可以学到很多东西。实习生应该如何与带教老师处理好关系?

第一,谦虚的态度。不懂装懂是最让人不能接受的,即便老师讲的已经听过,也不可摆出一副轻视的态度。知识在实践中经过消融会有不同的发现。

第二,老师布置交代的任务要迅速、愉快地完成。有些实习生有一种错误的观念,认为老师什么事都让自己做,这种观念是非常狭隘的。只有多做事,多锻炼,才会长知识长见识,而少做事或不做事的人多半没有本事。

第三,工作应该主动。在熟悉工作的内容与流程之后,实习生应主动完成相关工作,不要等带教老师指挥。

第四,工作应该从具体而客观的层面去考虑。

四、励志教育

知识积累

人的成功,非智力因素占很重要的比例。非智力因素包括:理想、信念、性格、意志等。孔子说,三军可夺帅,匹夫不可夺志。志就是志向与理想,志向与理想是走向成功的第一步。没有目标的人随波逐流,目光短浅,遇到事情打头顾头,打脚顾脚。这就是所谓"人无远虑,必有近忧"。信念是生活的意义归依。许多人感叹生存的价值与意义,因为找不到方向而产生失落感与落寞感。人应该有一个信仰才能有信念。

(一)成功的要素

1. 做事先做人　成功与成人之间,先做人后做事,做人与做事应该合而为一,在做事中看到做人的原则。二者密不可分,不能分割。要做一件大事不是很难,但在做事时不违背原则却很难。不能为了眼前利益而牺牲做人的公正与良心,比如产品、服务的质量问题,商品的销售问题,不能只图眼前利益,要有商业信誉和职业道德。做事是一时的,做人是一世的。

2. 理想　中国人把它叫做志向、立志,实际上是有很清晰的工作、奋斗目标。目标要具体,切实可行。凡是成功的人,做人做事都有很强的目的性,目标十分明确坚定。人很清楚自己要达到什么目标,然后就埋头苦干,在工作中不断改进工作方法。做事目的性不强的人必然会浪费时间,而时间是成功者所能拥有的最大财富资源之一,时间和精力对于成功者来说,都是浪费不起的。理想要坚定,朝秦暮楚的人很难有成功,人应该有一个理想。梦想做很大的事固然好,但不如做一个优秀的人。事业失败了可以再来,意志消沉了就失去了重来的可能。性格不好,就无法与人合作。最终的理想应该是成为最优秀的人。

3. 意志力坚强、信念坚定　孔子说,"知之者不如好之者,好之者不如乐之者。"顽强的意志力，耐心耐力，对于自己所选择的目标及工作过程的价值的信念，决定了一个人的成功之路可以走多远。对于成功者来说，这恰恰是乐趣的来源。需要指出的是，意志力、耐力往往与信念有关。

4. 抗高压能力　许多人面对压力会发脾气或者灰心丧气，一有可能造成人际关系的紧张，二有可能做事顾此失彼，三有可能失去信心。学会很好地解压，压力越大越需要自制力。

5. 全力以赴的精神与统筹高效的工作方法　集中精力，抓住矛盾的主要方面，擒贼先擒王，射人先射马。

6. 高标准要求自己　取乎其上，合乎其中，取乎其中，合乎其下。理想目标与实际目标是有一定距离的，实际达到的目标往往低于理想目标。

7. 专业化　社会分工越来越细，专业化方向越来越明显，因此一定要懂得专业及行业的发展趋势。

8. 学会向别人学习、寻求别人帮助　所谓“他山之石，可以攻玉”。

（二）成功人士的特征

成功人士有如下特征：精力旺盛；个性开朗活泼；有强烈的表现欲；接受新鲜事物快；敏锐；有一定的远见；有耐力；做事果断。

（三）如何在与别人的竞争中脱颖而出

1. 原则

（1）求异思维：总是从不同的角度全方位考虑问题，考虑问题比别人更长远和周密。正面树立自己的形象，正面形象可以获得更多的人力资源。

（2）创造新的局面：培养创新能力，开创新局面。

（3）搞好与各方面的沟通：上下级关系沟通要顺畅。

（4）建立相应的功劳：人是靠成绩说话的。

（5）坚持用正当手段：运用正当手段做事，可以经得起时间的考验。

2. 方法　在各种活动中锻炼自己。

3. 前提与基础　远大的理想，理想与志向对人的成功意义重大。有一个长期的计划与短期的安排，有一个健康的身体，有一个信念，有坚强的意志与百折不挠的干劲。

背景知识

什么是非智力因素

非智力因素，指与认识没有直接关系的情感、意志、兴趣、性格、需要、动机、目标、抱负、信念、世界观等方面。从心理学上讲，感情、意志、兴趣、性格、需要、目标、抱负、世界观等，是智力发展的内在因素。非智力因素的作用：一是动力作用。非智力因素是学习的动力，是学习积极的心理机制。二是定向作用。非智力因素对儿童的学习活动起着定向作用，它把儿童的认识和行为统一起来，集中于学习活动，用于记忆、想象和思维所观察的事物和所学习的内容方面。三是巩固作用。培养坚韧性和克服困难的精神，保持勤奋向上的情绪和刻苦学习的积极性。四是弥补作用。笨鸟先飞，勤能补拙。

链接6.4

清代蒲松龄的自勉励志对联

清代蒲松龄为了勉励自己写了一副著名的对联：有志者，事竟成，破釜沉舟，百二秦关终属楚；苦心人，天不负，卧薪尝胆，三千越甲可吞吴。

五、挫折教育

知识积累

（一）挫折的概念

挫折就是付出巨大努力没有达到目标或者遭遇重大的意外事件，使自己身心受到伤害的事件。

1. 挫折的特点　挫折是出乎意料之外的。挫折往往对当事人造成直接的伤害，挫折具有不可逆转性。人生中重大的打击如失恋、失业、失去亲人、身体残疾、遭到背叛。

2. 挫折的心理过程　震惊—愤怒—拒绝—失望与痛苦。

（二）挫折引起的原因

1. 客观原因　人无法预测或者不知情的，具有突发的特点。

2. 主观原因　很少遭到打击。遇到的挫折越少，抗压能力越弱。适度的压力可以让人奋进。现在许多独生子女没有遭遇挫折，往往遇到一点事情就容易走极端。

（三）挫折的消极影响

1. 意志消沉　有的人遭遇挫折从此一蹶不振，意志消沉，不能东山再起了。

2. 身体打击　挫折不仅对精神也对身体产生直接的影响，甚至影响人的健康。

3. 对生活失去信心与热情　对任何人或事都失去信心，也失去热情，对什么都无所谓。

（四）挫折的积极影响

1. 从中学习教训　经过挫折的人，知道什么是重要的，什么是次要的，什么是不重要的，会重新调整自己的价值观。所谓灾难净化人心。

2. 学会忍耐和坚强　经过困苦的人承受能力更强，心理承受能力会增强。

3. 能够安慰别人　遭遇挫折的人可以成为别人的祝福，可以在别人遭遇相同问题与苦难时反过来安慰别人。

4. 看问题的角度发生改变　挫折使人经过别人没有经过的事情，各方面的经验比他人更加丰富，看问题的角度也更加多样。

六、团队精神与合作意识

知识积累

（一）团队精神

1. 团队的特点

(1)精神领袖:精神领袖是团队存在的力量之源。没有精神力量和理论指导的团队是乌合之众,不能持久。

(2)行政中心:把理论付诸实施的人,是团队中的核心领袖。

(3)制度:人治不如法治。

(4)权力分配:有两种基本形式,一是集权制,二是分权制。

分权制的优点:互相牵制,腐败有人管。优胜劣汰,有利于团队的长期发展和生存。

分权制的缺点:变动大,对下属的约束性不强。

集权制的优点:能够集中力量做大事。

集权制的缺点:独裁和腐败。

(5)利益分配机制的确立:集权制的优点,行动迅速,稳定性强。

(6)共同目标。

2. 团队的规模　认知心理学的研究表明,人的认知加工广度为"7±2",人们称之为"心理魔数"。这个数字也成为确定有效团队规模的一种框架,例如把团队规模定为"7±2"人,把管理部门的个数定在"7±2"的幅度等。

3. 团队建设过程　任何团队都有一个不断磨合的过程。团队建设中一般有三个阶段:

第一阶段　迅速建立关系,成员之间的关系升温很快。因为在开始阶段,主要是把自己的缺陷掩盖,并且对团队中的其他人没有过多的利益诉求。

第二阶段　磨合期。个人的缺陷以及不同的观点互相影响,在处理问题时因不同的价值观而产生冲突。冲突主要是价值观的不同以及由此产生的处理问题的方式方法不同引起的。

第三阶段　经过磨合期的冲突,开始形成团队自身的价值标准,逐步达成意识的一致。

4. 团队建设的方法

(1)共同的目标:制定共同的目标整个团队就有前进的方向。目标可以把注意力集中起来。美国社会心理学家马斯洛说:"杰出团队的显著特征,便是具有共同的愿望与目的。"建立团队理念的关键要素,便是建立团队共同的愿望与目的。

(2)保持经常的沟通与联系,及时弥补分歧。

(3)营造团队的氛围。

(4)合理授权:分配权力合理,团队就稳定。因为权力与利益是不可分的。

七、青春期教育

知识积累

(一)青少年成长阶段划分

青少年的成长,按照年龄可以划分为以下阶段:

乳儿期:0～1 岁。

婴儿期:1～3 岁。

幼儿期:3～6 岁。

童年期:6～12 岁。

少年期:12～15 岁。

青年期:15～18 岁。

青年后期:18～23岁。

(二)青春期三阶段

青春期是人生长发育最迅速的时期,是人成长的黄金阶段。青春期分为3个阶段:少年期,即初中阶段,年龄范围为11、12岁到14、15岁;青年初期即高中阶段,年龄为14、15岁至17、18岁;而青年后期的年龄范围为17、18岁到22、23岁,大致属于大学阶段。

(三)青春期阶段的特点

青春期是一个人认知能力迅速发展、思维方式转型、性格逐渐形成、世界观人生观价值观逐步成熟的阶段。这个阶段的特点是:

1. *认知能力迅速发展*　在观察力、注意力、记忆力等方面迅速发展。

2. *思维转型*　思维方式由形象思维向抽象思维发展,由聚向型向发散型转变。

3. *性格逐渐稳定*　精力旺盛,认识敏锐,对人对事非常敏感,思想波动大,容易冲动,血气方刚,争强好胜,独立性逐渐提高,自我意识明显加强。兴趣与性格趋向成熟。接受新鲜事物快,喜欢冒险,喜欢创新,不拘一格,这是追求自我,张扬个性的表现。

4. *世界观、人生观与价值观逐渐成熟*　富有热情与正义感,求知欲望强,各种观念在头脑中激烈冲撞。道德意识和道德行为水平提高。青少年开始进入自觉的道德水平阶段,形成信念,知道自己行动的原则。这一方面表现在道德意识在道德行为中的作用日益加强,所掌握的道德准则范围广、质量高。另一方面表现在道德情感中的直觉式情感逐渐减少,伦理道德式的情感体验开始占优势。此外道德理想更为现实,知行脱节的现象也日趋减少。

5. *情绪、情感不稳定*　热情、容易激动。青少年办事积极、富于热情,情感易被激发,行动迅速,表现为奔放、果断。但由于生理和自我意识上的急剧变化,有时青年的情绪、情感容易过于激动。情感的内容越发丰富、深刻。青少年的几种基本情绪如愤怒、恐惧、欢乐、悲伤和爱的起因以及表现特点与儿童期不同,表明其情绪情感已经从不成熟发展到成熟。由于智力和社会需要的不断增长,青少年慢慢地形成许多具有明确道德意识的社会性情感,如集体荣誉感、社会责任感、义务感、正义感和民族自豪感等,其深刻性和持久性明显提高。对情感的自我调节和自我控制的能力提高,情感逐渐稳定。

6. *意志特征*　完成意志过程的自觉性和主动性增强。行动的果断性增强,自制力增强,富于坚持精神。

7. *言行表现*　成熟的言语表达能力。行为动机、表现上的成年型,行为控制上的童年型。他们要求完全摆脱成人干预,独立行事;要求社会承认他们行为的社会价值;要求两性交往、恋爱等。他们要求像成人一样地参与社会生活,但是又往往不善于控制自己的行为。特别是在情感受到触动的时候,容易冲动,比较叛逆与任性。在这方面,少年尤其突出。

8. *性心理*　进入青春期的青少年,随着性生理机能的成熟,其性意识也开始觉醒,性心理的发展随年龄的升高而变化。在这变化过程中,必然伴随着相应的行为表现。比如,对性知识的追求,对自我形象的关注,对异性的爱慕、向往,对爱情的渴望,性的幻想与欲望,性冲动与自慰行为等。这些性心理活动的表现是青少年走向成熟的必然。但是由于社会文化因素中的不良影响、家庭和学校的性教育的相对缺乏、个人认知模式偏差或早期性经验等原因,使得青少年不能以正确的态度和行为方式来应付自己的性心理的变化和表现,有的还因此而导致心理障碍的发生。

(四)如何平稳地度过青春期

1. 原则　涉及做事与做人的总原则。主要原则有:

(1)先小后大:先做小事,后做大事。所谓“一屋不扫何以扫天下”。

(2)先处理眼前,兼顾长远:任何事情都有轻重缓急之分。

(3)抓大放小:做人做事不可钻牛角尖,看人要看主流。大方向不能错,大原则必须坚持。

(4)抓主要矛盾:当前最主要的事情是什么,分析原因,找到最主要的因素。

(5)做好规划与近期安排:“凡事预则立,不预则废”。在学校读书期间,应该对学习生活等做一个规划。自己将来成为什么样的人就要做好准备。机会总是垂青有准备的人,一个学期应该有学期计划和每个月的计划,甚至小到每周的安排。将一个月、一周要做的事情记录下来,并做好总结,看是否完成了计划,并分析原因,这样使得自己的生活很有规律也有头绪。很多人要么是生活很乱,要么是无所事事,感叹空虚郁闷,其实是因为对自己的学习生活没有计划造成的。

(6)分步骤走:有许多的事情摆在面前时,头绪杂乱,应如何处理?分步骤走,一次完成一个或多个目标,学会统筹地处理问题。

2. 处理好各种关系　处理好以下关系:

(1)人际关系:正确处理好与同学、老师、父母的关系,保持沟通,掌握分寸。大胆、大方、坦诚有分寸地与周边的人交往。

(2)心理问题:调整好心态,心态正常,看问题就不会偏激,偏激容易导致极端。情绪容易激动的人应该学会调控自己的情绪。另外应树立自信。

(3)学习问题:把主要时间放在学习上可以转移过于旺盛的精力。

3. 青春期教育的基本内容　青春期教育包括青春期生理、心理、青春期道德、青春期的自我保护等方面。正确认识第二性征,尽量不阅读黄色小说、不观看黄色录像及色情网页,减少性信息的刺激,明白性行为受到伦理、社会道德规范的制约,提高自我保护能力和自我控制能力。

八、网络教育

知识积累

(一)网络的名称

因特网,指的是全球公有、使用 TCP/IP 这套通讯协议的一个计算机系统及该系统所提供的信息与服务,以及系统的用户。

因特网是 Internet 的译名,“Inter”音译为“因特”,“Net”意译为“网”。为了避免与“英特尔(Intel)”公司混淆,通常不译作“英特网”。在大陆地区常用的互联网和在港台等地多被译作“网络”,是指世界上最大的互联网络——Internet。

因特网广义上即是“联接网络的网络”,这种把计算机网络互相联接在一起的方法称为网络互联。

(二)因特网的诞生

因特网始于 20 世纪 60 年代,为了能在爆发核战争时保障通信联络,美国国防部国防前沿研究项目署(ARPA)建立了 ARPANET 网,连接美国四个大学。70 年代末到 80 年代初,计算机网络蓬勃发展，各种各样的计算机网络应运而生。1980 年，TCP/IP 协议研制成功。1982 年，ARPANET 开始采用 IP 协议。1983 年 1 月 1 日，ARPANET 将其网络核心协议由 NCP 改变为当时还很新的 TCP/IP 协议，标志着因特网的开端。

1986 年，美国国家科学基金会建立了大学之间互联的骨干网络，这是因特网历史上重要的一步。整个 1990 年代，因特网成功地容纳了原有的计算机网络中的大多数。1995 年，NSFNET 转为商业运营，成为今天全世界人所共知的因特网的前身。

（三）互联网产生的理论基础

1. 哲学基础　后现代主义。

2. 科学基础　①采用电能与电子元件，在当时就是电子真空管；②采用二进位制，而非通常的十进位制；③采用电容器作为存储器，可再生而且避免错误；④进行直接的逻辑运算，而非通常的数字算术。

（四）网络聊天（QQ）

1. 网络聊天是一种全新的交友形式　几乎成为年轻人的时尚交友方式。

2. 网络聊天有利也有弊　客观地讲，任何事物都是有利也有弊，网络是一把双刃剑。

（1）网络有利的一面：网络是一种非常便捷的沟通工具，可以提高效率。如果是熟人之间，可以通过互相沟通促进感情的交流。网络还可以帮助办公，提高办公效率。

（2）网络不利的一面：网络陷阱。通过聊天设置骗局的事情经常发生。其实网络欺骗与现实生活中一样，只是网络更加虚幻一些。俗话说“知人知面不知心”，即便通过摄像头看到对方的相貌也不一定是真的，因为可以冒名顶替。年轻人很单纯，很容易轻信对方。特别是长期的聊天之后，更容易对对方（特别是异性）放松警惕。应该彻底了解对方的真实状况，如家庭背景、个人基本情况、受教育情况、个人健康状况、个人生活背景等。

（五）网络游戏

现实生活中有许多非常优秀的学生，一旦接触网络游戏之后，学习一落千丈，与周围人的关系也变得冷漠。网络游戏基本上是弊多于利。网络弊端的最大影响是青少年。青少年时期是人一生中智力发展的黄金时期，一旦荒废，造成的影响不可逆转，无法挽回影响。网络游戏会降低人的智力水平，阻碍人的发展。由于把时间与精力放在游戏中，一个人的逻辑思维能力，运算能力，语言表达能力没有得到充分的发展，知识面与信息量大大降低，无疑使自己的分析问题、解决问题的能力与发展水平降低。游戏趋向于暴力，使个人性格向暴力方向发展，把生活中的许多人当成假想敌人，不利于人际关系。

比如人的记忆力，超过 29 岁之后，记忆力水平会迅速下降，学习能力就下降。没有经过系统的专业学习与学历教育，就无法获得执业准入的门槛，因为不经过系统学习参加执业资格考试的通过率很低。青少年时期没有把握好，荒废学业，没有学到青少年时期应该接受的知识，会毁灭一代人。而知识可以改变命运。有了知识就有了工作的基础条件，有了工作才有正常生存的基础。

1. 网络上瘾的原因　网络成瘾有主观也有客观原因，有共性也有个别原因，非常复杂。网络上瘾是“异化”的表现。人的意志力软弱人就被物体所控制。从字面解释，“瘾”字本身就可以清楚地看到，凡是上瘾的东西都是潜在的疾病。上瘾就意味着把次要的东西当成主要的东西。可见古人造字的智慧很超前。如果上网成瘾严重，就可以称为“网瘾障碍者”。

（1）主观原因：一是游戏设计者的主观原因。为了追求更多的经济效益，在设计游戏的时候，尤其是升级游戏，充分利用了人性中争强好胜、不服输的弱点，把人的好胜心激发到不可收拾的地步，进而形成网络依赖。这是网络设计者的商业道德问题。其次是上网成瘾者多半情感孤独，缺少沟通，这是很重要的原因。

(2)客观原因：游戏设计中的缺陷。如视觉刺激过于强烈，场面过于激烈等。家庭原因：家庭教育缺失。感情空虚，没有足够的温暖，情感寄托的需要。

(3)网络上瘾的社会原因：一是人际关系，人与人之间的关系逐渐冷淡、冷漠。二是社会结构缺陷。社会缺少有效的机构与有效的途径，庞大的青少年工作缺少相应的机构去做。青少年多半处在没有组织的状态下，没有归属。任其自由发展就如树枝不经过修剪。

2. 阻断网瘾的方法　网瘾患者需要外来的干预，没有外来的干预，患者无法自拔。在我国首先进行网瘾干预的人是华中师范大学的陶宏开教授。陶教授总结出“三心四步”法帮助“网瘾障碍者”戒除网瘾。利用爱心、耐心和诚心就能解开“网瘾障碍者”心中的“结”。

第一步是选择合适的地点，让刚接触有网瘾的青少年认同、不反感。一般来说，上网成瘾者主要集中于11～25岁这一年龄段。他们共同的特征是“没有理想，敌视父母，不爱学习”。一旦与他们交谈时，最好不要直接和孩子谈上网、游戏的话题，而是选他们感兴趣的话题，逐渐过渡到中心问题。但是每个“网瘾障碍者”的情况都有所不同，所以要具体问题具体分析。

第二步，在确定了患者对自己已经认同后，要把这种认同感转移到“网瘾障碍者”的父母身上。在陶教授接待的这些孩子中，不少都已经和家里闹翻，与父母的关系也处于僵持状态。而陶宏开教授在和孩子细致入微的谈话中，常常会以“你觉得父母这样做错了吗?”“他们这样做是为了爱你还是为了害你?”等问题来让对方自我反省自己对于家长的态度的对错。

第三步，将“网瘾障碍者”对父母的这种认同感再转移到对学习重要性的认同上来，从而激发他们对学习的兴趣，鼓励他们多读对自己有意义的书。

最后，“网瘾障碍者”会自我认识到上网成瘾的坏处而自觉地将其戒除。当然，这需要一个过程，他们能够脱离网瘾，不仅在于自身的决心，还在于家长的配合。许多家长需要改变教育方法，赢得他们的信任和尊敬，不要过多地去干预他们，否则会让他们反感。更多的是要理解、关心他们，建立起良好的亲情关系。

(六)网恋问题

网络聊天中有一种情况值得关注，就是异性之间的网恋问题。网恋并非一无是处，恋爱是要建立在了解的基础上的，不了解对方，贸然与对方建立恋爱关系是不明智的。即使在现实生活中，对人的了解都需要一定的时间，何况网络中有许多人把自己的真实身份、自己的真实状况隐瞒。轻信与轻率是导致受害的根源。即便通过网络建立了一定的关系，也要知道，只有真正在一起生活了很长时间才能看清一个人，对他人的了解最终还要回到现实。为了避免网恋，应该注意下列问题：

1. 不到一定的年龄不可涉及爱情　对自己的终身幸福负责。对自己今后的家庭生活负责。抱着游戏或好玩的心态，是危险的。有一句话说得好“玩火自焚”。

2. 学会识别陷阱　网络中总有一种人以诈骗为生，特别是欺骗感情。

3. 学会保护自己　与网友见面要选择恰当的场所，也要有陪伴保护。防止性病和各种传染病染身，学会保护自己。女生一旦发生意外性侵害，要及时报警并到医院检查并做好避孕措施。

案例6.3

西南某大学三年级学生严某整日沉溺于网上游戏，2008年9月6日通宵上网，到9月8日猝死在网吧。他的病历记载：重症胰腺炎、暴发性菌痢、血糖增高、急性肺水肿、多脏器功能衰竭。医生认为他的死是多种原因导致的，但通宵上网是诱因之一。

链接6.5

网络成瘾对青少年健康的负面影响

第一，电脑辐射可导致多种疾病。比如经常上网导致低头综合征。低头综合征常会出现颈部和颈肩部酸痛，有的患者在肩胛间区、肩部和上臂部有间歇性麻木感。个别人有视力减退、出汗、眩晕等现象。电脑显示器是利用电子枪发射电子束来产生图像，并伴有辐射与电磁波，长期使用会伤害人们的眼睛，诱发一些眼病，如青光眼等；长期坐在电脑前的人，因缺乏锻炼，会出现重力性脂肪组织分布异常。脂肪堆积在下腹部和腰背部，导致向心性肥胖。一些怀孕妇女的群体，使用显示器工作有非常高的自发流产和畸胎。

第二，网络成瘾影响大脑的发育。电脑游戏只刺激了视觉和运动有关的那部分脑活动，而阻碍了少年儿童的大脑正常发育。

第三，网络上瘾导致心理问题。表现为情绪低落、头晕眼花、双手颤抖、紧张焦虑、疲乏无力、注意力不集中等。一旦瘾发便难以忍受，就会不顾一切、不择手段地去达到目的。调查数据显示，因玩电子游戏性情变暴躁的占27%，玩游戏与校园暴力有关的占29%。

第四，导致情商下降。由于长期面对的虚拟世界中的情景，反而对身边的人疏远，人际交往产生一定的障碍。

第五，扭曲世界观与价值观。游戏本身不健康的内容和情节是罪魁祸首。

九、学会理财

知识积累

学会理财就是学会节约。许多同学不会用钱，一是大手大脚，二是不合理，三是没有计划。常常是先松后紧，前半段时间很宽裕，后半段靠借贷过生活。为了改变这种局面，在学校期间应该学会管理自己的钱财。为了合理用好有限的钱财，可以尝试使用下面的方法。

(一)做好计划和预算

各项开支应有一个清单，做好计划，估计大约需要多少数额，最好一一列出。对于无法预测的临时开支应保留一定的余地。临时性的开支应该维持在一个可以接受的余地。

(二)将学费、生活费、压岁钱使用情况做出明细表

保证学费的及时缴纳。生活费应划成衣服、伙食、零花、购书、通讯等若干大类。合理用好压岁钱，压岁钱最好用在购置大宗物品上。衣服等完全可以控制，名牌与普通品牌之间的价格差距很大，学生阶段不需要过于张扬，过于张扬反而给人一种华而不实的感觉。俭朴的清纯比奢华更打动人。一旦消费观念发生改变，费用就大幅度降低。

(三)通讯费用全靠克制

上网与电话开支是没有限度的,全靠个人的克制。紧缩一下,就可以节省大量的钱做其他更有价值的事情。

(四)同学聚会、生日送礼有窍门

许多同学把生日宴会当作过生日的重要仪式,或者以溜冰、蹦迪等方式过生日,都需要大量的金钱,既铺张浪费,又可能因喝酒违反学校规定,这是缺乏智慧的表现。实际上,过生日可以用更加有意义的方式来纪念自己的生日,比如开展集体生日主题班会,到社区或者福利院做义工,栽树纪念生日等活动,比请同学大吃大喝一餐更有价值。同学之间互相送生日礼物也是一笔不小的开支,没有能力的人最好坦诚对待,不做超出自己能力的事情,不追求面子。很多同学就是太在乎面子,舍不下面子,宁可借债也要撑面子买生日礼物。会写字、绘画的同学可以送一幅字画,喜欢唱歌的可以在学校广播室为其点播一首歌曲,或者给对方做一件很有价值有纪念意义的事情。

在医院的管理上,从护理角度上看,理财也可以对医院作出贡献。护士的节约意识可以为医院节省开支。护理工作中有许多地方可以节约。

案例6.4

北京协和医院护理工作中的节约意识

在护理工作中提倡节约意识,降低医院的运营成本。北京协和医院护理部从护理角度加强管理和监督,建立节约型医院的长效机制,提出了节约的一些具体措施。从一次性耗材的领取和使用、药品的储存和管理、患者使用物品后的记账管理、病房内各级工作人员和患者家属及护工的管理、仪器的保养和维修以及垃圾分类处理等多个方面抓起,严格管理,要求将责任落实到人,做到分工明确。协和在节约方面一些比较好的方法如下。

第一,实行成本核算工作,将科室承担的间接成本、收支账目定期公布,增加透明度。第二,严把进货质量关,购买性价比高的仪器和办公用品。第三,加强医院仪器设备与基础设施的维修,减少“跑、冒、滴、漏”现象。第四,规范药品管理,定期检查各种基数药的效期,及时调换药品,减少浪费。另外,在物品的请领方法、一次性物品的包装和质量、水电的使用等方面都有节约的空间。

压岁钱与理财观念——如何用好压岁钱

小丽在春节收到了1 000多元的压岁钱。小丽不知道如何使用这笔钱,向老师请教。老师给小丽以下建议:

建议一:储蓄,作为教育金。设立基金,比如奖学金。

建议二:合理分配,列出账目。

建议三:购买名著,增加藏书。

建议四:给父母购买礼物。

建议五:买保险。

建议六:做网站的第一笔资金。

建议七：出外旅游。

建议八：捐赠，或者给贫困同学资助。

十、友谊与爱情

知识积累

(一)友谊与爱情的界限

1. *什么是友谊*　所谓友谊，是人与人之间一种美好而又亲密的情谊，是激励人前进、促进人全面发展的精神力量。人们通过人际交往，以及在交往中建立起来的友谊，可以从中获得一种归属感，可以更深刻、更生动地体会到人类一致的价值，以至成为推动人们行动的动力。友谊可以是同性之间的也可以是异性之间的。

2. *维持友谊的原则*

(1)明确建立友谊的基础：友谊要建立在有益于社会、集体和他人，以及有利于个人的进步和事业的追求基础之上。建立一种友谊总是有目的的，或是互相帮助，或是共同爱好，或是从事一项有益的工作等。如果友谊是建立在利己基础上的，或违法乱纪，或损人利己，或为了对付某人建立的“阵营”，这种所谓的友谊在短时间内可能会显得特别密切，但却是难以持久的，很容易疏远分手，甚至反目为仇，互相中伤。

(2)敢于说“不”：不少学生以为，亲密的朋友之间不能互相拒绝，尽管对方提出什么不合理的要求也要满足，否则还叫什么友谊？这是理解的误区。友谊的特点之一就是彼此真诚，互相帮助。当你违心地赞同朋友错误的看法，去做不愿意做的事情时，你和朋友之间就已经失去了真诚。不过拒绝朋友不合理的要求，不但要讲究技巧，还要有决心和勇气。友谊来之不易，又非常容易失去，但不能因害怕失去友谊而做违心之事，这与己与友都是有害的。需要指出的是，敢于说“不”，并不是“背信弃义”。友谊需要忠诚，更需要理解。

(3)交往中保持个人的相对独立性：友谊是以相对秘密的“自我”存在为前提的，那种“失去自我”和“自我中心”的交往都可能导致友谊关系丧失。俗语说：“过密者疏”。人都有隐私，都需要有自己的心理空间，太亲密的友谊，彼此间和盘托出，事后又会因秘密泄露太多而感到不安全，稍有芥蒂便会大起疑心。一旦友谊破裂，亲密的倾诉就可能被用来刻薄地相互中伤。

3. *正确处理友谊*　同性之间的友谊有一条红线，不可越界。同性恋不符合社会普遍的伦理道德规范。异性之间的友谊也要正确处理。

4. *友谊与爱情的区别*　日本的心理学家曾对友谊与爱情的区别提出过如下标准：

支柱不同：友谊的支柱是理解，爱情的支柱是感情；

地位不同：友谊的地位是平等，爱情的地位是一体化；

体系不同：友谊是开放的，爱情是关闭的；

基础不同：友谊的基础是信赖，爱情则纠缠着不安；

心境不同：友谊充满“满足感”，爱情则充满“欠缺感”。

5. *与异性同学交往的原则*　异性间的交往，要建立起异性间的真正友谊，并不是随意而毫无规范的，这需要懂得一些异性交往的基本原则。

(1)端正交往动机：异性间的交往有着明显的功利目的，并受着较强的性本能意识的制约和支配。但在同异性的交往中，最忌讳的是实用主义的，或带有性攻击的动机和强制性。

(2)保持人际距离:异性交往要保持一定的距离,因为心理使人产生向往,空间使人产生幻想,距离使人产生美。异性之间不能像同性间亲密无间。只有保持一种距离,把握一定的分寸,才能使异性间的交往具有安全可靠性。

(3)不要过多的单独活动:如果需要单独相处,也应选择适宜的公共环境和场所,尽量避免隐密和死角地。必须在交往方法、交往态度上公开化。

(4)建立广泛的友谊圈:多参加男女学生共同参与的活动,与多个异性交往,可以得到更多的东西。

(5)异性之间理智地把握好友谊与爱情的界限:当异性之间的友谊发展到一定程度,不打算再向深层的情感发展时,双方都必须及时说"不",使感情不超出友谊的范畴。

(6)交往双方都应尊重对方求爱的权利:在异性交往的过程中,当友谊发展到一定的程度,就可能向更深层次的爱情发展,如果其中一方有了爱的表示,即便你不同意,也不能轻易伤害对方,如在同学中到处宣扬,到领导、老师处去汇报等。如果一旦发现自己的异性朋友有了恋人,就应当主动减少接触,并注意接触时的举止,以免引起不必要的误会。

6. 与异性交往的艺术　尽管为异性之间的交往创造了一个广阔的社交世界,但并不意味着每一个人都能成功地面对异性,建立起友谊。有的同学只要与异性同学在一起,就感到紧张,感到手足无措,不知如何是好。这就需要掌握与异性交往的艺术。

(1)要具有自己独特的风度、气质与个性:作为学生,不论自己来自何处,也不论自己的外表如何,都应注重培养自己鲜明独特的风度、气质与个性,使自己在与异性的交往中保持永恒的魅力。托尔斯泰有句名言:"一个人不是因为美丽而可爱,而是因为可爱而美丽。"这表明一个人的内在美是交往中具有比外在美更重要的意义和作用。

(2)要具有自信与胸怀坦诚:一个人的自信来源于心灵的美,来源于自我价值的肯定。女性是自信而不浅薄,男性是自信而不轻狂;胸怀坦诚是异性交往的最佳艺术。从社会心理学的角度来看,人总是喜欢接近踏实、安全的事物,而避开可能会产生不利甚至危险的事物。真实坦诚的自我表露是建立友谊的重要品质,而虚伪、掩饰则可能伤害对方而最终只能断送友谊。

(3)要具有含蓄感:含蓄是中华民族的典型性格特征,也是一个人应有的内在气质。在与异性交往的过程中,就是恰到好处地把握一种分寸感,亲疏适度,不卑不亢,热情而不过分,大方而不失态,异性间的交往才能得以维系。

(4)讲礼仪注意小节:在异性交往过程中,在形式上一定要讲究礼仪,良好的行为,文明的谈吐,优雅的举止等都能为异性交往奠定良好的基础,尤其要注重小节,男性在女性面前更是不可不拘小节、言语粗俗、行为放纵和言语鲁莽。

(二)择友标准

选择朋友对自己的成长与将来的发展方向有重大意义。有的人交朋友是有明显的功利目的或者过于注重外表而忽视内心,给自己酿造苦酒。真正的朋友应该是怎样的人?

1. 务必正直守信　有正义感的人就有责任感。正直的人让人产生信任。守信的人与人接触让人放心。

2. 务必好学上进　勤学上进人的特点是不过分讲究穿着,平时的话题围绕学习。

3. 务必大气简朴　小气之人尖酸刻薄。大气就是气量宽广。学生时期,以俭朴为美。

4. 务必开朗坦诚　性格对人际关系的影响非常大,性格不和最终可能导致分手。

(三)关于爱情

爱情是人类美好的感情。年轻人对于爱情都有美好的憧憬。然而,对于什么是真正的爱情,从来没有统一的说法。许多人把友情错当爱情,有的人把同情当爱情,有的人把单相思当成爱情,有的人把温情当爱情,这些都不全面。真正的爱情是怎样的呢?

1. *爱情首先是双方互相吸引*　爱情的基础是双方的互相愉悦与互相吸引。

2. *爱情是生理性与社会性的统一*　社会性高于生理性。爱要清洁干净,爱情受到社会伦理道德的约束与限制。违背伦理的所谓爱情是低级的,最终受到人的谴责。而违背社会道德的爱情最终会搬起石头砸自己的脚。

3. *爱情是语言与行为的统一*　只会说没有良好行为或者言行不一的是假爱,只有行为不会表达的不懂得爱。

4. *爱情受到物质基础的影响但不受到限制*　爱情建立在一定物质基础上,但不严格受到物质的限制。爱情本身就是精神性的。人满足了物质但不一定能满足精神需求。

对于年轻的学生来讲,对待爱情应当慎重,处理不当,可能影响学习和生活,严重的影响终生。异性交往为了避免出现过早的不当行为,应该特别慎重,应对自己对他人负责。人应该具有控制能力,为了不给不当行为留余地,不给不当行为留任何幻想或者机会,应该注意以下几条:一是不到人迹罕至的地方;二是不在过于封闭的地方,或者在封闭的地方把门打开;三是不到歌舞厅、酒吧等人员复杂的地方;四是与异性单独出外旅游时,不要为了节省开支而与异性租住一个套间过夜。如果发现对方有不轨企图,应该智慧地处理,明确拒绝或者找个机会逃离。要明确婚姻之外的性行为都是不可取的。哪怕两人的关系再好,只要没有结婚,都可能出现变故。婚前性行为对未来的配偶总是一种背叛,这是导致婚姻不和的重要因素。为了一辈子的幸福,不能草率行事。

链接6.6

关于友谊的名言

不论是多情的诗句,漂亮的文章,还是闲暇的欢乐,什么都不能代替亲密的友情。——普希金

人生最美好的东西,就是他同别人的友谊。——林肯

人生得一知己足矣,斯世当以同怀视之。——鲁迅

益者三友,损者三友。友直,友谅,友多闻,益矣;友便辟,友善柔,友便佞,损矣。——孔子

管仲与鲍叔牙的故事

管鲍分金　管仲二十来岁时就结识了鲍叔牙,起初二人合伙做点买卖,因为管仲家境贫寒就出资少些,鲍叔牙出资多些。管仲用挣的钱先还了自己欠的一些债。到年底分红时,鲍叔牙分给他一半的红利,有个人对鲍叔牙说,他出资少,平时他开销又大,年底还照样和您平分效益,显然他是个十分贪财的人。鲍叔牙说他比我更需要钱,我和他合伙做生意目的就是想要帮帮他。

一起充军　有一次齐国和邻国开战,双方军队展开了一场大撕杀,冲锋的时候管仲总是躲

在最后，跑得很慢，而退兵的时候，管仲却跟飞一样的奔跑。当兵的都耻笑他，鲍叔牙替管仲辩护道：他家有80多岁的老母亲无人照顾，他不能不忍辱含羞地活着以尽孝道。

举贤重德　鲍叔牙帮公子小白登上王位，又帮他杀了公子纠，齐桓公感念他的忠心和所立的大功，要任命他做国相，鲍叔牙向齐桓公推荐了管仲。齐桓公不愿意，因为当初管仲差点射死齐桓公。鲍叔牙恳切地说：管仲不顾一切地为公子纠卖命，用箭来射杀您，这不正好说明他对他的主子是一个非常讲忠义的人吗？齐桓公是个很有肚量的人，为了齐国的利益，他还是听了鲍叔牙的劝说，断然弃忘前嫌，拜了管仲为国相。管仲很感激好友鲍叔牙，竭尽全力报效齐桓公，帮助成就了齐桓公的霸业。

任务小结

本章包括学习能力与成长教育。这部分是学生当前的最紧迫任务。当厌学成为主要矛盾时，所有的专业学习都退居次要地位。职业学校学生的学风问题成为困扰职业教育的最普遍最紧迫问题。学习能力主要包括学习动机、学习态度、学习方法、学习习惯。成长教育是养成教育。在成长过程中面临很多课题，主要是：家庭关系、同学关系、师生关系、理想教育、挫折教育、团队合作意识与合作精神、青春期教育、网络教育、理财、友谊与爱情之间等问题。这些问题处理不好，学习就会遇到障碍。

实践训练

1. 召开一个主题班会，围绕与父母的沟通展开。

2. 寝室同学之间如何处理好关系？如果有同学在深夜干扰和影响寝室同学的休息，应该采取什么措施？

3. 网络游戏成瘾的主要原因有哪些？针对本班游戏上瘾同学的情况，请你制定一套挽救该同学的计划。

4. 简述择友的标准。

5. 如何拒绝对方的不合理要求？

第7章　卫生法纪意识

相关人文素质

◇树立卫生职业的法纪意识。
◇能了解并自觉遵守国家卫生法律法规、医院的各种管理规定。
◇增强卫生职业的自我保护意识。

任务引领

1. 熟悉医院内部管理文化与制度，适应医院工作环境。
2. 初步了解绿色通道。
3. 初步了解相关的卫生法律法规。

第一节　医院管理

一、医院管理理念

知识积累

(一)医院概述

1. 医院的概念　医院是为患者或特定人群防病治病的场所。构成医院的要素是：

(1)具备一定数量的床位：一般至少20张床位以上。

(2)设有门诊部、住院部和其他辅助部门。

(3)配备必要的诊断治疗器材和设备。

(4)具有相应的人员编制：至少包括医疗技术人员、行政管理人员和后勤人员。

以上要素把医院与其他机构区别开来。如避难所、难民营、收养所、疗养院等慈善机构与医院不同。

2. 医院级别　各级医院经过评审，按照医院分级管理标准确定为甲、乙、丙三等，三级医院增设特等，共三级十等。

一级医院：是直接向一定人口的社区提供预防、医疗、保健、康复服务的基层医院、卫生院。

二级医院：是向多个社区提供综合医疗卫生服务和承担一定教学、科研任务的地区性医院。

三级医院：是向几个地区提供高水平专科性医疗卫生服务和执行高等教学、科研任务的区域性以上的医院。

3. 医院的类型

综合医院：科别多，门类齐全。综合的意识是可以对各科疾病进行诊疗；具有综合治疗能力。

专科医院：为专科疾病设置。如传染病医院、精神病防治院、结核病防治院、血吸虫防治医院、肿瘤医院、眼科医院、口腔医院等。

(二)管理理论的发展

医院管理属于管理科学的一个分支。不了解管理的全貌，只了解医院管理，就可能有只见树木，不见森林的局限。而不懂得管理的人，无法承担更加广阔的事务。管理往往会牵涉到全局。而一个具有全局观念的医护人员在处理医疗问题时，往往考虑问题更加周全，后遗症更小。承载着管理思想的管理理论，随着社会发展越来越完善。管理理论创立的黄金时期是19世纪末和20世纪初。

1. 目标管理理论　目标管理(management by objectives, MBO)由美国著名管理学家彼得·德鲁克(1909－2005年)提出，现已成为现代管理学理论体系的重要组成部分。彼得·德鲁克(Peter F. Drucker)被尊为“现代管理之父”，著有《管理实践》。德鲁克从福特汽车公司濒临倒闭的事件中得出宝贵的教训：“经理人应以其客观职责为基础”。

目标管理强调管理的目标导向；强调目标管理的内部控制，即管理中的员工自我控制。目标管理的主要内涵是运用行为科学理论，使员工达成共识和取得绩效，使监督人员的角色从评判者变成了协助者，从而减少角色冲突和混沌。目标管理强调高层、中层、基层管理者职责的不同。目标管理的局限是：宏观的统筹与协调没有得到很好的处理。

2. 科学管理理论　科学管理理论(scientific management)是19世纪末20世纪初产生的。代表人物是被尊称为“科学管理之父”的美国人费雷德里克·泰勒(Frederick W. Taylor, 1856－1915年)，泰勒是美国著名发明家和古典管理学家，科学管理的创始人。他提出了著名的“差别计件工资制”和“标准化管理”。这些管理理论可以在一定程度上促进效率的提高。但科学管理的局限也存在：对人的因素考虑不全面，对个体差异和精神文化对工作的影响分析不足。

3. 行为管理理论　乔治·埃尔顿·梅奥(George Elton Myao, 1880－1949年)原籍澳大利亚，1923年加入美国国籍，著有《组织中的人》和《管理和士气》。该理论的主要内涵是：人不只是追求最大经济利益的“经济人”，而首先是社会人，不仅有纯物质的需求，还有社会的和心理的需求。梅奥认为，提高生产效率不能仅依靠工资报酬和工作条件，还要依靠士气。不足之处：过于强调人。

4. 决策理论　西蒙(Herbert. A. Smion)，美国管理学家、计算机学家和心理学家，是决策理论的代表人物。决策理论认为：管理过程就是决策的过程，管理的核心就是决策。西蒙强调决策职能在管理中的重要地位，以有限理性的人代替有绝对理性的人，用“满意原则”代替“最优原则”。

5. 系统理论　系统理论学派的重要代表人物是弗里蒙特·卡斯特(Fremont. E. Kast)。该理论的内涵是：将企业作为一个有机整体，把各项管理业务看成相互联系的网络的一种管理学派。该学派重视对组织结构和模式的分析，应用一般系统理论的范畴、原理，全面分析和研究企业和其他组织的管理活动和管理过程，并建立起系统模型以便于分析。

6. *双因素理论*　美国心理学家赫茨伯格(F. Herzberg)于 1959 年提出来的，全名叫“激励、保健因素理论”。该理论认为：理论把多种影响人们心理和行为的因素分为保健因素和激励因素。保健因素只能消除职工的不满，维持各项活动的顺利进行，但不能起到调动积极性的作用。激励因素的存在才能真正调动职工积极性，产生激励作用。保健因素是满足人的对外部条件的要求；那些能带来积极态度、满意和激励作用的因素就叫做“激励因素”。

7. *期望价值理论*　弗鲁姆斯基本内容是：管理中的各种激励因素作用力的大小，取决于职工对他所能得到的结果的全部预期价值乘以他认为可能得到该结果的概率。

8. *权变理论*　代表人是卢桑斯(F. Luthans)，他的《管理导论：一种权变学》是系统论述权变管理的代表著作。该理论的内涵是：企业管理要根据企业所处的内外条件随机应变，没有什么一成不变、普遍适用的“最好的”管理理论和方法。企业管理要根据企业所处的内部条件和外部环境来决定其管理手段和管理方法，即要按照不同的情景、不同的企业类型、不同的目标和价值，采取不同的管理手段和管理方法。管理中的各种可变因素主要是：①组织的规模；②组织中的人员相互联系和影响程度；③组织成员的技巧、能力、志向、兴趣以及个人性格；④目标的一致性；⑤决策层次的高低；⑥组织目标的实现程度等。

9. *“再造工程”理论*　理论的创始人是迈克尔·哈默(M. Hammer)。该理论的主要内容是：企业应以工作流程为中心，重新设计企业的经营、管理及运作方式，进行所谓的“再造工程”。美国企业从 80 年代起开始了大规模的企业重组变革，日本企业也于 90 年代开始进行所谓的“第二次管理革命”，近十几年间，企业管理经历着前所未有的脱胎换骨的变革。

10. *“X 理论-Y 理论”*　该理论由麦格雷戈(D. M. McGregor，1906－1960 年)创立。该理论的主要内容是：X 理论把人看作是天性厌恶工作、逃避责任、不诚实和愚蠢。因此必须采取强制、监督、惩罚的办法。Y 理论认为，人并不是被动的，人的行为受动机支配，只要创造一定的条件，他们会视工作为一种得到满足的因素，就能主动地把工作做好。因此在工作过程中存在的问题，应从管理上找原因，排除职工积极性发挥的障碍。X 理论是一种过时的理论；Y 理论才能保证管理的成功。

11. *系统理论*　该理论由美籍奥地利人、理论生物学家贝塔朗菲(L. Von. Bertalanffy)创立。他提出了“抗体系统论”。系统思想源远流长。“系统”一词，来源于古希腊语，是由部分构成整体的意思。该理论认为：整体性、关联性、等级结构性、动态平衡性、时序性等是所有系统共同的基本特征。这既是系统所具有的基本思想观点，也是系统方法的基本原则。任何系统都是一个有机的整体，它不是各个部分的机械组合或简单相加，系统的整体功能是各要素在孤立状态下所没有的。简而言之：“整体大于部分之和”(亚里斯多德语)。

(三)医院管理的基本内容

医院管理的基本内容是：

1. *人力资源管理*　主要是指人员的编制、调配、晋升和人才梯队建设。主要考虑以下几方面。

从结构上考虑：职称结构，年龄结构，学历结构，性别比例。

从选用原则上考虑：帅才与将才的关系，通才与专才的关系，德与才的关系。

由于特定的社会结构，对许多医院而言，都面临不容回避的问题：引进人才与培养人才的成本哪个更高，哪个的稳定性更好。另一个问题是，是使用有一定背景的人才还是使用没有背景却能开创新局面的人才。

2. 资金管理　通过对各类资金的规划与控制，解决资金的投入与产出，收支平衡，筹资投资等问题。

3. 信息管理　包括医疗信息、管理信息、服务信息。信息主要通过媒体传播。内部信息与外部信息的渠道通畅。尤其是可能对医院产生重大和突发影响的信息要及时预测和发布。

4. 物流管理　建立透明的采购监督制度，目的是为了保护干部。建立物品走向流程体系，一个物品在医院的各个部门之间的流向应有明确的程序单。

5. 成本管理　成本是医院管理水平的重要指标也是预测和决策的重要依据。包括制造成本、销售成本和管理成本。比如直接费用与间接费用，医疗卫生器材的更新与维修的计算。

6. 质量管理　所谓质量，按照国际标准化组织的定义就是“一组固有特性满足要求的程度”。简单说，质量就是期望值。对于医院来讲，期望值包括三个方面的内容：患者的期望值、社会的期望值和医院员工的期望值。

7. 业务管理　最为紧迫的是对医护等工作建立规范化的流程。

8. 风险防范管理　主要是职业保护和感染的防范。建立医院的法律人才队伍和兼职律师队伍。

9. 文化管理　确定医院精神，医院的发展方向。建立健全的档案系统。确定对外的形象代言人和新闻发言人的权限。

(四)医院管理理念

1. 职责理念　医院的体制问题和公益性质一直是制约医院发展的重要因素。政府对社会公共事业责任的理念，即政府切实承担起提供社会预防保健服务的职责，包括传染病控制、食品安全等；通过财政转移支付等多种手段，保护老年人、妇女儿童、残疾人等弱势人群的卫生医疗。

2. 公平理念　主要指医疗资金筹集、费用分担的公平性，这也是世界卫生组织评价各国卫生绩效的重要方面。除了提供特需医疗外，政府更要做足做实百姓的基本医疗；逐步扩大医疗保险，使医疗资源向广大农村倾斜。

3. 服务理念　即以人为本、以患者为中心的医疗保健服务的理念。要让员工参与到医院的运营管理，医疗机构在提供服务时不是以疾病为中心，也不是围绕管理便利来开展业务。

4. 风险管理理念　增强风险意识和保护观念。积极主动地应对和化解各类医患矛盾、医患纠纷。

5. 绩效理念　重视服务效率和管理成效。

6. 医院管理改革模式理念　公有化格局、福利医院与自由经营之间的责权利的改革，医疗、医药、医保联动改革的深化问题。

7. 成本管理理念　降低管理成本，提高管理效率。

链接7.1

医院概略

“医院(hospital)”一词，来自拉丁语 hospitalis，是宾客或寄宿的客人之意。我国早期的医院，有记录的是《周书·全会篇》。周成王曾为诸侯设立了“疾病者之医药居所”。隋唐设有“养病坊”、宋代设有“安济坊”、金、元时有“惠民药院”等。印度在公元前600年，设有收容贫病及残废者的场所。欧洲中世纪时代，基督教会正式设立医院，医院此时作为教会的慈善机构为大众服务。比如西方著名的方济会。

1918年建立的北京中央医院（现为北京大学人民医院），是中国现存的最早的现代化综合医院。中国近代史上第一家西医院是中山大学附属第二医院。中山大学附属第二医院始建于1835年11月，由美国传教士伯驾创办。1866年，中国第一家医学堂——博济医学堂在中山大学附属第二医院创办。

二、制度建设

知识积累

（一）医院制度的种类

制度有广义与狭义之分。广义的制度指“体系”，狭义的制度指一个系统或单位制定的要求下属全体成员共同遵守的办事规程或行为准则，专指一种公务文书。经济学家诺斯认为：“在历史上，人类制度的目的是要建立社会秩序，以及降低交换中的不确定性，并为经济行为的绩效提供激励”。为了迅速适应医院的工作环境，明确医务人员的职责，使工作合理有序，制定规章制度是必需的。

1. 按照性质分类

（1）人员管理制度：比如，进修制度、人员招聘选拔制度、职称评定制度以及卫生技术人员高职低聘、低职高聘、职工内退实施办法。

（2）岗位管理制度：比如门诊注射室工作制度、治疗室工作制度、换药室工作制度。

（3）物品管理制度：比如病房物品管理制度、车辆停放管理规定、病案管理制度。

（4）人事分配制度：比如工资奖金改革方案。

（5）事务制度：比如查房制度、病例讨论制度、重危患者抢救制度、保密工作规定。

（6）各级各类人员职责。

（7）财务制度。

（8）保密制度：由于医院各个部门相对独立又互相联系，有政出多门的现象。但是，每个部门与全局之间的制度适应范围不同。

2. 一般按照级别的不同分类

（1）院级制度：由医院发布，适应医院各个部门或个人，医院行政或党委发布。

（2）部门制度：由各个科室制定，局限在本科室有效。

（3）岗位制度：在科室内部，不同职责岗位的人员和事务进行规范。

（二）医院制度的执行

1. 健全制度　健全制度是执行的基础。制度的漏洞常常使公务行为无法可依。现代社会是法制社会，一切行为都必须有章可循。

2. 制度的科学性、长效性、系统性、可行性　好的制度来源于实践并对实践具有指导意义。

3. 制度应该作到虚实结合　过于实际不能全面指导工作，没有辐射全局的意义；过于概括又显得空洞。

4. 制度的合理性　不合理的制度常常是不公平、漏洞多、要求高、过于复杂。因此合理的制度是公平、全面、具体。

5. 执行机构　一般采取“谁发布谁执行”的原则。监督机制是执行的重要环节。律己很难。曹操“割发代首”的故事深刻说明这点。封建皇帝如汉武帝和顺治皇帝都曾经发布“罪己诏”,但是这些都无济于事。实际上自己是不能严格要求和约束自己的。采取互相监督和第三方监督的方式是很必要的,比如舆论监督和曝光。

6. 执行的原则和要求

(1)领导干部要率先垂范。保证制度的权威性和严肃性。

(2)培育尊重制度的良好氛围。

(3)坚持持久的跟踪监督。坚持可以形成一种习惯。

三、绿色通道

知识积累

(一)什么是“绿色通道”

“绿色通道”在交通运输、学生入学、医疗等行业被广泛采用。人们之所以喜欢绿色通道,是因为绿色通道的快速、有序、安全、有效。

绿色通道实质上是一种制度。急救医疗绿色通道是医疗行业内快速救治的程序和制度。

1. 绿色通道的过程　包括从患者的呼救开始,急救中心的受理、快速出诊、现场救治、途中转运、院前与院后接诊、连续救治、手术、ICU、生命平稳等一系列过程。

2. 绿色通道的要素

(1)人员:具有临床急救经验的高中级技术人员。一般有专门的人员名单和后备人员名单。

(2)设备:绿色通道的设备最好是专用,对使用频率高和昂贵的器材可以临时征用,优先使用。

(3)经费:主要包括经费预付金和追讨方式。许多地方医院与当地民政、警察局、城管部门签订预付和追讨协议,使绿色通道畅通。

(4)药品:开设了绿色通道的医院在急救药品上采用的是专供制度。

(5)制度:为了确保畅通,明确职责,必须制定专门的管理制度。

(二)绿色通道的范围

绿色通道的范围是指绿色通道的适应对象。适合绿色通道的患者有如下几类:

1. 心肺骤停、休克、昏迷、严重中毒、严重复合伤、大出血、循环呼吸骤停、严重心律失常、急性重要脏器功能衰竭、生命垂危等患者的急诊处理。

2. 无家属陪同且须急诊处理的患者。

3. 无法确定身份(如智力残障且无陪护者等)且须急诊处理的患者。

4. 不能及时交付医疗费用且须急诊处理的患者。

5.“110”、“119”、“122”、民政局及其他相关部门送来的危重患者,且无家属陪护者。

6. 各类公共突发事件的医疗抢救。

7. 帮助困难城乡低保户、农村五保户和重点优抚对象(不含在乡镇六级以上伤残军人)解决入院首付治疗费。

(三)医院绿色通道的措施

符合医院绿色通道范围患者来院接诊后，应采取下述措施：

1. 导医或120电话接通后，由值班人员将有关情况向分管的业务副院长汇报，业务副院长汇报院长，院长向120接警台和导医或值班人员发布命令，绿色通道启动。

2. 值班人员通知绿色通道医护人员和院内急救系统。

3. 接诊后即开通静脉通道及生命体征监测。及时传呼相关临床、医技科室医生；对无陪护者传呼护工陪送，并通知总值班到场。对危重患者由医生或护理人员陪同边抢救、边检查，并在处方、检验、用血及辅助检查申请单上加盖绿色通道印章，实行“二先二后”(即先救治处置，后挂号交款；先入院抢救，后付款办手续)。及时请上级医生及各科会诊，必要时通知总值班及医院急诊抢救小组。

4. 需住院或手术患者，及时与相关科室联系，并由医生或护理人员送至相关科室。

5. 急诊科实行24h连续应诊制及首诊负责制，有关科室值班人员接到急诊会诊请求后应于5min内到达会诊地点。对重危患者的基本情况、联系电话、事发地点、病情摘要、初步诊断、诊疗措施及去向做详细记录以便查核。

6. 绿色通道安排护工实行24h服务，负责迎、送患者和入院后有关检查、交费、取药、手续办理的陪护和帮助服务。

7. 凡遇严重复合伤的患者，原则上由对患者生命威胁最大疾病的主管科室收治，如有争议，急诊科医师有权裁决，必要时会同医务科或行政总值班协商解决。

8. 绿色通道实行“首诊负责制”原则。首诊负责制是第一位接诊医师即首诊医师对其接诊患者，特别是急、危重患者的检查、诊断、治疗、会诊、转诊、转科、转院等工作负责到底的制度。

(四)绿色通道的程序

1. 在急诊科处置的患者，办公时间由主管医师、急诊科主任和护士长3人签名，开通“绿色通道”并签署“绿色通道审批单”，非办公时间由经管医师签署。

2. “绿色通道审批单”一式三份(表7-1)，急诊收费、医务科和急诊科各留一份。处方、检查申请单上应加盖绿色通道专用章。患者家属或护工凭“绿色通道审批单”到急诊收费处办理挂账手续，家属凭处方、检查申请单及挂账发票接受检查，领取药物。

表7-1　××医院绿色通道审批单

绿色通道印章加盖处			
患者姓名：	性别：	年龄：	
住址：	联系电话：		
身份证：	由何单位送来：		
联系人姓名：	联系人性别：	联系人年龄：	联系人电话：
联系人身份证：	就诊日期：　年　月　日　时　分		
初步诊断：	开通绿色通道原因：		
	审批人：　日期		

3.“绿色通道审批单”作为医药费的结算凭证，患者转入病房由急诊收费处协助监护人或患者家属结账，将“绿色通道审批单”转入住院登记处，出院时一并结账。处方及检查单分别在药房和医技科室保存。

4.“绿色通道”患者原则上应在急诊室就地安置抢救，需转入住院时，办公时间由医务科审批，非办公时间由总值班核实审批。急诊收费处办理入院手续。

5. 绿色通道记录单：绿色通道开通后，主管医生需在绿色通道记录单上记录基本情况（表7-2）。

表 7-2　××医院绿色通道记录单

<table>
<tr><td colspan="6">患者姓名：　　　性别：　　　　年龄：　　　　住址：</td></tr>
<tr><td colspan="3" rowspan="2">患者身份证号</td><td rowspan="2">联系人</td><td>姓名</td><td>与患者关系</td></tr>
<tr><td colspan="2">电话号码</td></tr>
<tr><td>来院时间</td><td colspan="2">年　　月　　日</td><td colspan="3">来院方式：家属　110　120　122　其他</td></tr>
<tr><td>事发地点</td><td colspan="2"></td><td colspan="3">车号　　　　警号　　　　部门</td></tr>
<tr><td>临床诊断</td><td colspan="5"></td></tr>
<tr><td colspan="6">首诊科室　　　　　　医师　　　　　　护士</td></tr>
<tr><td colspan="6">病情摘要</td></tr>
<tr><td colspan="6">绿色通道临时医嘱：
1. 一般治疗项目（附费用通知单）
2. 辅助检查项目
3. 处方号</td></tr>
<tr><td>患者去向：</td><td>留观</td><td>住院</td><td>出院</td><td>转院</td><td>住院科室</td></tr>
</table>

四、医院交流系统

知识积累

医院交流系统是医院在人员、技术、信息、通讯、管理和资源等方面进行交流的方法和措施。包括医院内部交流和医院外部交流。医院交流系统可以对内提供信息、思想感情、管理上的便利，可以提高工作效率；对外可以加强医院与兄弟单位的联系。医院内部交流系统包括以下几方面。

(一)医院信息交流系统

1. 医院网站建设和医院内部局域网建设 传统的档案与网络的信息容量是无法比拟的。医院涉及的患者档案和各类记录内容庞杂，药品种类和数量巨大，账目繁复，工作效率低下，为了解决这些难题，最好的方法就是建立网络。

网络分外网和局域网。外网与局域网要严格分开。医院的管理者应该清醒地认识到这个问题的重要性。由于外网容易受到攻击，尤其是在发生医疗纠纷之后更容易被黑客攻击，建议设计时将药房、住院部、收费室、护理部、医生办公室等重要地方各自设置成局域网，使得各个科室之间的信息实行共享。医生需要及时了解药品使用的动态，护士可以及时查阅临时医嘱。局域网具有下列优点：

(1)信息安全：从正面来讲，主要了解患者的用药情况、各类检查及住院费用，对患者每天的发生额作出及时反应并及时通知患者补交住院预交金，有效地减少了由于丢失患者而造成的损失。门诊、住院与医技诊疗系统的信息共享，有效地避免了冒名进行检验、检查、治疗、取药等情况的发生，保证了患者的利益。从反面来讲，可以有效地避免泄密。医疗卫生系统之间的竞争非常激烈，商业间谍无处不在。竞争对手使用的竞争手段也多有不道德的情况。如果使用外网则资料信息泄密的可能性大大增加，如果使用局域网则泄密的可能性大大降低。

(2)提高效率：患者的一切费用均通过系统自动计费，基本上堵住了漏费及人情费。

(3)降低消耗：药品管理系统对药品的采购、入库、出库、盘点进行了严格的管理。高效的盘点功能减少了药品的无谓消耗。

(4)检索方便：病案系统可以有效地减少病案的丢失率。通过病案首页和人名管理，可检索出所有满足要求的病案的信息。

(5)便于管理：医院各级领导随时可以通过综合查询系统对临床过程的全程监控，提供物流(药品、卫生器材)的精确管理和控制。

2. 通讯设施 内线电话的配置是医院管理的重要渠道和途径。

3. 通知系统 事务通知的渠道和途径要保持畅通。一般可以行政级别从上向下的垂直方向进行通知与同事之间的横向联系相结合。比如发生重大和突发公共卫生危机的时候，紧急预案启动后，发出通知的部门和人员应进行明确规定。

4. 职工信息档案系统 主要由人事部门制定。

5. 点播触摸屏幕系统 可以为患者提供卫生保健、医学动态、医院介绍等方面的内容。

(二)管理交流系统

卫生组织机构按照其功能与性质可以分为：卫生行政组织、卫生事业组织和群众卫生组织。

1. 卫生行政组织 行政组织实质上包括人事和行政两个方面，是权力归属的结构。

在我国目前的情况下，由于国家体制的原因，卫生行政组织职权归口在各级党委和政府部门，而业务上形成纵向关系的垂直管理。

法人代表制度主要是指院长负责制。

院长负责制的组织结构，从人事和行政的分类管理是——院长：负责行政和日常全面工作。分管行政副院长、业务副院长、科教副院长、后勤副院长。党委书记负责人事，主要分管工会、共青团、党委办公室。行政副院长分管：院长办公室、人事处、保卫处、审计处。

业务副院长分管:医务处、护理部、门诊办公室、医患纠纷调解中心、市场开发部。科教副院长分管:医学教育研究室、协会、资料室、档案室、图书室。

2. 卫生行政交流措施　交流系统的实质就是提出交流的方法和措施。不同的交流渠道和途径可以为不同类型的人和不同的情况找到解决问题的方法。医院的行政部门可以实行下面的方法:

(1)会议制度:各科室主管可以定期开会交流以获取各方面的信息。

(2)工会组织:为职工提供生老病死的人道关怀,比如送花、送药等温暖工程。

(3)院长接待日活动:院长接待日,可以让患者解决问题找到最直接的途径。

(4)成立各类协会:协会可以凝聚职工,这是对内加强团队建设的有效方法。

(5)接纳社会上的慈善机构介入:比如成立廉价药房,捐赠超市,专门用于特困患者的资助。

(三)医患沟通交流系统

医患沟通与交流对医院的意义重大。有效的沟通可以减少误会,增进了解,获得相互的谅解。尤其是可以有效地降低医疗纠纷带来的赔偿。沟通有许多途径,其中最重要的是医护人员与患者的直接接触。除此之外,医院提供更多的沟通途径,也可以缓解医患紧张的情况。

1. 设立病友交流活动室　地点可以设在病房的顶层,便于患者之间进行心理减压。活动室内可以提供患者需要的医疗知识、医学科普、医院简介等类的图书和闭路电视。

2. 成立医患沟通调解中心　医患调解中心可以成为一个常设科室。专门调解医疗纠纷。配备专门的人员和设施。一个医院如果索赔的额度过多,医院可能会赔跨。出了医疗纠纷之后,如果有专门的机构进行研究和处置,可以减少赔付金额。虽然有些医院把医患纠纷的调解设在医务科或其他科室,但多半是在纠纷产生之后才进行处置,而调解中心则是关注在纠纷产生之前和纠纷的前期就进行处理。

3. 建立患者诚信记录系统　建立这个系统是为了有效地防范风险。这类信息属于医院机密资料,调阅的范围非常局限。利用计算机对患者进行分类、归类。在患者的基本信息中输入患者的诚信状况。患者的诚信涉及:态度蛮横、恶意欠费、辱骂医务人员、对医护人员有暴力倾向和暴力行为、干扰医护人员治疗、使用假币、家属遗留患者、拒不签字、有黑社会背景、有盗窃医院财物嫌疑、破坏医院财物等。按照患者及其家属的事件性质不同可以设为若干等级。建立诚信记录系统的目的是为了有针对性地对待有不良记录的患者,防止其再次对医院及医务人员产生威胁,降低医疗风险。

(1)诚信等级

①绿色信用:属于正常的没有任何不良记录的患者,在输入患者的名字时,显示绿色。

②橙色信用:有轻微程度的危害。比如辱骂、使用假币、干扰医护人员治疗、拒不签字等。在输入名字时显示橙色。

③黄色信用:有严重危害行为。遗留患者、有盗窃医院财物嫌疑、破坏医院财物等。在输入患者名字时显示黄色。

④红色信用:属于高危人群。有黑社会背景、吸毒、暴力行为等。在输入患者名字时显示红色。

(2)记录内容

①个人信息:包括患者的姓名、性别、身份证号码、出生日期、既往病史、家庭现在和原住址、过敏史、生育记录、手术记录、出生医院、是否有疫区生活经历等。

②信用记录:包括诚信等级的所有内容。

③查询要求:分为院长查询、主治医生查询、护士长查询和局域网络管理员查询四种。每一个查询级别只能查询相关的记录。

④公共记录与特殊记录:包括患者和家属治疗期间的费用交纳。特殊记录,如皮肤是否有刺青,头发、穿着打扮是否怪诞,是否有黑社会背景。"医托"、"医闹"和医疗事故或交通事故理赔中经常有黑社会的背景。这类人对医院的破坏最大。

(四)技术交流系统

人才成长需要得到锻炼的机会。需亲自进行实践,从实践中把学到的理论知识联系起来,加速人才的成长。但是由于医疗卫生行业的特殊性,在实践中是不允许失败的,所以大学毕业生要亲自接触临床,然后成长起来需要很长的时间也要付出巨大的代价,尤其是对患者不利。为了解决这些问题,一个方法是参加各类学术性的组织,二是加入到医院的各种团队中,三是实行导师制度,四是实行学徒制。下面分别介绍。

1. 参加各类学术性的组织　高等医学院校的医疗专业毕业生可以参加医学会。对于医疗相关专业的毕业生则可以参加各学科的协会。如,中华护理学会,口腔医学会,中华医学会,物理医学与康复分会,中国药学会,中华妇产科学会等,参加学会进行交流对专业水平的提高具有很大的促进作用。

2. 医院内部的团队　大型综合性的医院,由于人员密集,高水平的医生比较多,所以很容易产生自发的民间性的团队。比如乒乓球协会、乐队等。团队的性质可以是学术性也可以是文娱体育类。在一个高智商的团队中,人的思想会很开阔;在一个人格高尚的团队中可以提高自己的人品。

3. 实行导师制　导师制是传统的结对帮扶的翻版。导师为管辖的医护人员制定培养目标、培养计划、任务、措施等。在医院实行导师制非常有必要,因为一般的毕业生在很短的时间内实际上无法独立工作,导师必须对手下的医护人员进行全程跟踪管理,包括对其工资奖金的发放。

(五)对外交流系统

对外交流一是与不同的行业之间的交流,二是与国际的技术、资金和人员之间的交流。

1. 医院与不同行业的交流

(1)管理交流:医院与"119"、民政部门和"110"的交流较为密切。通过火灾急救送来的伤病员、交通事故、匪警发生的人员伤害和民政部门送来的流浪人员是医院很难处理的。主要是没有陪伴和欠费。多半医院要与"119"、"110"、救助站、民政局、城市管理局、社会福利院和养老院之间签署协议,以保证这些部门送来的患者得到及时有效的治疗,也保证医院有费用上的保障。

(2)公益交流:医院与慈善机构进行联合行动,对特殊患者进行募捐。

(3)媒体交流:医院与媒体在治疗信息等方面可以进行交流与合作。

(4)进修与培养:医院与上一级国家一流医院之间签订人员培养协议,是促进医务人员迅速成长的重要渠道。

(5)财务交流:与保险公司与新型农村和医疗机构的合作交流。制定资金支付方式与流程,解决计算办法。

2. 国际交流

(1)成立友好医院:先进的医院管理理念、医疗技术和设备总是在医院之间的交流中得到快速传播的。

(2)人员互相交换:发达国家对发展中国家的人员输出,往往是把先进的观念、技术和手段输送给发展中国家的医院。这样可以缩短差距,有利于对付全球性的公共卫生灾害。比如,西方向中国派遣专家组,中国各地医院派遣人员到发达国家的医院进修学习,或者派遣医务人员到不发达国家提供人道主义的医疗救护,如地震医疗救护等。

(3)设备的引进与输出:如先进的救护设备、急救车辆、急救器材等提高医技的档次。

(4)讲学交流:专家讲座、学术报告会可以把学术的发展方向、国际前沿的知识带给欠发达地区。

(5)远程医疗:远程医疗,包括远程影像学、远程诊断、远程护理等医疗活动。利用先进的网络进行异地会诊,采纳专家的治疗建议,提高治疗效果。

(6)远程教育:利用网络进行远程医学教育,通过视频播放可以让更多的人接受专家的指导。

背景知识

西方社会信用体系简介

社会信用体系是一个庞大的社会系统工程,涉及信用立法、信用监管、信用管理与服务、不良信用惩罚机制等方面。西方国家建立了不同模式的社会信用体系,总括起来有三种:一是以美国为代表的企业经营模式,二是以德国等为代表的政府主导模式,三是以日本为代表的行业协会模式。在信用信息内容方面,不仅征集负面信用信息,也征集正面信息。社会信用体系需要界定三个关系:信息公开和保护国家秘密的关系,信息公开和保护企业商业秘密的关系,信息公开和保护消费者个人隐私权的关系。

形形色色的“绿色通道”

交通部门:“绿色通道”是指鲜活农产品公路运输“绿色通道”。从 2005 年开始,按照国务院统一部署,交通部会同公安部、国务院纠风办、农业部、财政部、国家发展改革委、商务部等部门开展了“绿色通道”的建设工作。

教育部门:“绿色通道”制度是为切实保证贫困家庭学生顺利入学,教育部规定各公办普通高等学校都必须建立“绿色通道”制度,即对被录取入学、经济困难的新生,一律先办理入学手续,然后再根据核实后的情况,分别采取不同办法予以资助。

海关部门:所谓“绿色通道”,也称“无申报”通道或“免验”通道,是指旅客携带无须向海关申报的物品或只出示申报单或有关单证后即可放行的通道。

链接7.2

医院绿色通道的欠费问题严重

据新华网(http://news.xinhuanet.com)的报道:为了让危重患者得到及时救治,我国各医院一般都设立了“急诊绿色通道”。然而，在及时抢治伤者的同时，这种接诊模式客观上给医院带来了不小的经济负担，医院叫苦不迭。各地医院设立的绿色通道制度目的是为了弘扬救死扶伤的人道主义精神。进入“急诊绿色通道”的危重患者，有好心的路人送来的；有110、120、129送来的；也有突发事件发生后，政府指定治疗的。但是由于产生的费用无人埋单，甚至有恶意欠费的现象，影响了医院的正常发展。

五、实习生管理

知识积累

实习的意义重大。从理论上讲，实习是理论与实践的重要衔接阶段，是将理论知识运用于实践的重要途径。从医院来讲，每个医院承担着医学教育的重要任务。从学生个人来讲，实习是工作前的重要准备。对于很多实习生而言，实习地点的选择与就业是同步的。所以实习对于学生来讲，重要性不亚于就业。因此实习生的管理牵涉两个方面，一是学校对实习生的管理，一是医院对实习生的管理。

(一)学校对实习生的管理

1. 实习的管理体制问题　目前许多学校由于体制的原因，对实习生的管理混乱。涉及实习生管理的部门有招生就业部门，教务管理部门，学生管理部门。招生就业部门负责给学生提供就业的信息，教务部门负责实习地点的联系与实习生的选派分配，学生管理部门负责考勤。结果由于步调不一，沟通不畅，常常出现混乱。在实习生管理上学校应该寻求更加高效的机制。学校行政体制上应进行重大的改革，使三个方面进行有效的协调。

2. 实习生的级别管理　应建立实习生多级管理的模式。

3. 实习的宣传发动工作　实习生代表了学校的形象，也是各个学校教育教学水平的总体展示的机会。实习生的品质一定程度上影响用人单位对学校的接受程度。因此做好实习工作对学校是很重要的。实习前要在校园营造一种氛围。让学生有一种紧迫感和危机感。这样学生才能高度重视和关注实习。这也给在校生一种提示，让在校生明确学习的目的，促进学风的改变。实习前的宣传途径：

(1)实习动员大会：实习动员，调动学生的实习意向。可以合理安排在校的时间，也可以更多更有意识地了解实习单位的情况。

(2)实习宣传标语与口号：口号与标语起到的是一种提醒、警示或激励的作用。

(3)利用学校宣传阵地，可以通过讲座、展板、广播、黑板报、宣传单、网络等形式系统全面地对实习生进行实习前的系列培训。为实习生提供实习单位的情况介绍和工作前的辅导。

(4)实习前的强化训练：强化训练目前只在专业课程中开展，而在对医院制度的学习，职业道德的教育，人际沟通的强化，纪律观念，医疗纠纷的处理技巧等方面是欠缺的。实习前的强化训练应该是全面的。

(5)系列讲座与专题介绍：学校和学校社团组织老师或实习单位的负责人对实习前准备的专题介绍。

学生实习前的准备包括：①实习单位的情况简介。包括实习单位的所有制性质(公营、集体、私立或股份制)、规模级别、属地、单位的领导层、科室设置、经营特色和文化、规章制度及经济状况。②工作情况。工作内容、工作时间、工作性质、工作流程、工作制度、科室流动的程序。

③实习选拔的知识考试。考试笔试的基本要求是:知识面广、难度适中、各学科知识面面俱到。④面试选拔的基本要求。实习单位派人到学校选拔实习生时,如:着装、礼貌、谈吐、灵活性、身高、视力等。⑤对实习地的了解。包括实习地的风土人情和风俗习惯,治安状况,饮食习惯等。⑥迅速适应新环境。包括人际环境和驻地的周边环境。⑦资金和贵重物品的管理。学会保管好自己的资金和贵重物品。⑧人身安全。包括交通、与人交往,疾病防治等。⑨心理准备。从学生角色心态向职工角色心态转变。⑩物品准备。必要的生活物品和工作资料的准备。

4. 对考勤的管理　严格请假制度。

5. 实习文件的管理　实习文件包括:实习计划、实习手册、实习日记、实习总结、调查报告。

(二)医院对实习生的管理

1. 组织纪律的管理　学生从身份的改变到观念的改变有一个适应过程。在学校期间,学校的管理相对宽松。而工作单位对职工的纪律要求明显比学校对学生的要求高,并且考勤的管理是与经济直接挂钩的。所以用单位对职工的纪律要求来严格约束学生是有一定困难的。纪律的管理包括:

(1)组织观念的培养:培养实习生下级服从上级的观念,可以使学生迅速适应社会。

(2)考勤的管理:严格执行请假制度。明确请假的程序和权限,在实习生上岗前的培训中应明确交代。

2. 业务管理　严格无菌观念,规范进行基础护理和各专科护理的基本技能操作。加强巡视病房,善于观察和及时处理患者的身心变化。实习期间无投诉、无差错、无事故。如发生差错事故,应及时向组织反映(护士长、护理部、学校),并认真检讨,视情节轻重和学生态度给予批评教育或纪律处分。

3. 专业思想教育　树立全心全意为患者服务的思想,养成良好的医德和严谨的工作作风,正确处理学习与实习的关系,努力完成实习计划的要求,巩固和提高所学的基础理论、专业知识和基本技能,培养科学的思维方法和独立分析问题的能力。培养良好的职业道德,忠于职守、情感稳定、反应敏捷、耐心细致、开朗无私、态度和蔼、举止端庄。着装符合要求:穿白色软底鞋,不戴手链、戒指、耳环,不许浓装艳抹。实习中应具有勤奋、刻苦、团结、向上的积极学习和协作态度;具有不断寻求新知识、新技术和建立和谐人际关系的愿望及行为。

4. 实习生的接收制度　实习生的管理一般由分管副院长负责,科教科(或医教科)统一管理,医教科主管和护理部分管的形式。凡实习的学生由科教科统一接收和安排,并由专人负责管理。实习人员需持科教科介绍信方可到各科室报到。进入医院实习时,应与实习接收单位签订《实习生实习协议》。实习生每转完一科应写自我鉴定,再由带教老师签署评语,科室盖章。实习全部结束后将鉴定手册、实习轮转科室记录表及胸牌由队长收齐交护理部。实习轮转科室记录表丢失者医院不签署鉴定。

5. 实习生报到及缴费　实习生应凭行政、组织介绍信和《实习报到通知书》按时到科教科报到。实习费用必须在报到前或报到时凭科教科出具的《缴费通知单》到有关部门一次性交清。中途退学或被终止实习者,不予退款。

6. 实习生宿舍管理　主要实行制度管理和专人管理。制定相应的制度如物品损坏赔偿制度、作息时间制度等。

7. 实习生的文化生活　实习单位可以在节假日和其他特定的日子为实习生提供文体活动的场地,让实习生举办一些文体活动;或者医院举办座谈会等形式,让实习生尽快融入到医院或单位的大环境中去。

8. 实行汇报制度　实习生应在一定的时间内向带教老师进行口头或书面汇报。及时的汇报有利于了解实习生的动态。

链接 7.3

如何选择学校的实习基地

由于专业的性质不同，专业与职业的对应性比较明显。护理专业的实习对应口径单一，主要是医疗卫生部门。药剂专业根据专业方向有医院、药房、药厂等。口腔专业则以口腔医院和义齿加工厂为主。检验专业以医院和相应的检验检疫部门为主。要弄清各实习基地的特色和重点科室，尽快了解工作环境。实习生应根据就业意愿来选择实习基地。

第二节　卫生法律法规简介

一、法律、法规目录

知识积累

(一)卫生法律目录(部分)

1.《中华人民共和国执业医师法》
2.《中华人民共和国药品管理法(修正)》
3.《中华人民共和国职业病防治法》
4.《中华人民共和国红十字会法》
5.《中华人民共和国母婴保健法》
6.《中华人民共和国食品卫生法》
7.《中华人民共和国献血法》
8.《中华人民共和国国境卫生检疫法》
9.《中华人民共和国传染病防治法(修订)》

(二)卫生法规目录(部分)

1.《辐照食品卫生管理办法》
2.《学生集体用餐卫生监督办法》
3.《食品卫生监督程序》
4.《食品卫生行政处罚办法》
5.《中华人民共和国药品管理法实施条例》
6.《职业病危害事故调查处理办法》
7.《职业病危害项目申报管理办法》
8.《职业健康监护管理办法》
9.《国家职业卫生标准管理办法》

10.《中华人民共和国护士管理办法》
11.《消毒管理办法》
12.《食品添加剂卫生管理办法》
13.《职业病诊断与鉴定管理办法》
14.《转基因食品卫生管理办法》
15.《婚前保健工作规范(修订)》
16.《医疗事故技术鉴定暂行办法》
17.《医疗事故分级标准(试行)》
18.《职业卫生技术服务机构管理办法》
19.《卫生行政执法文书规范》
20.《传染性非典型肺炎防治管理办法》
21.《医疗美容服务管理办法》
22.《处方管理办法(试行)》
23.《医疗事故处理条例》
24.《学校卫生工作条例》
25.《艾滋病监测管理的若干规定》
26.《化妆品卫生监督条例》
27.《突发公共卫生事件应急条例》
28.《结核病防治管理办法》
29.《医疗废物管理条例》
30.《乡村医生从业管理条例》
31.《性病防治管理办法》

二、相关的法律法规简介

知识积累

(一)《医疗事故处理条例》简介

《医疗事故处理条例》于2002年2月20日国务院第55次常务会议通过,2002年4月4日国务院令第351号公布,自2002年9月1日起施行。条例规定就医疗事故的范围、鉴定、赔偿和处理做了详细的规定。新条例分总则、医疗事故的预防与处置、医疗事故的技术鉴定、医疗事故的行政处理与监督、医疗事故的赔偿、罚则、附则等共7章63条。按照规定,1987年6月29日国务院发布的《医疗事故处理办法》在新条例施行时废止。这一条例有如下特点:事故范围有所扩大;事故鉴定注重程序公正;患者及其家属有权要求复印病历;事故赔偿范围扩大、标准统一。

1. 含义　医疗事故,是指医疗机构及其医务人员在医疗活动中,违反医疗卫生管理法律、行政法规、部门规章和诊疗护理规范、常规,过失造成患者人身损害的事故。

2. 分级　根据对患者人身造成的损害程度,医疗事故分为:

一级医疗事故:造成患者死亡、重度残疾的;

二级医疗事故:造成患者中度残疾、器官组织损伤,导致严重功能障碍的;

三级医疗事故：造成患者轻度残疾、器官组织损伤，导致一般功能障碍的；

四级医疗事故：造成患者明显人身损害的其他后果的。

3. 预防

(1)必须严格遵守医疗卫生管理法律、行政法规、部门规章和诊疗护理规范、常规，恪守医疗服务职业道德。

(2)进行医疗卫生管理法律、行政法规、部门规章和诊疗护理规范、常规的培训和医疗服务职业道德教育。

(3)设置医疗服务质量监控部门或者配备专(兼)职人员，具体负责监督本医疗机构的医务人员的医疗服务工作，检查医务人员执业情况，接受患者对医疗服务的投诉，向其提供咨询服务。

(4)按照规定的要求，书写并妥善保管病历资料(因抢救急危患者，未能及时书写病历的，有关医务人员应当在抢救结束后6h内据实补记，并加以注明)。

(5)严禁涂改、伪造、隐匿、销毁或者抢夺病历资料。

(6)患者有权复印或者复制其门诊病历、住院志、体温单、医嘱单、化验单(检验报告)、医学影像检查资料、特殊检查同意书、手术同意书、手术及麻醉记录单、病理资料、护理病历以及国务院卫生行政部门规定的其他病历资料。复印或者复制病历资料时，应当有患者在场。

(7)在医疗活动中，医疗机构及其医务人员应当将患者的病情、医疗措施、医疗风险等如实告知患者，及时解答其咨询。

(8)医疗机构应当制定防范、处理医疗事故的预案，预防医疗事故的发生，减轻医疗事故的损害。

4. 处置

(1)在医疗活动中发生或者发现医疗事故、可能引起医疗事故的医疗过失行为或者发生医疗事故争议的，应当立即向所在科室负责人报告，科室负责人应当及时向本医疗机构负责医疗服务质量监控的部门或者专(兼)职人员报告；负责医疗服务质量监控的部门或者专(兼)职人员接到报告后，应当立即进行调查、核实，将有关情况向本医疗机构的负责人报告。

(2)发生医疗事故的，医疗机构应当按照规定向所在地卫生行政部门报告。发生重大医疗过失行为的，医疗机构应当在12h内向所在地卫生行政部门报告：①导致患者死亡或者可能为二级以上的医疗事故；②导致3人以上人身损害后果。

(3)发生或者发现医疗过失行为，医疗机构及其医务人员应当立即采取有效措施，避免或者减轻对患者身体健康的损害，防止损害扩大。

(4)发生医疗事故争议时，死亡病例讨论记录、疑难病例讨论记录、上级医师查房记录、会诊意见、病程记录应当在医患双方在场的情况下封存和启封。

(5)疑似输液、输血、注射、药物等引起不良后果的，医患双方应当共同对现场实物进行封存和启封，封存的现场实物由医疗机构保管；需要检验的，应当由双方共同指定的、依法具有检验资格的检验机构进行检验；双方无法共同指定时，由卫生行政部门指定。疑似输血引起不良后果，需要对血液进行封存保留的，医疗机构应当通知提供该血液的采供血机构派员到场。

(6)患者死亡，当事人不能确定死因或者对死因有异议的，应当在患者死亡后48h内进行尸检；具备尸体冻存条件的，可以延长至7d。尸检应当经死者近亲属同意并签字。拒绝或者拖延尸检，超过规定时间，影响对死因判定的，由拒绝或者拖延的一方承担责任。

(7)患者在医疗机构内死亡的，尸体应当立即移放太平间。死者尸体存放时间一般不得超过2周。逾期不处理的尸体，经医疗机构所在地卫生行政部门批准，并报经同级公安部门备案后，由医疗机构按照规定进行处理。

5. 医疗事故赔偿的项目和标准

(1)医疗费：按照医疗事故对患者造成的人身损害进行治疗所发生的医疗费用计算，凭据支付，但不包括原发病医疗费用。结案后确实需要继续治疗的，按照基本医疗费用支付。

(2)误工费：患者有固定收入的，按照本人因误工减少的固定收入计算，对收入高于医疗事故发生地上一年度职工年平均工资3倍以上的，按照3倍计算；无固定收入的，按照医疗事故发生地上一年度职工年平均工资计算。

(3)住院伙食补助费：按照医疗事故发生地国家机关一般工作人员的出差伙食补助标准计算。

(4)陪护费：患者住院期间需要专人陪护的，按照医疗事故发生地上一年度职工年平均工资计算。

(5)残疾生活补助费：根据伤残等级，按医疗事故发生地居民年平均生活费计算，自定残之月起最长赔偿30年；但是，60岁以上的，不超过15年；70岁以上的，不超过5年。

(6)残疾用具费：因残疾需要配置补偿功能器具的，凭医疗机构证明，按照普及型器具的费用计算。

(7)丧葬费：按照医疗事故发生地规定的丧葬费补助标准计算。

(8)被抚养人生活费：以死者生前或者残疾者丧失劳动能力前实际抚养且没有劳动能力的人为限，按照其户籍所在地或者居所地居民最低生活保障标准计算。对不满16周岁的，抚养到16周岁。对年满16周岁但无劳动能力的，抚养20年；但是，60周岁以上的，不超过15年；70周岁以上的，不超过5年。

(9)交通费：按照患者实际必需的交通费用计算，凭据支付。

(10)住宿费：按照医疗事故发生地国家机关一般工作人员的出差住宿补助标准计算，凭据支付。

(11)精神损害抚慰金：按照医疗事故发生地居民年平均生活费计算。造成患者死亡的，赔偿年限最长不超过6年；造成患者残疾的，赔偿年限最长不超过3年。

(二)《护士条例》简介

1. 性质、时间　由国务院颁发的法规。颁布时间：2008年1月31日；执行时间：自2008年5月12日起施行。

2. 规定护士的概念　护士是指经执业注册取得护士执业证书，依照条例规定从事护理活动，履行保护生命、减轻痛苦、增进健康职责的卫生技术人员。

3. 规定申请护士执业的条件　一是取得全日制大中专护理、助产专业的毕业生，取得相应的学历；二是学制3年以上(含3年)；三是完成8个月以上护理临床实习。

4. 职业注册有效期　护士执业注册有效期为5年，超过5年可以延续注册，延续执业注册有效期为5年。

链接7.4

中国残疾分类标准：首先，以社会功能障碍的程度划分残疾等级。其次，为利于国际学术交流和资料的互相比较，凡是已经有国际统一标准的，尽量和国际统一标准取得一致；对没有国际统一标准的，自行制定。肢体残疾分级，见表 7-3；视力残疾分级，见表 7-4；听力残疾分级，见表 7-5；智力残疾分级，见表 7-6。

表 7-3　肢体残疾的分级

肢体残疾	肢体残疾是指人的四肢的病损和残缺或四肢、躯干麻痹、畸形、导致人体运动系统不同程度的功能丧失或功能障碍。肢体残疾包括：①上肢或下肢因外伤、病变而截除或先天性残缺；②上肢或下肢因外伤、病变或发育异常所致的畸形或功能障碍；③脊椎因外伤、病变或发育异常所致的畸形或功能障碍；④中枢、周围神经因外伤、病变或发育异常造成躯干或四肢的功能障碍。从人体运动系统有几处残疾、致残部位高低和功能障碍程度综合考虑，并以功能障碍为主来划分肢体残疾的等级
一级	a. 四肢瘫痪、下肢截瘫，双髋关节无自主活动能力；偏瘫，单侧肢体功能全部丧失。b. 四肢在不同部位截肢或先天性缺肢，单全臂（或全腿）和双小腿（或前臂）截肢或缺肢，双上臂和单大腿（或小腿）截肢或缺肢，双全臂（或双全腿）截肢或缺肢。c. 双上肢功能极重度障碍，三肢功能重度障碍
二级	a. 偏瘫或双下肢截瘫，残肢仅保留少许功能。b. 双上肢（上臂或前臂）或双大腿截肢或缺肢；单全腿（或全臂）和单上臂（或大腿）截肢或缺肢；三肢在不同部位截肢或缺肢。c. 两肢功能重度障碍；三肢功能中度障碍
三级	a. 双小腿截肢或缺肢，单肢在前臂、大腿及其上部截肢或缺肢。b. 一肢功能重度障碍，两肢功能中度障碍。c. 双拇指伴有示指（或中指）缺损
四级	a. 单小腿截肢或缺肢。b. 一肢功能重度障碍；两肢功能轻度障碍。c. 脊椎（包括颈椎）强直；驼背畸形大于 70°；脊椎侧凸大于 45°。d. 双下肢不等长，差距大于 5cm。e. 单侧拇指伴有示指（或中指）缺损；单侧保留拇指，其余四指截除或缺损

表 7-4　视力残疾的分级

类别	级别	好眼最佳矫正视力
盲	一级盲	＜0.02～无光感，或视野半径＜5°
	二级盲	＜0.05～0.02，或视野半径＜10°
低视力	一级低视力	＜0.1～0.05
	二级低视力	＜0.3～0.1

表 7-5　听力残疾的分级

类别	级别	听力损失程度
聋	一级聋	≥91dB
	二级聋	90～71dB
重听	一级重听	70～56dB
	二级重听	55～41dB

表 7-6　智力残疾的分级

一级智力残疾（极重度）	IQ 值在 20 或 25 以下，适应行为极差，面容明显呆滞，终生生活全部需要他人照料，引动感觉功能极差，如通过训练，仅在下肢、手及颌的运动方面有所反应
二级智力残疾（重度）	IQ 值在 20～35 或 25～40，适应行为差，即使经过训练，生活能力也很难达到自理，仍需要他人照料，运动、语言发育差，与人交往能力差
三级智力残疾（中度）	IQ 值在 35～50 或 40～55，适应行为与使用技能都不完全，如生活能力达到部分自理，能作简单的家务劳动，具有初步的卫生和安全知识，但是阅读和计算能力差，对周围环境辨别能力差，只能以简单方式与人交往
四级智力残疾（轻度）	IQ 值在 50～70 或 55～75，适应行为低于一般人的水平，具有相当的使用技能，如能自理生活，能承担一般的家务劳动或工作，但缺乏技巧和创造性，一般在指导下能适应社会，经过特殊教育可以获得一定的阅读和计算能力，对周围环境有较好的辨别能力，能比较恰当地与人交往

任务小结

本章主要介绍医院管理和卫生法律法规的有关知识，让学生既能适应医院的管理，也能了解卫生法律法规，做好职业的风险防范。

医院管理主要了解管理理念、医院的规章制度、绿色通道建设的情况和医院交流系统建设、实习生的管理等，使学生能尽快适应工作。卫生法律法规，一是将相关的法律法规列举出来，可以按图索骥；二是把相关的法律法规做重点介绍，为将来做好准备。

实践训练

1. 为初次参加住院的患者提供医疗保险的有关赔付问题。
2. 提高对医疗事故的警觉和处理能力。
3. 熟悉医院的内部管理和事物的归口情况。

第8章　卫生职业环境意识

相关人文素质

◇树立环境意识，创造医院独特的人文环境。
◇能迅速了解医院的整体布局及科室布局。
◇熟悉院标系统。

任务引领

1. 了解环境的组成。
2. 能够列出病区物理环境的内容和基本要求。
3. 理解病区环境对患者产生的影响。

第一节　病区室内环境

病区环境是为患者进行治疗、康复的空间构成。从大的范围来看，一个医院就是一个病区。传统上，人们只把治疗的空间称为病区，这显得不够全面和不够完整。从整个医院对患者的影响和作用看，无论是治疗和休养等场所都对患者身心健康产生影响。比如医院的活动室、候诊室能够缓解心理压力的作用，有助于患者配合治疗。

优美的环境有利于患者的康复。病房的环境质量要求也越来越高，病房楼不仅强调朝向，更注重景观。在建筑设计上，诊室趋向小型化方向发展，更加适合医生和患者进行单独的诊疗，加强对患者的隐私保护；候诊区域的设置趋向二次候诊，使患者具有安静、舒适的候诊环境；肿瘤医院门诊部增设中庭，使患者在看病的时候减少等待带来的焦虑和恐惧；一些服务性的商业设施也规划在医疗建筑系统中，满足了患者及其家属的各种生活需求；病房的布置趋向于2张床或3张床，保证患者有一个相对安静的环境；医生、护士办公室均朝北向南布置病房，中间为服务患者的辅助用房以减少两头患者的来回奔波，护士站离每间病房距离相对缩短，患者和医生、护士使用的空间相对独立，减少了走廊的噪音；采用大玻璃窗，增加采光并减少视线的遮挡，从而达到借景的作用，使患者感到心情舒畅，减少了患者的精神负担和心理压力，达到生理和心理治疗的统一。病房和卫生间均有良好的采光和通风，方便了治疗。在色彩上，更注重色彩的和谐统一，注重不同疾病类型的患者生理与心理对色彩的不同感受，强调病房设计的家庭化，减少患者住院的恐惧感和烦躁心理。

一般来说，环境包括两个方面：自然环境和社会环境。具体到医院环境，我们可以将其划分为医院人际环境和物理环境两个方面。本章对人际环境略作介绍，重点介绍物理环境。

一、人际环境

知识积累

所谓人际环境，就是指人际关系形成的氛围。医院人际关系包括三个方面的关系，一是医护人员之间的人际关系，简称医护关系；二是医护人员与患者及其家属之间的关系，简称医患关系；三是患者之间的关系。由于我国医疗水平还不发达，医护比例失调，人均拥有床位数极低，造成在狭小的空间内大量的患者和超负荷的工作，加上医院性别比例失衡，这些无形中造成了医院人际关系的紧张。促进沟通，减少矛盾的方法很多，这里介绍以下几种。

1. *加强医院信息沟通和交流系统建设*　沟通不畅，常常是因为对情况了解不够及时，造成各部门之间的衔接出现阻隔。医院通过现代化的信息管理系统给医护人员和患者及时提供治疗信息和相关的数据，可以大大提高工作效率。医生办公室、护士办公室、药房三者之间的信息交流与传播只是通过人工方式完成，工作效率受到很大的影响。医生开了处方，患者到药房划价的时候才知道没有处方上的药，患者只好回到医生处，医生更改处方。患者希望了解药品价格和医生值班的情况等，都无法通过医院内部网络获得。只有建立了医院内部局域网，既方便医生随时掌握药品的储存状况，也有利于对患者进行健康宣传，对医院咨询的及时了解。

2. *开展活动*　加强医护之间、医患之间的交流和感情上的联系。活动是一个很好的载体。活动的形式可以是多样的。

3. *分配机制*　改变医护人员的工资奖金分配方法。这是管理中最难的问题，也是导致医患纠纷的源头。医生处方药品的数量如果与奖金直接挂钩，希望通过加强医德医风这种软办法来改善医患关系实在有限。医院的这种积弊与医疗体制这个深层次的问题密切相关。医疗部门如果完全实行市场化，以企业方式进行运作，医院必然以利益的最大化为最终目标，医疗部门救死扶伤的职能必然削弱。医疗部门必须有社会公益的性质，国家对医疗部门有足够的资金投入，医院承担救死扶伤的社会职责才能名正言顺。所以，目前医院以及医生在公众心目中的形象是商业形象，这就是由医院的企业化和商业化运作而导致的。

4. *加强文化建设*　提高医护人员的责任心和职业道德水平。文化建设可以培养医护人员的主人公意识，增强团队精神与合作意识，增加医院的凝聚力。

5. *加强管理*　将医务科或医教科的人员编制和职能延伸到护士办公室等一线科室，以利于及时发现矛盾，解决医院内部和外部纠纷。

6. *加强制度建设*　建立医患纠纷的奖惩制度，设立“医德医风零投诉”制度，设立相应的文件来约束医护人员的服务态度。

二、病区室内物理环境建设

知识积累

好的病区环境是实用性、科学性和美学的统一。病区环境的好坏可以直接或间接影响治疗的效果。医院环境有特殊的标准与要求。了解这些标准设立的目的，对于医护人员的医疗服务是很有价值的。医院室内物理环境建设包括以下方面。

1. 采光　病房内光线充足，有利于治疗。在病房的设计上有特殊的要求和标准。2001年11月1日，中华人民共和国建设部颁布了《建筑采光设计标准》(建标[2001]172号，国家标准，编号GB/T50033－2001)，该标准对医院建筑物的采光有强行的规定。但是，许多病房在设计和施工时没有完全按照这些标准执行。室内光线有两个来源：天然光(包括太阳直射光、天空漫射光和地面反射光)；人工光源。直射光具有杀菌和净化室内空气的作用。照明宜采用吸顶灯——据《综合医院建设标准》(卫生部2006)第三十五条，《民用建筑照明设计标准》规定："在医院病房中，宜采用漫射型灯具"。由于各种材料的反光系数不同，所以室内墙面应以白色为主。

2. 通风　通风是为了防止病毒的传播而导致交叉感染。一个医院应当从整体上全盘考虑其室内气流流向、压力分布和各室空气流向。据研究，通风与病毒传播之间的关系是：可以在空气中传播的病毒，主要是附着在0.08～0.12μm的颗粒上；风速越大，病毒浓度越小；通风稀释病毒，可以避免传染。

通风可以调节室内温度和湿度，增加室内空气中的含氧量，降低二氧化碳浓度和微生物的密度，使患者感到舒适宜人，有利于病体康复。合理的做法是：根据气候变化情况定时开窗通风，冬季一般每次通风30min左右。因此经常开窗通风是护士的重要工作之一。

有关部门曾对12所驻北京的医疗单位的空气质量作了监测，对医院重点科室空气微生物的采样检测，结果如下：门诊大厅空气合格率92%；妇产科空气合格率25%；医院手术室空气合格率75%；门诊部手术室合格率33%；血液科、烧伤科、移植科、重症监护室等四个科室空气中细菌数量均超标。

3. 温度　室温过高，神经系统易受抑制，影响人体散热；室温过低，使机体肌肉紧张、导致患者在接受诊疗护理时受凉。根据美国的ASHRAE Handbook标准，病室适宜的温度一般冬季为18～22℃，夏季为19～24℃，儿科病室为22～24℃，与我国的22～25℃略有不同。温度过低，则空气干燥，人体水分蒸发快，热能散发易致呼吸道黏膜干燥，口干咽痛影响气管切开或呼吸道感染者的康复。

4. 湿度　相对湿度以50%～60%为宜。湿度过高，有利于细菌繁殖，且机体散热慢，患者感到湿闷不适。我国由于南北地方差异，北方的冬季由于暖气的供应，相对比较干燥必须加湿，而南方的春夏则湿气相对较大。通常的除湿方法是加强通风。

5. 空间结构　据2004年《综合医院建筑设计规范》：病房室内净高2.8m；平行二床的净距不应小于0.8m，靠床床沿与墙面的净距不应小于0.6m，见图8-1。病房保持足够的高度是为了使空气质量更好。床距过小，交叉感染的概率更大。

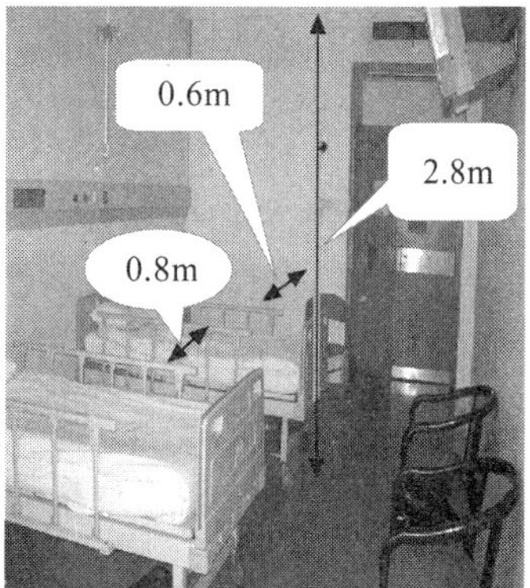

图8-1　医院建筑空间结构要求

6. 噪音　是指一种令人不悦的无规律的声音或环境音量达55分贝以上的声音，属于环境污染的一种。噪音对人们的影响，在生理方面包括休息、睡眠及听力丧失；心理方面则出现焦躁、愤怒、不满、激动、挫折；在社会方面呈现表情淡漠以及社交隔离。据研究，从医院内部分析，医院噪音的来源主要有：工作车、呼叫器铃、工作人员谈话、家属和亲友探视、电视机、手机铃、儿童嬉闹、推动病床、关门、冲水等。

据2000年《建设部工程建设标准强制性条文》（房屋建筑部分）标准，医院音量为：≤50分贝。

世界卫生组织（WHO）建议：环境音量一般控制在55分贝以下。美国环境保护署（Environmental Protection Agency，EPA）建议：住院患者音量设定为白天45分贝，夜间为35分贝。

7. *安全性*　阳台护栏要高过儿童肩部，窗外应有护栏。厕所内应有扶手设施。儿童活动的场所，栏杆应采用不易攀登的构造——据2000年《建设部工程建设标准强制性条文》。病房应采用防滑地板铺装——据2006年《综合医院建设标准》（卫生部），各楼栋之间应有风雨走廊和导盲设施。

8. *洁净度*　指洁净环境中空气含悬浮粒子量多少的程度。通常空气中含尘浓度低则空气洁净度高，含尘浓度高则空气洁净度低。洁净度标准基本上是参照国家标准进行。经常清理房间可以有效降低空气中含悬浮粒子的浓度。

9. *美观性与人性化要求*　医院病房因科室不同应体现个别性要求。如儿科病房应以卡通画装饰为主，内科病房应以健康宣教为主等。美观性与人性化要求在以下方面着重考虑：

（1）设施完备：病房应满足患者的基本需要。在此基础上考虑人性化需要：①桌椅的设置可以选用折叠式或附着在墙上。②住院患者的衣帽钩。③住院患者的盥洗设施。④住院患者晾晒衣服的雨棚。⑤病房里必要的电器插口。⑥走廊巷道上的条形长凳。⑦人员稀疏处的监控。⑧分布合理的垃圾桶和灭烟的烟灰缸。⑨印有院标的便民雨伞。

（2）墙面装饰：可以装饰名人字画或卡通画。

（3）床头卡：儿科病房的床头卡可以设置为卡通形状。

（4）消防设施：消防栓和消防通道要完备。紧急出口保持通畅。紧急出口标志应该在醒目的地方。

（5）采暖：在北方采暖是医院必备的。

（6）中央空调或通风系统：通风主要要是防止病菌的传播。

（7）患者活动室：医院可以充分利用活动室对患者进行健康宣教和集中沟通。

（8）服务信息系统：为了让患者更加舒适，可以对病房进行分级。级别较高的病房价格相对高些，而服务设施与功能可以更加齐全一些。电视或触摸屏系统可以在人员密集的大厅或病房。主要提供卫生资讯或卫生宣教、医学科普、药品价格、医院就医流程、医生介绍等。

（9）候诊室设置：为患者提供候诊室，可以降低患者的焦虑情绪。如香港玛丽医院的候诊室就设计得很好，见图8-2。

10. *整理床铺*　整理床铺能够减少病房浮游细菌的数量。有人曾经对整理床铺全过程进行浮游细菌数量的检测实验，发现如下规律：①细菌的数量随着铺床时间成抛物线状态：铺床前病房和走廊的细菌数量没有多大变化。铺床整理中达到最高值；10min后开始降低；30min后继续降低，随着时间的推移，细菌的数量继续下降。②铺床用力对细菌的数量成正比。用力越大，细菌数量越多。

11. *隐私保护*　由于病房属于公共场合，所以对患者的隐私缺乏必要的保护。比如，产科病房中的母亲哺乳，外科病房中的换药处理，观察室患者的排便等都是当众处理，让很多患者难以接受。由于目前各地医院经济条件有限，许多标准都无法得到落实，只能对现有的病房进行改进，以尽量达到理想的效果。

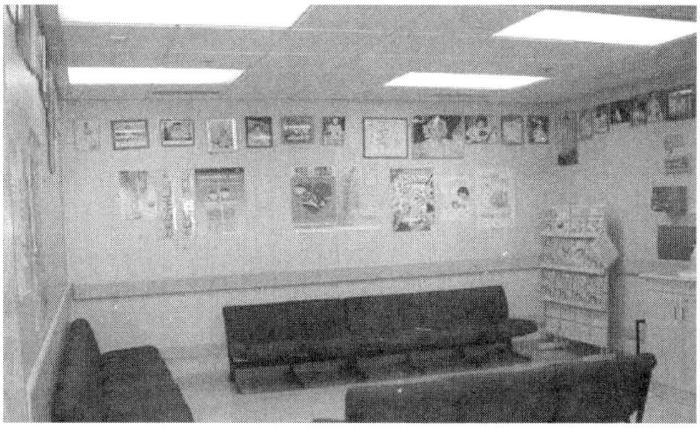

图 8-2　香港玛丽医院儿科候诊室

12. 节能保护　由于病区水电煤气的消耗比一般单位要大，所以应充分考虑空调系统、供暖设施的保护和维修，保证设施的高效运行，降低能耗。

13. 预防交叉感染　如门窗拉手，厕所延时阀等。厕所冲洗设施首选感应式水龙头，可以有效减少感染的机会。

14. 现代化设备系统与材料的选用　如空气净化系统，通过水、空气、空调过滤器、墙壁等，全系统、全方位地防污染。手术室的要求最高，在现代化设备的装备和材料的选用上要求也更高。一要无菌，二要防辐射，三要放断电，四要防信息干扰。墙壁涂料可以采用氟碳漆。手术室装备先进的X光屏蔽和磁屏蔽系统，可以防辐射，防止手机等对仪器设备的信息干扰，从而影响仪器设备的正常运行。

背景知识

颜色对情绪的影响

医院应以白色为主，其次选用蓝色或淡绿色等冷色系。蓝色具有稳定情绪的作用。绿色体现生机。暖色系尤其是黄色容易使人产生烦躁心理。红色热烈奔放，兴奋神经系统。

色彩研究表明：明快的暖色调起坚定信心和减轻悲痛的作用；沉静的冷色调起消除烦闷、使人宁静的作用；灰暗的色调有抑制兴奋的作用。不同颜色对人的身体、情绪、思想和行为有着深刻影响。橙色为暖色，使人感到温暖、热烈、活泼、欢快，能激发朝气，但过暖则导致紧张、兴奋、烦躁。蓝、绿、紫为冷色，会使人感到清凉、安静、优雅、沉着、镇静，并使人以幻想。另外，蓝色还可减慢心律，降低婴儿体内胆红素缓解疾病。白色使人产生纯洁、天真、公正、神圣、抽象，产生超脱感觉，使人有安全感，给心脏患者以慰藉，对烦躁情绪有镇静作用。青色使人产生亲切、朴实、乐观、柔和感觉。咖啡色能让人心理趋于平静，消除孤独感。浅蓝色消除大脑疲劳，使人清醒，精力旺盛。粉红色能抑制愤怒，降低心脏收缩力，减慢心率。紫色能消除紧张情绪，对孕妇有一定镇静作用。红色有提高食欲、升高血压作用。但易引起性急、发怒，在红色房子里，对心脏病患者不利。

音乐对生理的影响

舒缓、节奏较慢的乐曲能够降低神经系统的兴奋性。

两千年前,《黄帝内经》就提出了“五音疗疾”。《史记》记载:“故音乐者所以动荡血脉,通流精神而和正心也。”埃及在远古时代的古典著作中称“音乐是灵魂之药”。“音乐疗法”是一门新兴集音乐、医学和心理学为一体的边缘学科。有学者认为,音乐疗法(Music Therapy)是一个系统的干预过程。有人归纳音乐具有生理、治疗、感情、道德认识、集中注意力、记忆、智力、植物、动物等九大效应。

在音乐治疗方面,通常认为有物理和心理两大作用机制。①物理——生理作用:音乐是有规律的弹性机械波,经由感官施加能量及运动形式于人体,引起体内相应的活动改变。②心理——行为作用:音乐能使人怡情悦性、陶冶性情,塑造美好的性格;美妙的音乐激起人的美感与想象(包括色彩、形象的联想)改善和调节情绪。中枢神经尤其是边缘系统与情绪有着生理上的密切联系,因此积极的情绪可通过内脏活动的最高中枢边缘系统来改善机体功能。音乐既宣泄患者的不良情绪,减少不良情绪,减少不良心身反应,调节情绪,又可以吸引、集中患者的注意力,训练记忆、想象等多种能力,有利于其个性及行为方式的调整。由此可见,音乐是怡养心神,祛病延年的一剂良药。

案例8.1

神奇的音乐疗法

北宋文学家欧阳修患抑郁症,经多方医治,不见疗效。后来他向朋友学抚琴,久而久之,抑郁症也就自然好了。

高血压患者听抒情的小提琴乐曲,可使血压降低10~20mmHg。让临产妇女听优美悦耳的音乐,可以分散她们在分娩时的注意力,减少疼痛。更令人欣喜的是,音乐还能辅助治疗癌症。美国癌症治疗中心之一的罗索哈特医院音乐治疗主任金泰尔,她本人就是癌症患者。1975年,她患了乳腺癌,病情很快恶化,被送进医院。在医院里,她目睹癌症病友一个个死去,情绪十分低落。正当她在准备后事时,会弹钢琴的父亲为她弹奏一些乐曲,以减轻她精神上的痛苦。令人十分惊奇的是,音乐就像魔术师一样,慢慢驱赶了病魔,使她奇迹般地活了下来,而且心情十分愉快。病愈后,她以极大的热情参加了美国癌症协会组织的音乐治疗工作。如今,她已成为世界知名的音乐治疗专家。我国深圳一家肿瘤医院,还创建了“希望之光”俱乐部,每周3次为患者进行演出。

链接8.1

1. 据南方网(http://www.southcn.com)记载:“非典”流行的原因与病房结构关系密切。

非典在医务人员中引起爆发流行,暴露了医院感染工作存在很多问题。北大人民医院曾经有93名医务人员被非典感染,成为新中国有史以来第一个被整体隔离的医院。北大人民医院的建筑结构、医疗流程不合理,是医务人员集体感染的主要原因。通风不畅,治疗路线、污水污物处理不合卫生要求,容易造成医院内交叉感染,使医院成为一个社会大传染源。所以医院的建筑设计除应满足医院各专业功能要求外，更应达到预防医院内交叉感染和卫生学的目的。

2. 预防“非典”，通风比消毒更重要。据中国红河网（http://www.hh.gov.cn/）的消息：新华网呼和浩特2003年4月24日电（记者吴国清　柴海亮）“预防非典，通风比消毒还有用。”这是国务院赴内蒙古督查组成员、中国疾病预防控制中心流行病学专家倪大新23日在内蒙古自治区督查非典防治工作时指出的。

第二节　病区室外环境

一、室外环境的设置要求

知识积累

（一）实用性

医院的资源中土地资源是重要的资源。由于各个医院所处位置以及医院规模扩大、占地紧张、建筑空间狭窄等原因，医院的建筑布局越来越集中，向着集约化、高层化方面发展。医院对土地的利用应充分而合理。因此病区室外环境设计必然考虑实用性。在规划上要本着“必需为本，够用为度”的原则合理配置资源。在空间有充分保证的基础上，在保证医疗基本需要的前提下，配置各种设施。

（二）安全性

一是损伤性安全，比如道路的防滑，台阶的防滑，边坡陡坎的栏杆是否齐全。二是医源性伤害。比如医院种植的植物引起花粉过敏或中毒。三是用电安全。防止线路的老化、电荷过大而跳闸或拉闸限电导致手术、检查无法正常进行。四是防盗安全。地市级以下医院由于当地经济水平不高，医院设施被盗现象时有发生，给医院造成了不小的损失。五是设施牢固、安全可靠。

（三）科学性

各种设施和环境的布置设计必须合理有序，方便而经济。应充分考虑材料的特性、患者的身心特点、季节的变化等。污染物和医院垃圾的走向与人行通道分开。医院内的通讯、水、电、暖气、排污系统等各种管线设施网络密布、纵横交错，要求各项医疗服务及后勤管理有严格的计划性和协调配合。要求医院从科学的角度加强管理，保证医院各系统的正常运转。

（四）审美要求

病区环境，无论是室内还是室外，均要求具有审美特点。比如病房的朝向，一般是医护办公室朝北，病房朝南，使患者能接触更多的光线。病房窗外，有一定的隔离带，对于不同的科室可以种植不同的植物，以达到很好的景观效果。另外，高层病房的窗户临街，夜晚也可以欣赏街头火树银花的夜景。

二、室外环境的分类

知识积累

（一）室外空间环境

1. *医疗建筑布局与医疗功能规划*　现代医疗诊断、治疗与信息技术等相互渗透、相互促进，使医疗发生了重大的变化，由传统模式的生物模式向“生物—心理—社会—环境”现代医学模式转变。建筑布置不再是简单的功能分区和流线组织，而是朝集约化的方向发展。把生活引进医院，围绕患者就医的多方面需要，使医院更像生活社区，可以减轻患者“在医院”的即时感受和由此联想产生的心理压力。在西方国家，一些生活设施、各类商店等附设在医院内，将日常生活活动引入医院建筑群，增设为患者生活服务的小卖部、理发室、营养部、心理咨询部等设施及服务项目，将大厅和候诊室设计成起居室形式，配置文艺活动室、功能锻炼场所、健康宣教室，使医院增添了生活气息，缓和了对医院原有的与疾病和死亡关联的气氛和对医院产生的冰冷、痛苦的联想。

2. *病区分布要合理科学* 外科和急救科尽量设置在医院门口位置，便于急救节省时间。病区由若干个小组构成，并设有供公共活动的园林化共享空间。病区设有活动室，供患者及其家属读报、看电视或接待亲友，轻患者在室外活动也可减少对同室病友的干扰。

3. *医院建筑形态* 应改变“一字型”、“工字型”、“火柴盒式”的传统结构，使医院建筑融合现代建筑技术，创造活泼、新颖、端庄的新型建筑，尽可能从心理上消除患者进院求医的恐惧感。门诊、住院及医技建筑的形态可以设计成六边型、圆型、Y 字型、放射状或网格式等异型形态。

4. *人行通道* 患者进入病区之后，在各个部门之间的线性穿行，要考虑节省时间和提高效率。对于抢救而言，“时间就是生命”在医院得到充分的体现。患者在各个病房与科室之间穿行的时间过长会消耗患者的体力，增加寻找科室的压力和焦虑。人行通道应以点对点的直线通道为主，以缩短距离。烈性传染病的通道与普通患者通道应分开，尽量减少接触机会以预防交叉感染。

5. *车流* 在车辆避让行人的大原则基础上保持车流的通行无阻。“120”急救通道畅通。车辆进出与街道行车方向的衔接一致。应给自行车保留一定的位置和安全性保障。因为自行车既是节能环保，也是低收入家庭的重要交通工具。保证残疾人通道的通畅。在大型综合性医院的外科大楼的楼顶建设直升机停机坪，方便急救患者的中转与抢救。消防设施完善，消防通道保持畅通。许多医院的消防设施陈旧、老化，消防栓被占用，消防通道阻塞，一旦发生火灾，对医院人员的生命安全造成灾难性的后果。这样的例子在全国各地医院都有发生。

6. *物流* 保持清污流线划分明晰。物品进出流线应进行明确规划和明确标识。分流路线合理。传染性污染物的通道应避开人行通道。随着一次性物品的大量使用，医院管理更强调运输流线的便捷、高效，污物在使用地点及时打包，通过小车运输外出。在肿瘤医院手术室的设计中，采用污物均及时打包的方法，设计更加强调术前和术后的关系，强调简捷的流线和清污的区域，强调术后的监护，以保证患者术后的康复。洁净手术室、供应室、血库、病理和 ICU 均放在同一楼层，使手术前、后形成一个完整统一的护理体系，从而提高物品供应的效率。

7. *公共设施完善、安全* 卫生间均匀分布，除各楼栋之间设置外，在人员密集和楼栋连接处也应有卫生间。室外路灯应光照充分。垃圾箱的形态各异，材质坚实耐用，轻便廉价，不易干裂变形，符合防腐、防盗安全要求。

8. *隔离带* 靠近马路街边的建筑应有围墙隔离和植物隔离。隔离主要有三个方面：隔音、除尘和防传染。植物隔离也是人文景观。植物隔离应建立乔木、灌木、草坪三层立体式植物群。另外，不同病区之间要有 30m 的隔离带，利用绿地或灌木隔离不同疾病类型的患者，防止交叉感染。

9. 休闲长椅　当患者的体力不支时可以在就近找到休闲的长椅。在病区室内多半考虑了患者的这种需要，而在室外，许多医院都没有考虑到患者的这种要求。病情缓解或较轻的患者在医院散步或接待来访亲友时也需要坐下来交谈。椅子考虑舒适性、防雨防晒、防盗。

(二)室外景观环境

研究表明，社会环境及人的心理因素对人体生理可带来直接或间接的影响。科学技术常常是一把双刃剑。科学带给人们便捷的同时，也使得人们产生疏离。尤其是形形色色的现代化诊疗设备，往往让患者容易产生恐惧感，从而在心理上失去平衡，较大程度地影响到身体的康复。为此，不少的卫生管理学者结合社会医学、医学心理学、医学美学的理论，来探讨医院的环境设计问题，力求为患者创造一个安全、安静、舒适、清新的能被患者接受的诊疗环境。医院环境建设的庭园化、家庭化、艺术化，已成为现代医院适应医学模式转变的一种发展趋势。

1. 医院环境的庭园化　通过设置大面积绿化地带以及建造中庭空间、盆栽植物花卉、构置亭阁碧潭、小桥流水、屋顶花园和花卉长廊等多种庭院绿化方式，使整个医院室外环境布置上体现出环境美学的特征。医院的庭园化趋向，反映了人类回归自然的理念。美化医院环境，可达到净化空气、防尘防风、吸声隔音、改善小环境气候的目的。使患者置身于鸟语花香的仿生环境之中，在心理上得到暂时的释放，对促进疾病的转归具有积极意义。

2. 绿化　绿化的要求是：避免种植种子飞扬、有毒、有异味及易引起过敏的植物。绿色植物能够释放大量氧气，吸收灰尘能力强，吸收有害有毒气体能力强，具有杀菌抑菌能力。种植方式为多层次的群落式，加大常绿树种的比例，使之在冬天也能提供更多的氧气。

在市场经济规律的作用下，患者自主择医给医院的管理者带来巨大的生存压力，处处体现“以患者为中心”的医院必会成为首选。越来越多的医院管理者意识到卫生服务环境的优劣是衡量医疗质量及患者满意与否的重要决定因素，它直接关系到医疗机构在市场竞争中的优势。医院环境不仅是医院形象的具体展现，也对医院的各项工作具有积极的推动作用。

3. 标志性建筑　医院的标志性建筑能够使社会对医院形成比较稳定的形象。通常医院的标志性建筑从外形、颜色、霓虹灯、外墙颜色方面在周围环境中凸现出来，起到区别和视觉导向作用，久而久之，医院在公众心目中树立了牢固的品牌。

4. 医院人文景观　经营思想超前的现代化医院，在医院门口，会设置一些人文景观。这些人文景观可以是迎风飘扬的三面旗帜，一面是国旗，一面是世界卫生组织的标志，一面是医院的院旗。还可以是雕塑系统，比如，将为医院作出突出贡献的人物或经营医院的理念制成中国传统雕塑或抽象的后现代雕塑。

背景知识

“园艺疗法”简介

近年来，日本、欧美等国家相继兴起一种“园艺疗法”，就是利用医院、疗养院中的绿地，采用心理疗法让患者参与花卉栽培和园艺管理，忘却疾病和烦恼，转移患者对疾病的注意，减轻心理负荷与压力，从而使患者早日康复。“园艺疗法”既是一种园艺操作与医疗卫生相结合的实践技术，又是一种园艺鉴赏与精神心理相结合的文化。“园艺疗法”的提出充分体现了医院和疗养院绿地的综合能力。

“香味疗法”简介

我国古代民间端午节用苍术、艾叶、菖蒲、白芷、芸香薰燃后预防疾病，抑菌效果比紫外线好；古时的欧洲人用薰衣草、迷迭香治病；法国人用薰衣草干花作为常备药治疗神经心跳、气胀腹疼与头疼等症。在俄罗斯、美国、日本已开设香花医院。香花医院里的治疗不需要昂贵的设备和药物。医生让患者吸入一定剂量的花香气，以此作为医疗辅助手段。日本东京开设一家香花医院——“原宿诊疗室”，主要治疗因过度紧张而引起的疾病，一间 20m^2 的休息室内花香袭人，令人心情舒畅，忘却烦恼，香味来自放置于角落的薰衣草。

链接8.2

各类植物对健康的影响

1. 种子飞扬、有异味、有毒以及过敏性植物　容易引起过敏的植物多是种子树，像构橼树、蓖麻、地肤、法国梧桐之类，这些植物的花粉量大、体积小，在空气中的含量高，是容易引起过敏的植物，此外漆树也是高过敏性植物。

2. 能提供更多氧气的植物　白天释放氧气的植物种植在室外，晚上释放氧气的植物放在室内。晚上大多数植物不进行光合作用，只有呼吸作用，只吸收氧气，释放二氧化碳，造成与人争氧气的情况，但仙人掌、虎皮兰、景天、芦荟和吊兰等都是夜晚吸收二氧化碳释放氧气的植物，可以利用仙人掌和多肉植物夜间吸收二氧化碳的功能，降低二氧化碳的浓度。龟背竹在夜间也有很强的吸收二氧化碳的能力。阔叶植物和常绿植物能提供更多的氧气。

3. 吸尘效果好的植物　吸收灰尘较好的植物有夹竹桃、麦冬草和有大面积叶片的植物（如橡皮树、绿萝、绿宝石），这些植物的叶可以吸附细小颗粒物，使尘埃量减少 20%～70%。兰花、桂花、腊梅、花叶芋、红背桂等是天然的除尘器，其纤毛能截留并吸附空气中的飘浮微粒及烟尘。

4. 能吸收有毒化学物质的植物　芦荟、吊兰、虎尾兰、一叶兰、龟背竹是天然的清道夫，可以清除空气中的有害物质。在医院的装修中使用了大量含有甲醛成分的材料。加上甲醛也是医院常用的消毒物质，所以医院里甲醛的浓度是所有公共场所中最高的地方。为了有效地吸收甲醛净化空气，特将吸收甲醛能力超强的植物列出。有研究表明，虎尾兰和吊兰可吸收室内 80%以上的有害气体，吸收甲醛的能力超强。芦荟也是吸收甲醛的好手，可以吸收 1m^3 空气中所含的 90%的甲醛。吸收甲醛的植物除了虎尾兰、吊兰和芦荟之外，还有常春藤、龙舌兰、扶郎花（又名非洲菊）、菊花、绿萝、秋海棠、鸭跖草。

常春藤、铁树、菊花、金橘、石榴、半支莲、月季花、山茶、石榴、米兰、雏菊、腊梅、万寿菊等能有效地清除二氧化硫、氯、乙醚、乙烯、一氧化碳、过氧化氮等有害物。月季、玫瑰吸收二氧化硫的效果很好。

在 24h 照明条件下，常春藤还能吸收 1m^3 空气中所含的 90%的苯。红鹳花能吸收二甲苯、甲苯和存在于化纤、油漆中的氨。龙血树、雏菊可清除三氯乙烯。玉兰、桂花、腊梅能大量吸收空气中的汞蒸气。石榴花能降低空气中的铅含量。

5. 能杀病菌的植物　玫瑰、桂花、紫罗兰、茉莉、柠檬、蔷薇、石竹、铃兰、紫薇等芳香花卉产生的挥发性油类具有显著的杀菌作用。研究表明，紫薇、茉莉、柠檬等植物，5min 内就可以杀死白喉菌和痢疾菌等原生菌。蔷薇、石竹、铃兰、紫罗兰、玫瑰、桂花等植物散发的香味对结核杆菌、肺炎球菌、葡萄球菌的生长繁殖具有明显的抑制作用。薄荷不仅能抵抗臭氧，还有杀菌作用。

具有杀菌作用的植物还有：

常绿乔木类：油松、白皮松、侩柏、侧柏、雪松、早园竹。

落叶乔木类：银杏、臭椿、槐树、核桃、栾树、碧桃、杜仲、泡桐、馒头柳、桑树、柽柳、元宝枫等。

常绿灌木类：大叶黄杨、矮紫杉、小叶黄杨、榧树。

落叶灌木类：金银木、腊梅、紫丁香、紫穗槐、黄栌、珍珠梅、海州常山、丰花月季、平枝枸子、黄刺玫等。

草坪地被类：麦冬、萱草、玉簪、芍药等。

松科、柏科、七叶树、木兰科、忍冬科、桑科的许多植物，对结核杆菌有抑制作用。据测定，松树能散发出一种叫萜烯的物质，对结核病患者有良好的治疗作用。很多树木的叶和花能分泌杀菌物质，如桦、栎、椴、松、冷杉所产生的杀菌素能杀死白喉、结核、霍乱和痢疾的病原菌。杀菌力强的有黑胡桃、悬铃木、侩柏、白皮松、柳杉、雪松、紫杉、杉木、侧柏、臭椿、山胡桃、黑桃、日本花柏和黄连木等。银杏对气喘病、高血压、动脉硬化性心脏病有一定的治疗作用，因为银杏叶含有双黄酮、山柰酚、芸香苷等成分，具有益心、敛肺、化湿、止泻的功效。患者常在银杏树下会闻到阵阵清香，长期在银杏树下锻炼会缓解胸闷心痛、心悸怔忡、咳嗽痰喘等症状。玉兰不仅花色素雅美丽，其散发的香气也有醒脑和驱风散寒的作用。此外，桉树、艾叶具有驱蚊作用。

6. 能降温隔热的植物　爬山虎、葡萄、牵牛花、紫藤、蔷薇等攀援植物，顺墙攀附，形成一个绿色的凉棚，能够有效地减少阳光辐射，大大降低室内温度。

7. 具有兴奋神经作用的植物　丁香、玫瑰、紫罗兰、薄荷等植物可使人放松，精神愉快，有利于睡眠，还能提高工作效率。茉莉、月季、夜来香等，昼夜都能放出挥发性香精油和负离子，有清新空气的作用，能振奋精神，消除疲劳。具有兴奋作用的植物不宜种植在精神病医院。

8. 特色医院的植被景观　眼科医院绿地景观设计要以绿色植物为主，人的视野中绿色植物占 25%左右时可以消除视觉和心理疲劳。传染病医院的防护隔离带宽度应为 15～25m，多选用杀菌能力强的植物。精神病医院应种植安神镇静类植物，如远志、合欢、酸枣树、柏子。尽量采用高大乔木，少种有花、有刺的灌木，选种色彩淡雅的植物，避免艳丽的色彩对患者产生的精神刺激，使其神经中枢失去控制，不利于疾病治疗。牙科医院宜种植抗痛类植物，如三尖杉、接骨木、野百合、长春花、喜树果。肿瘤医院宜种植滋补和治癌作用好的植物，如当归、何首乌、鸡血藤、党参、玉竹、黄精、枸杞等有滋补作用。绞股蓝、红豆杉、喜树、海南粗榧能治癌强身。

第三节　医院标识系统

一、概　　述

知识积累

我国医院的医院标识导向系统是 20 世纪末出现的，是医院倡导“以人为本”理念之必然。

标识系统进入医院，除了显示其独到的功能作用，也体现了现代医院的人文精神，让人耳目一新，也为医院建筑起到画龙点睛、美化环境的作用，用立体导向改变已往医院用平面功能区分，以解决医院人流、物流、清污等流程问题。更能体现医院的形象、历史、个体，乃至专科特长、风格、作风等，呈现出洋溢亲情的企业文化氛围。为医院树立良好形象，全面提高医院的竞争力。

医院标识系统是医院品牌建设的重要内容。医疗服务从计划经济时代向独立经营转型，医院的体制发生了很大的改变，医疗市场的格局也发生了深刻的变化。患者自主选择就医的空间更大。除了医院医疗水平和服务态度之外，医院优美的环境和人性化的服务也成为患者选择医院的重要指标，而患者对就医环境也就提出了越来越高的要求。建立医院标识系统，也是医院规范化进程的必经之路，也是建设医院品牌的需要。

（一）建设医院标识系统的重要性与必要性

医院环境是一种极为特殊的公共卫生环境系统，其构成复杂、科室繁多、走道纵横、布局密集。人流、物流，清污流线在一个相对狭小的空间内既要做到科学合理，交织有序，又互不干扰，实在是需要有设计上的先进理念和高超的智慧。在这个环境中涉及内部系统的通畅、高效与外部系统的简明便捷，物流的安全与人员流向的清晰。在这个系统中，对不同疾病的人员进行快速分流和正确导向有利于缩短患者在各个环节中周转的时间。医院标识系统也是将医院经营理念与医院文化展示给社会，而对医院产生一致的认同感和整体印象。对医院内部能够达到统一思想、增加向心力和凝聚力的功能，对外起到企业识别、社会认同的效应，进而提升医院品牌形象、促进医院战略目标的实现。

（二）医院标识系统的概念

医院标识系统是医院经营理念、医院文化和核心价值观等抽象思想转换为具体可见的形象的符号或语言识别系统。医院标识系统包括三个方面：理念归属系统、行为导向系统和视觉识别系统。

1. *理念归属系统*　包括医院经营的指导思想、医院的使命、医院的文化、医院的核心价值观以及发展理念、经营理念、服务理念；是医学哲学、医学美学的高度统一；是医院规范和行为准则的价值标准；是医院形象的灵魂与核心；是医院内在指导思想和医院价值归属的准绳。

2. *行为导向系统*　医院的文化价值和经营思想等抽象语意凝结成的标准的语言符号、图形符号或形象符号。这种符号系统对内可以教育和规范员工行为，成为员工的行为准则和行为规范，对外可以涵盖医院环境、品牌形象、公共关系，比如医院的一些广告标语、口号标语系统、形象大使等。

3. *视觉识别系统*　是医院形象的直观表现，把抽象的医院文化理念表象化和视觉化，它是以视觉传播为感染媒体，将医院理念、文化、规范等抽象思想，转换为具体可见的图形或符号识别系统。比如医院标志、院旗院徽、员工制服、医院物流统一标记、标准字、标准色、标准排列、标准格式、标准流程等。

（三）医院标识系统的功能

1. *形象功能*　将医院文化转化为具体、直观、明确、快捷的视觉信息符号系统。

2. *文化功能*　把“以患者为中心”的理念和服务态度转变为亲切的图文信息系统。

3. *交流功能*　医院标识系统是加强医院、患者、家属与社会之间的信号传输系统。

4. *导向功能*　将繁复庞杂的医疗体系设计为科学、有序、高效的导向流程。

(四)医院标识系统的特征

1. 简明性　目标明确。一目了然,信息完整易懂,方位表示准确明显。

2. 连续性　流程导向。在到达指示目标地之前,所有可能引起行走路线偏差的地方,均应有该目标地的引导指示。

3. 规律性　层级清楚。由大到小,由表及里,由近及远,由多到少。比如先指示大目标(如门诊部、医技楼、住院部等),然后再指示中目标(如内科门诊),最后由科室门牌标识来指示小目标(如具体诊室)。

4. 规范性　标准统一。标识应在其颜色、字体、规格、位置、表现形式等方面进行统一规划。这样能建立视觉习惯,有助于行人按图索骥,按系统提供的线索寻找目标。

5. 辨识性　文字与背景的色彩对比强烈,比色反差大。应选用没有衬线的文字,文字的字号大小在整个版面中能突出显示,便于在一定距离内准确辨认。

(五)医院标识系统的分类

从使用范围和建筑上可以分为以下类别:

1. 室外环境标识　公共区域引导标识;医院建筑分布总平面图标识;楼栋性质与功能的名称标识;警示标识;通道引导标识系统;门诊部、住院部、急诊科标识牌;医院牌;交通标识牌;落地式分流标识牌;立地式带顶棚宣传栏;无障碍通道引导。

2. 室内环境标识　大楼各楼层科室分布总索引;各楼层索引;楼层序号标志;医院专科、专家介绍牌;专科、专家出诊动态一览表;医院简介标识牌;用于各种用途的贴墙式、立地式宣传栏;挂号、收费处、药房、化验室、B 超、心电图、放射科等标识牌;通道分流吊牌;各楼层科室分布与楼层平面图;各科室功能与人员情况介绍;科室名称牌;桌面台牌(提示、告示、医生名牌);开水间、洗手间等功能标识牌;贴墙式通道指示牌;公益标语广告牌;公共安全标识牌;就医流程标识;危险警示标志;紧急疏散及安全门。

(六)医院标识系统的分级

医院环境与其他公共环境相比,功能区域组成更加复杂。在所有单位中,医院的科室数量几乎是最多的。要科学化、人性化的协调相互间的功能关系,在规划上必须认真考虑各部门各科室在就医流程上的先后次序、各种人流物流的走向及其相互之间的对立关系和空间关系。标识系统的分级必须充分考虑到以下因素:

1. 医疗技术和医学模式　比如传统的常规检查一旦被先进的检查手段替代,许多科室和检验的方法也将发生改变。这必将导致就医流程发生改变。由此产生连锁反应。清污物流和人流的空间就会改变。

2. 确定主次关系　文字与色彩之间是主次关系,是主辅关系,是主从关系和主题与背景之间的关系。关系混乱必然视觉模糊。从建筑物入口由外向内的次序,主次等级递减;根据通道的宽度按由宽变窄的主次等级递减。如①一级导向:户外/楼宇牌;②二级导向:楼层楼道牌;③三级导向:单元牌,各医务单元(放射科/检验科等);四级导向:室内介绍标牌。

3. 按医疗功能分区划分色彩区域级别　各类色彩与科室职能、性质之间具有关联。比如住院部区域级的色彩可为体现生机和健康暗示的苹果绿。医技区域级的色彩为淡紫,使人觉得充满雅致、神秘、优美的情调。大厅及公共区域级的色彩:浅粉红;使情绪趋于稳定、肌肉趋于放松。危险区域级的色彩:橙黄。我们知道,一般的预警颜色依次为蓝色、黄色、橙色和红色。为什么按照这种颜色次序来确定预警信号的等级呢?因为,可见光的波长越大,越能使人产生焦躁和不稳定情绪，所以级别也越高。

4. 部位的重要性以及人流量　公共区域级别高于内部区域；通道高于房间；人流密集区域高于人流稀少区域。

（七）医院标识系统的具体内容

1. 医院事务用品　名片、一次性纸质或塑料杯、塑料盆、公文纸、请柬、手提袋、内部公文袋设计、文件夹设计、资料袋设计、资料夹设计。

医院事务用品的标识最好用医院院标系统为好，既可以提升医院的品牌形象，也可以有效防止物品的丢失。

2. 医院标识、标牌导向系统　户外标识牌，如门诊部、住院部、急诊科标识牌，医院建筑分布总平面图标识牌、交通标识牌、落地式分流标识牌，立地式带顶棚宣传栏。室内标识牌，如大楼各楼层平面图，大楼各楼层科室分布总索引，医院专科、专家介绍牌，专科、专家出诊动态一览表，医院简介标识牌，用于各种用途的贴墙式、立地式宣传栏，挂号、收费处、药房等标识牌，楼层号牌，通道分流吊牌，各楼层科室分布与楼层平面图，各科室功能与人员情况介绍，名称牌，桌面台牌，提示、告示、医生名牌，开水间、洗手间等功能标识牌，贴墙式通道指示牌，温馨公益标语牌，公共安全标识。

3. 医院交通工具　急救车车身（外视形象）、医院员工通勤车车身（外视形象）、医院公务车车身（外视形象）。

4. 医院工作人员服装　医生服装、护士服装、手术室医护人员服装、后勤人员服装、管理人员服装。

5. 医院药物包装　药品（西药）内包装袋，药品外包装袋，药物外包装手提袋。

6. 医院广告　医院电视、广播、广告设计规范，医院报纸、杂志、印刷广告设计规范，医院户外广告设计规范，横条幅布标广告设计规范。

7. 医院各类单据　各类检验单、各类处方单、各类统计单、缴费清单、病历设计、输液单设计、护理病历单。

8. 医院陈列、展示　宣传栏（室外）、宣传栏（室内）、医院文化陈列室。

9. 医院医教宣传　健康教育栏、科研成果宣传、社区服务、社区服务形象、社区广告。

（八）医院就医引导系统

1. 户外标识牌　建筑分布总平面图标识牌、楼宇分布导向系统牌、交通标识牌、落地式分流标识牌、立地式带顶棚宣传栏、楼顶广告牌、各楼宇发光文字和编号牌、温馨提示牌。

2. 室内标识牌　大楼各楼层平面图，大楼各楼层科室分布总索引，医院专科、专家介绍牌，专科、专家出诊动态一览表，医院简介标识牌，用于各种用途的贴墙式、立地式宣传栏，挂号、收费处、药房等标识牌，楼层号牌，通道分流吊牌，各楼层科室分布与楼层平面图，各科室功能与人员情况介绍，科室名称牌，桌面台牌（提示、告示、医生名牌），开水间、洗手间等功能标识牌，贴墙式通道指示牌，温馨公益标语牌，公共安全标识牌。

二、各类标识

知识积累

医院常见标识。所有标志必须有文字说明。

安全出口及洗手间，见图 8-3、图 8-4。

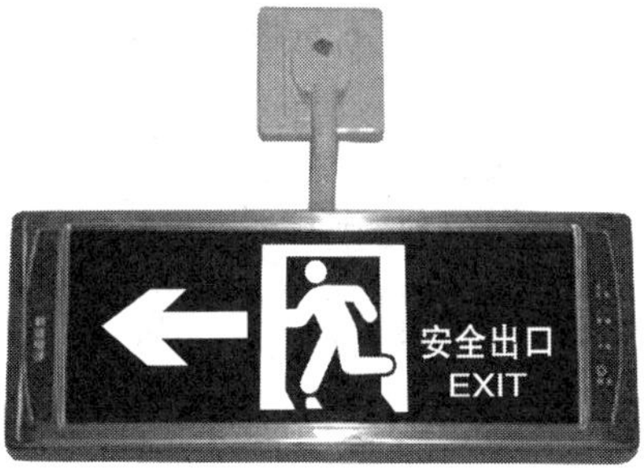

图 8-3　紧急出口

图 8-4　洗手间

放射性物品标志，见图 8-5。

三级放射性物品　　二级放射性物品　　一级放射性物品

图 8-5　放射性物品标志

有毒物品标志，见图 8-6。

有毒物品

图 8-6　有毒物品标志

急救电话标志——必须将电话号码标出，见图 8-7。急救药物标志，见图 8-8。

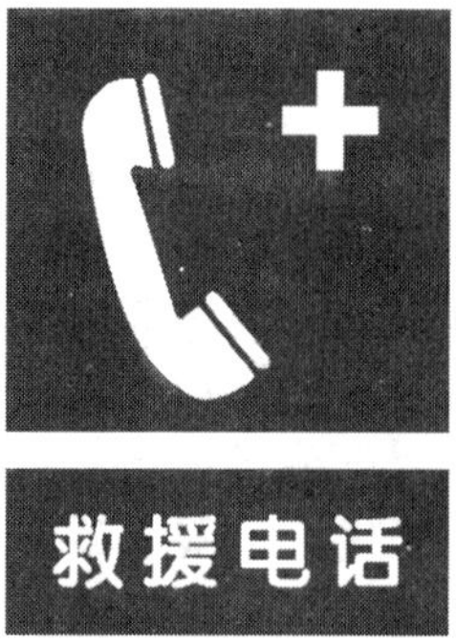

电话号码：69748251

图 8-7　救援电话标志

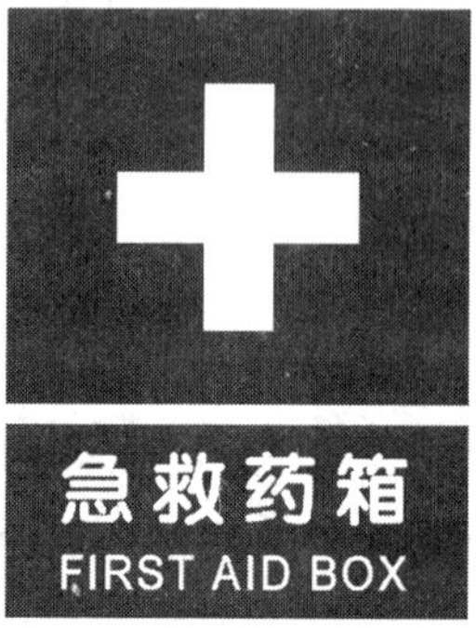

图 8-8　急救药物标志

氧化剂标志，见图 8-9。

感染性物品标志，见图 8-10。

图 8-9　氧化剂标志

图 8-10　感染性物品标志

国家技术监督局曾于 1986 年、1990 年先后发布了“危险货物品名表”(GB6944—86)和“危险货物品名表”(GB12268—90)，将危险物品分为九个大类，并规定了危险货物的品名和编号。第 1 类：爆炸品；第 2 类：压缩气体和液化气体；第 3 类：易燃液体；第 4 类：易燃固体、自燃物品和遇湿易燃品；第 5 类：氧化剂和有机过氧化物；第 6 类：毒害品和感染性物品；第 7 类：放射性物品；第 8 类：腐蚀品；第 9 类：杂类。底色：橙红色。图 8-10 中标识中的数字“6”是指第 6 类危险物品。

腐蚀品标志，见图 8-11。

图 8-11　腐蚀品标志

背景知识

什么是公共信息标志

公共信息标志，是以图形、色彩和文字、字母等或者其组合，表示公共区域、公共设施的用途和方位，提示和指导人们行为的标志物，作为一种通用的“国际语言”，其使用状况可以体现出一个单位的文明程度和管理水平。公共信息标识要求统一规范，统一后的标识有图形、有中英文，既要照顾中国人，也考虑外国人，既要考虑颜色醒目，也要考虑荧光反射作用。索引功能是首要考虑的因素。

岗位应用

医院标识的中英文对照：国际通用功能设施采用相应的英文词语。

疾病预防控制中心——Center for Disease Prevention and Control (CDC)

诊室——Consulting Room

血液中心——Blood Center

糖尿病专科——Diabetic Clinic

专家门诊——Specialist Clinic

烧伤病房——Burn Ward

敷料间——Dressing Room

手术室——Operating Room

预检筛查室——Pretest & Screening Lab

细胞室——Cell Lab

牙片室——Dental Film Room

临床检验室——Clinical Lab

重症监护室——ICU(Intensive Care Unit)

输液室——Transfusion Room

小儿注射——Injection Room for Children

任务小结

本章主要内容是病区环境的构成；室外环境的分类与设置要求；医院标识系统。主要目的是为了让学生迅速适应环境。

实践训练

1. 实地调研，到医院拍摄照片，进行分析，提出对医院内外环境改进的意见及其科学依据。

2. 室外景观环境布置的原则有哪些？

第 9 章　首次就业及转岗能力

相关人文素质

◇职业素质的基本构成：身体素质、心理素质、道德素质、专业素质、审美素质、社会适应性等。

◇职业适应能力：以良好的精神面貌与精神状态积极应聘。

任务引领

1. 了解卫生行业职业群的基本状况，根据自己的实际情况进行首次就业。
2. 能根据影响就业的因素做出合理的选择。
3. 对职业有一个初步的规划。
4. 能够进行就业调查。

第一节　职业群介绍

一、产业分类

知识积累

1935 年，英国经济学家、新西兰奥塔哥大学阿·费希尔教授在他的《安全与进步的冲突》一书中，将社会经济结构按照产业发展的三个时序分为第一产业、第二产业和第三产业。

根据国家统计局制定、国家质量监督检验检疫总局颁布的《国民经济行业分类》(GB/T4754－2002)，我国产业分为：

第一产业：直接取自自然界的部门。包括农业、林业、牧业、渔业等。

第二产业：初级产品进行再加工的部门。工业(包括采掘业、制造业、自来水、电力、蒸汽、热水、煤气的生产和供应业)和建筑业。

第三产业：是不生产物质产品的行业，也称为服务行业。包括第一、第二产业以外的其他各业，主要有两个部门：流通部门和服务部门。

二、医学类相关专业所对应的职业

知识积累

(一)医学类相关专业

除医学专业之外的与医学相关的专业有:护理、药物制剂、医学检验、医学影像、助产等医学辅助和医疗技术类专业群。

(二)医学类相关专业对应的职业类别

1. 专业与职业的对口与匹配问题　主要是个人的素质特征与职业的要求之间是否吻合的问题。

2. 医学相关专业与卫生类职业的匹配问题　目前医学类相关职业有:营养师,医学美容师,海关检验检疫,卫生监督,市场检测部门,环境检测,大型连锁超市的农药检测,药品营销,药品零售,卫生保健产品,护理,护工培训,医保人员等。

执业药师的工作领域,国家规定凡是从事药品的生产、经营、使用单位均应配备相应执业药师,并以此作为开办药品生产、经营、使用单位的必备条件之一。

(1)凡从事药品生产、经营、使用的单位必须配备执业药师;

(2)实施药品分类管理、具有销售处方药和甲类非处方药资格的零售药店必须配备执业药师;

(3)跨地域连锁经营的药品零售连锁企业质量管理工作的负责人必须是执业药师;

(4)通过GSP认证的大中型药品零售企业必须配备执业药师;

(5)通过GSP认证的药品批发企业质量管理机构负责人必须是执业药师;

(6)通过GMP认证的药品生产企业的质量管理机构负责人必须是执业药师;

(7)县级以上医疗机构药房和制剂室必须配备执业药师。

(三)职业准入

所谓职业准入是指根据《劳动法》和《职业教育法》的有关规定,对从事技术复杂、通用性广、涉及国家财产、人民安全和消费者利益的职业的劳动者,必须经过培训,并取得职业资格证书,方可就业上岗。根据《中共中央关于建立社会主义市场经济体制若干问题的决定》第43条:"要制定各种职业资格标准和录用标准,实行学历文凭和职业资格两种证书制度"。

职业资格包括从业资格和执业资格。从业资格是政府规定专业技术人员从事某种专业技术性工作的学识、技术和能力的起点标准,通过学历认定或考试取得,供用人单位参考;执业资格是被承认具有对某些文件签字的权力,且要负法律责任。

学历证书不能作为就业的资格证书。学历只是某专业的学习水平与能力的反映。而执业资格证书(不是职业资格)则是获得职业上岗的相关知识、能力的实际水平的状况。各类证书在跨行业的转换上,国家还缺乏相应的贯通机制,存在一定的行业壁垒和限制。没有医学类学历就没有医学类相关职业的就业可能,有了医学类学历还需要考执业资格证书。

执业药师与药师的区别:执业药师是一种从业准入资格,药师属于一种职称级别。

背景知识

什么是护士执业资格考试

为加强对护士行业的执业准入控制，保证护理行业执业人员的水准，国务院卫生行政部门决定在全国范围内组织护士执业考试简称 CLEN。考试的目的是评价申请者是否具备护士执业所必需的专业知识和技能。考试合格者可获得在中国进行护士执业活动的资格。考试内容包括基础护理学、内科护理学、外科护理学、妇产科护理学、儿科护理学五个科目。全国护士执业考试实行全国统一组织、统一大纲、统一试题、统一评分标准。该考试由国家医学考试中心具体组织实施，地、市以上卫生行政部门的医政部门承担本地区的考试实施工作。考试合格者，将获得卫生部颁发的《中华人民共和国护士执业证书》，该证书在全国范围内有效。考生凭此证书向卫生行政部门申请执业注册。

链接9.1

相关医学专业及药学专业执业资格考试

经过相关医学专业及药学专业执业资格考试合格，可以顺利获得执业证书。相关医学专业和药学专业的卫生执业资格考试包括：

1. 临床医学检验技术师考试　考试内容为：临床检验基础、临床血液学检验、临床化学、临床免疫学和免疫检验、微生物学检验和寄生虫学及检验。

2. 国家执业药师资格考试内容

(1)中药学类：药事管理与法规、中药学专业知识(一)、中药学专业知识(二)、中药学综合知识与技能。

(2)药学类：药事管理与法规、药学专业知识(一)、药学专业知识(二)、药学综合知识与技能。

3. 护士执业资格考试　考试内容：基础知识、相关专业知识、专业知识和专业实践能力。

第二节　职业调查

一、了解就业政策与信息

知识积累

1. 政策　了解国家、社会、地方区域等大环境中的相关政策法规、经济形势，探索其对个人职业发展的意义和价值。比如通过报刊、网络、媒体等了解一个地方的职业需求状况和人才供需状况，找到最紧俏的行业。

2. 信息　搜索学校、院系、家庭以及朋友等构成的环境中的可利用资源，多方面多渠道了解就业的信息。获取信息的途径有：

(1)学校组织的现场招聘会:各地学校组织的现场招聘会,不局限在本地或本校。

(2)学校网上的信息:各个学校发布的用人单位招聘信息。

(3)社会上的专门机构:从劳动人事部门的正规中介机构获取就业信息。

(4)网络信息:网络信息,谨防陷阱,注意甄别。

(5)媒体广告:注意媒体的可信度和发布信息机构的权威性。

(6)电话号码或各种机构的名册:从中找到合适的单位,发出求职信息。

(7)社会关系:调动自己的社会关系网,如朋友、家庭、同学等。

(8)实习单位:在实习单位直接就业是就业的捷径。

二、了解劳动力市场的基本状况

知识积累

1. 了解我国劳动力市场的基本状况

(1)劳动力供应状况。包括劳动力市场的数量、素质、性别和人才结构。

(2)企业用工需求。包括岗位的数量和分配。

(3)潜在的竞争对手状况。

(4)劳动力市场结构。

2. 了解当地劳动力市场的基本状况　各地劳动力市场有供需不平衡的状况。了解各个岗位的缺口情况。一是劳动力市场供求的地区性变化。二是对劳动力年龄和性别的需求与供给。三是企业用工条件要求与求职者自身素质。四是劳动力市场信息渠道。

三、对求职单位的调查

知识积累

1. 对行业的调查　实行就业是第一位的。通俗地说,先上车,后找座,是保证就业的重要前提。专业是否对口的问题应该作为次要考虑的。因为职业教育不仅是学一门技巧,职业教育是广义的就业教育,也就是获得执业的能力教育;而现代社会的终身学习,需要每个劳动者获得就业的能力,即职业的兼容性。所以,选择行业比选择专业更容易获得更多的就业机会和长远的发展前途。朝阳产业的发展潜力和前景,大约有多少年的良好发展势头都是就业者需要考虑的。

2. 调查对方的资质　所谓资质,一是性质与体制,如国营、集体、合资、独资、外资等;二是单位的级别,如医院的级别,可以分为三级十等。资质是单位实力的象征。

3. 单位的情况　在我国现有的体制下,一个单位的发展前景主要靠领导团队的能力。领导者的能力最重要的是决策能力与远见。美国管理学家孔茨认为,领导者的管理能力包括:技术才能;人际交往能力;规划决策能力;分析问题和解决问题的能力。日本企业界认为企业家必须具备的10项能力为:决策思维能力;规划能力;判断能力;创造能力;洞察能力;劝说能力;对人的理解力;解决问题的能力;培养下级的能力;调动积极性。领导层的学历结构、年龄结构、性别结构、社会经历、性格倾向等都影响着领导层的决策水平。

4. 背景调查　就业地的经济发展、社会、风俗、人文、气候、饮食等的调查。经济发展水平意味着工资水平,社会状况比如社会治安等影响着个人安全,风俗习惯的了解有利于尽早融入到当地社会中,人文状况决定个人的生活背景、社会环境及将来在成家立业时获得的社会资源等。比如在大的环境中组织家庭比小环境有更多的选择。

5. 了解用人标准　用人标准是就业的最直接因素,也是最终因素,是整个就业中的最关键要素。只有了解了用人标准,才能满足单位的要求。因此调查了解求职单位的用人标准很关键。用人标准可以称为用人条件。

背景知识

一般用人单位的用人标准:主要包括硬件与软件两个方面,具体分解为以下几方面。

(1)个人基本情况:学历、身高、个人形象、身体健康状况、精神状态等。

(2)专业知识与专业技术能力:具备一定的理论知识,通过笔试来检验;专业技术能力一是通过执业证书,二是通过实际操作考核检验。

(3)性格、心理:有些单位需要进行心理测试来确定个性倾向性或人格特征等。

(4)个人道德品质:主要是德才兼备,以德为先。

(5)法纪意识:一是遵守纪律的观念,二是看是否可以调教与驾驭。

(6)发展潜力:主要有五个方面,一是思维方式,二是工作热情,三是强烈的兴趣,四是坚强的意志,五是健康的生活方式。这五个方面是发展潜力的重要参照点。

(7)团队精神与合作意识:要有大局意识,对单位的忠诚;合作需要沟通能力等。

链接9.2

著名医药企业的招聘条件

1. 辉瑞制药公司在中国的招聘条件　认可公司价值观,为人诚实正直;具有良好的沟通能力和强烈的实习愿望;工作积极、乐观向上,善于自我激励和承受压力;大学专科或以上学历,卫生相关专业背景。

2. 葛兰素史克公司在中国招聘疫苗推销医药代表的条件　预防医学、药学及生物制药专业本科以上学历,公共卫生专业优先。有良好的沟通技巧及表达能力。吃苦耐劳积极进取。愿意接受挑战和承受工作压力。一年以上相关工作经验,有相关领域合资企业工作经验者优先。

3. 强生公司招聘的条件　本科以上学历;具有较强的领导能力;具有较强的沟通协调能力,说服能力和解决问题能力;工作积极主动、能适应快节奏,团队导向且灵活多变的工作环境;电脑操作熟练;英语良好(CET-4 级以上)。

4. 诺华公司招聘商务代表的条件　本科学历,1 年以上制药行业相关岗位或药品销售工作经验;良好的沟通能力,具有团队合作精神;英文流利。

5. 罗氏公司招聘患者随访专员的条件　能够详细收集和录入患者资料;能对患者信息进行总结与反馈;能对患者追踪和疑难问题解答;支持代表的产品学习及学术推广活动;支持代表使用患者管理系统。

6. 上海惠氏营养品有限公司招聘化学分析员的条件

(1)素质与能力:化学分析或制药专业大专及以上学历;2 年以上外资医药或食品行业相关经验;熟练使用和维护实验室仪器;熟悉 GMP、ISO9000、HACCP 等相关体对实验室的审核要求;良好的英语读写能力并具备优秀的计算机网络知识技能;有团队合作精神,能承受较大压力的工作,性格开朗;有相关证书者和熟悉实验室统计技术者优先。

(2)岗位职责与任务要求:对生产原料、中间体及成品进行测试;严格遵循实验室安全健康规定并独立完成试验;准确记录试验结果,编写 SOP;实验室仪器的维护和保养。

第三节　就业指导

一、做好职业规划

知识积累

(一)职业生涯规划的原则

1. 个人价值与社会价值均衡　职业是个人生存的基础,但职业也必须为社会提供有利的价值。在个人发展的基础上,也要有益于社会。将个人理想与社会需要有机结合。

2. 当前为主,兼顾长远　优先解决眼前问题,在积累的基础上考虑更加长远。要为自己的长远发展更多地考虑。

3. 目标明确具体,分步完成　没有具体的目标就无所谓规划。规划是建立在目标基础上的。目标必须是具体可以完成的。目标不可超过太高而失去可行性。目标太低对自己要求太低则缺乏奋斗精神。目标必须把宏观、中观与微观结合。必须把长期、中期与近期目标结合。目标的制定要充分考虑自己的能力特长与兴趣。

4. 发展性原则　用发展的观点看待人。将个人的潜力发挥出来。充分考虑个人的发展潜力。在年龄比较小的时候,个人发展能力的倾向性不太明显。应充分考虑个人素质优势,做到扬长避短。

(二)职业生涯规划的方法

1. 自我评估　主要分析个人的需求、能力、兴趣、性格、气质等,以确定什么样的职业比较适合自己。

2. 组织与社会环境分析　短期的规划比较注重组织环境的分析,长期的规划要更多地注重社会环境的分析。

3. 制订职业生涯目标　可以分为人生规划、长期规划、中期规划和短期规划。

4. 制订行动方案　方案是目标的具体化。包括时间阶段,必须达到的目标、手段等。

5. 评估与反馈　实际上,人的社会行为有一个轨迹:确定目标,实施行动,评估反馈。

二、定位准确

知识积累

定位主要是指期望值。期望值太高,不切合实际。定位应该从以下方面考虑。

1. 就业地选择 就业地选择原则：

(1)有利于个人发展：适合自己生存与发展的就业地是最好的就业地。

(2)尽可能照顾父母：由于计划生育政策的推行，独生子女越来越多，养老问题就成为一个普遍的社会性问题。在个人前途与照顾父母的问题上尽可能兼顾，如果不能兼顾，从社会的稳定角度和伦理价值的角度看，以照顾父母优先。

(3)适合自己：主要是适合自己的生活习性，适合自己的身体状况等。

2. 单位选择 综合各种因素，比如社会因素、个人基本情况、学历、个人发展、社会关系与背景等确定自己的发展。卫生行业是特殊的行业，有特殊的要求。单位的所有制性质，单位的效益，单位的发展前景等都是考虑的内容。

3. 个人发展目标 确定个人发展的方向，是从事人事行政，还是做业务骨干，必须有一个明确的方向，然后确定大致的岗位。

4. 经济目标 根据自己的初始学历、工作能力和工作经验，符合当地普遍状况。本科、专科与中专的起薪是不同的。

三、做好面试准备

知识积累

(一)面试的物质准备

1. 资料的准备 准备一份完整的求职材料，包括：

(1)封面：封面可以是图文结合。内容包括：毕业学校，毕业期限，毕业生姓名学历，专业，联系方式。图片可以是学校主题建筑，以简洁为主。求职信的准备。

(2)个人简历：按照重要性的次序以表格的形式设置。

(3)求职书：求职书的主要内容按照一定的次序排列，应结合自己的实际有针对性地写，不可从网上复制。一般求职书的内容包括：个人基本情况简介、个人的教育背景、求职的方向、个人条件与岗位需求之间的对应。背熟自己的求职书。

2. 各种证件的准备 个人身份证复印件(注意身份证不可被押放在对方手上)、学历复印件、各类资格证书及复印件、各种荣誉证书。

3. 皮包、笔记本、笔等小物品 将各种资料有次序地放在包内。

(二)面试的心理准备

1. 克服不健康的就业心理，如等待、观望、攀比、浮躁、急躁。

2. 期望不要过高，尤其是月工资水平要求应当恰如其分。

3. 由学生到职员的社会角色转换，要树立责任意识。

4. 应当有到艰苦地方和基层的准备。

5. 增强心理承受能力。

(三)面试中的心理策略

1. 树立“我是独特而有价值的”信念。

2. 认识到双方是平等而不对等的关系。

3. 保持不卑不亢的态度。不要过于套近乎或刻意疏远对方以保持距离。

4. 等待对方的回应。

5. 不可急于询问结果。

6."我有胜算"的心理暗示。我把你们研究透了,你们要问什么问题,我基本弄清楚了。

7. 面试前做一些身体的牵引或体操以缓解紧张的心理,或者干笑一声也可以缓解紧张的情绪。

8. 专注地倾听老师的话或记录老师的提问,可以化解胆怯的心理。

(四)面试的形象准备

注意礼仪,言谈举止稳重,穿着合宜。声音洪亮、清晰,保持良好的精神状态,主动积极准时守信。

(五)面试提问的回答策略

1. 该问题隐含的要求 提问常常是带有目的性的,考察的内容往往不是问题本身。回答问题必须如实,任何时候都不要隐瞒。

2. 直接回答与间接回答 许多问题根据情况采取直接或间接方式回答。

3. 回答问题干脆 避免产生误解与歧义。

4. 面试最难回答的十个问题及回答策略

(1)关于你的背景、能力与素质。

难处:背景包括教育背景、家庭背景。能力的范围很广,素质的范围很大。比较难回答的地方,一是泛泛而谈,空洞无物;二是目的性、针对性不强;三是条理性不足。

回答策略:以教育背景为主,按照条理性回答;所有的素质与能力必须与工作性质与内容相对应。

(2)关于你过去的品行、工作态度。

难处:实事求是的内容与客观的态度之间难以取舍,也难把握度。

回答策略:诚实,不张狂。

(3)你是否能胜任工作及对单位的忠诚。

难处:这个问题可以衍生许多问题,可以对应聘者设陷阱。比如你以前的单位一天的营业额是多少?最赚钱的产品是什么?这些问题隐含着泄露商业机密的可能。

回答策略:如果涉及商业秘密,可以直接拒绝。

(4)你的潜力。

难处:一个人对自己潜力的认识与实际之间有一定的差距。有些单位有专门的心理测试,这些测试一般只有招聘者知道,应聘人员是不知道的。如果不能大致说出自己的潜力,说明对自己不了解。

回答策略:先对自己做一个心理测试,然后按照实际成绩与测试结果比照回答。

(5)你为什么要到我们这里?

难处:这个问题的真实目的是择业的理由,比如你为什么选择我们而不是某某单位?

回答策略:有步骤有条理地说出真话。

(6)10年后你在哪里?

难处:一是个人的理想问题;二是不可预测因素的问题。问题的实质是个人的职业规划问题。因为有规划有目标的人,工作有动力。

回答策略:可以将自己的职业规划简单叙述。

(7)你为什么想要这份工作?

难处：回答这个问题实质暴露出自己的价值观。

回答策略：价值观是有优先次序的。

(8)你的优点与你的缺点。

难处：优点有时就是缺点，而缺点有时就是优点。优点的背景信息中透露出缺点，而缺点的背景信息中可能隐含着优点。

回答策略：注意分寸和背景信息隐含的成分。

(9)你要求多少钱的工资？

难处：首先工资的水平与个人的能力紧密相关，其次起薪因地区差异和学历而不同。

回答策略：结合当地的工资水平，给出合理的起薪，这也是一个谈判策略的问题。因为工资水平与福利待遇等紧密相关。

(10)你如何评价原来的学校、老师或雇主？

难处：这个问题有陷阱。如果回答原来的学校不好，则你自己必然好不到哪里，如果好，你的实际水平能与之相称吗？

回答策略：客观有分寸。

(六)应对各类测试

1. *笔试*　是单位选拔人才的主要形式。内容包括：专业知识，基础知识与文化知识等。

2. *面试*　主要是口试和操作考试。口试主要是回答问题，操作是专业和业务的情景模拟。比如常规护理操作，铺床、无菌技术、心肺复苏、静脉穿刺等。口试的回答技巧：明白提问的问题，有步骤、有针对性地回答问题。

3. *活动题*　考试目的：如组织能力，人际沟通的能力，应聘者的性格类型，如教大家跳舞或唱歌或做一个游戏，要求在最短的时间内完成。

4. *心理测试*　主要是检测思维类型、人格特征、能力特征、社会性。

5. *道德检测*　通过精心设计的“无意”情景来检测应聘者的道德品质。道德是一个人最重要的素质。诚实是为人的基本准则。

6. *反面检测*　超常规的。考核目的：思维类型、自信心、心理承受能力、从众心理等。

岗位应用

到医院面试时应如何回答

(一)面试回答问题的应用技巧

面试回答应有策略。

策略一：以实对虚。用具体的实物、数据、例子对待很宏观又很模糊的问题。比如你认为你有什么样的能力？答：我取得了护士资格证；英语达到国家三级；计算机1级。

策略二：逻辑性强。回答一定要有条理，不要随意，比如你为什么选择我们医院？答：第一，咱们(不说你们)医院是部队医院。部队医院的作风过硬，是锻炼人的好地方。第二，咱们医院的技术力量雄厚，可以学到很多知识。第三，咱们医院的医护人员人品高尚。

策略三：弄清提问的目的。所有的提问都是有目的的。在问题与目的之间具有内在的逻辑关联。做到有针对性地回答，不可漫无边际。

策略四：比附回答。有许多问题很尖锐，无法正面回答，可以采取比附的形式。如问：你对工资怎么看？答：我们上一届的同学，在同一级别的医院是××钱一月，不知道咱们单位是否一致？

策略五：避开陷阱。有些提问暗藏着陷阱，如果回答不好，就可能上当。如问：你对你们学校有什么看法？如果回答说学校不好，言下之意你自己也不怎么样，如果过于吹嘘，显然不符合实际。可以这样答："有一句话说得好：严师出高徒。一所学校的好与不好，是由毕业生的质量决定的。我相信这样一个理念——今天我以学校为荣，明天学校以我为荣。"

（二）面试前的调查

1. 对行业发展的宏观了解。

2. 对应聘单位的调查与了解，包括：单位的资质；单位的建筑面积；单位的职工人数与规模；单位的科室设置特别是重点科室；单位的特色；单位的文化；单位的所在行政辖区等。

3. 对单位的重点科室、主要领导、重点专家有必要的了解。

4. 对工作的内容、性质、时间、工作制度、工作流程、业务范围有比较充分的了解。

5. 对招聘的岗位有必要的了解。包括岗位的性质和职能，岗位的职责范围等。

6. 对工作有自己一定的见解。

（三）面试技巧

1. 声音强度适中、声音清晰，不可含混不清。

2. 与招聘人的空间距离在 0.6～1m。

3. 精神状态好。精神抖擞，最好洗个头发，洗个脸。之前可以喝点茶水或咖啡提神。

4. 个性开朗活泼，不要缩手缩脚。

5. 举止大方。管住手：不要搓手，手不要随意乱摸。管住脚：脚不要抖动。管住头：讲话时不要过于频繁地点头。管住眼睛：眼珠不要飘忽不定，显得心不在焉。

6. 诚实回答。不要不懂装懂，更不要夸夸其谈。

7. 讲话干脆利索，不吱吱唔唔。

8. 讲话有分寸，留余地。

（四）了解各单位的用人标准

企业单位用人的标准可以由硬件和软件组成。具体分解为：

1. *硬件*　①学历要求。学历门槛是就业的第一个条件。②身体素质要求，比如，身高、视力、健康体魄等。③理论水平与动手能力，比如各种证件，英语等级证、计算机等级证、普通话等级证等。

2. *软件*　①个性与性格。②个人综合素质，比如，专业知识、基础知识、文化知识；专业技能等。③思维方式。④企业文化，如敬业精神、标准意识、遵纪守法的观念、团队精神与合作意识、全局观念、诚信。⑤个人外在的整体精神面貌。⑥创新能力。

（五）警惕求职陷阱

社会是复杂的。求职过程中难免会遇到各种各样的人和事。有些人专门针对毕业生，因为应届毕业生没有社会经验。目前要注意的有：

1. *传销陷阱*　有些传销组织专门针对应届毕业生。其主要特点是通过熟人、同学、亲戚等关系许诺找工作，提供优厚的待遇，或者合作做生意可以赚大钱。记住：天下没有免费的午餐！

2. 皮包公司假招聘　有的皮包公司，没有基地、没有人员、没有资产，所有的一切都是摆设。识别的方法是看对方的工商营业执照。

3. 试用期长　对方不是真想用你，只想不断地招聘廉价的劳动力，所以不断地找一些过失然后开除你。

4. 其他　南方有一些中介机构做转手生意，把毕业生转手，在多次的转手中收取一定的招聘费用。最好直接与用人单位谈。

(六)求职禁忌

禁忌一：恶意缺席。禁忌二：不守时。禁忌三：穿着邋遢。禁忌四：没有准备。禁忌五：欺骗。禁忌六：言行轻浮。禁忌七：没有自信，或流露骄傲。禁忌八：说话不着边际。禁忌九：喜好批评却无创见。禁忌十：不知行情乱开价。禁忌十一：眼光瞟来瞟去。禁忌十二：抖腿。

链接9.3

从医院招聘护士的条件看医院用人标准

1. 中国医科大学附属第一医院招聘护士的条件：

(1)热爱护理工作，热心为患者服务；——职业道德要求

(2)全日制医学院校护理专业毕业专科以上学历；——学历要求

(3)取得护士执业证书；——职业准入资格要求

(4)年龄28周岁以下，身体健康，五官端正，口齿伶俐；——生理要求

(5)有在ICU、CCU、循环科、神经科从事护理工作2年以上的工作经历；——社会经历

2. 解放军总医院招聘护士的条件：

(1)招聘对象：档案存放在人才中介服务机构的社会流动人才。——背景清楚

(2)政治条件：拥护中国共产党，热爱祖国，热爱军队，热爱医疗卫生事业，工作责任心强。——政治素质

(3)执业资格和专业技术要求：应聘者应当具有护士执业资格证书并已注册，且注册在有效期内，同时在二级以上医院从事手术室护理工作1年以上10年以下。——专业素质

(4)学历要求：应具备普通高等学校大专以上学历，通过国家英语和计算机应用能力考试，具备一定的英语、计算机应用能力。——学历要求

(5)身体条件：身心健康，五官端正，经体检合格。——生理条件

(6)年龄要求：18周岁以上35周岁以下。——年龄要求

(7)语言条件：汉语普通话基本标准。——文化修养

背景知识

1. 美国心理学家、职业指导专家霍兰德(John L. Holland)的相关理论

霍兰德的职业理论，其核心假设是人可以分为六大类，即现实型、研究型、社会型、传统型、企业型、艺术型，职业环境也可以分成相应的同样名称的六大类，人格与职业环境的匹配是形成职业满意度、成就感的基础。兴趣类型的特点对应适宜的职业环境，见表9-1。

表 9-1　劳动者类型与职业类型对应表

类型	劳　动　者	职　　业
现实型	①愿意使用工具从事操作性工作；②动手能力强，做事手脚灵活，动作协调；③不善言辞，不善交际	主要是指各类工程技术工作、农业工作。通常需要一定体力，需要运用工具或操作机器。主要职业有：工程师、技术员；机械操作、维修、安装工人，矿工、木工、电工、鞋匠等；司机、测绘员、描图员；农民、牧民、渔民等
探索型（调研型）	①抽象思维能力强，求知欲强，肯动脑，善思考，不愿动手；②喜欢独立的和富有创造性的工作；③知识渊博，有学识才能，不善于领导他人	主要是指科学研究和科学实验工作。主要职业：自然科学和社会科学方面的研究人员、专家；化学、冶金、电子、无线电、电视、飞机等方面的工程师、技术人员；飞机驾驶员、计算机操作员
艺术型	①喜欢以各种艺术形式的创作来表现自己的才能，实现自身的价值；②具有特殊艺术才能和个性；③乐于创造新颖的、与众不同的艺术成果，渴望表现自己的个性	主要是指各类艺术创作工作。主要职业：音乐、舞蹈、戏剧等方面的演员、艺术家编导、教师；文学、艺术方面的评论员；广播节目的主持人、编辑、作者；绘画、书法、摄影家；艺术、家具、珠宝、房屋装饰等行业的设计师等
社会型	①喜欢从事为他人服务和教育他人的工作；②喜欢参与解决人们共同关心的社会问题，渴望发挥自己的社会作用；③比较看重社会义务和社会道德	主要是指各种直接为他人服务的工作，如医疗服务、教育服务、生活服务等。主要职业：教师、保育员、行政人员；医护人员；衣食住行服务行业的经理、管理人员和服务人员；福利人员等
企业型（事业型）	①精力充沛、自信、善交际，具有领导才能；②喜欢竞争，敢冒风险；③喜爱权力、地位和物质财富	主要是指那些组织与影响他人共同完成组织目标的工作。主要职业：经理企业家、政府官员、商人、行业部门和单位的领导者、管理者等
传统型	①喜欢按计划办事，习惯接受他人指挥和领导，自己不谋求领导职务；②不喜欢冒险和竞争；③工作踏实，忠诚可靠，遵守纪律	主要是指各类与文件档案、图书资料、统计报表之类相关的各类科室工作。主要职业：会计、出纳、统计人员；打字员；办公室人员；秘书和文书；图书管理员；旅游、外贸职员、保管员、邮递员、审计人员、人事职员等

霍兰德所划分的六大类型，并非是并列的、有着明晰的边界的。他以六边形标示出六大类型的关系，见图 9-1。

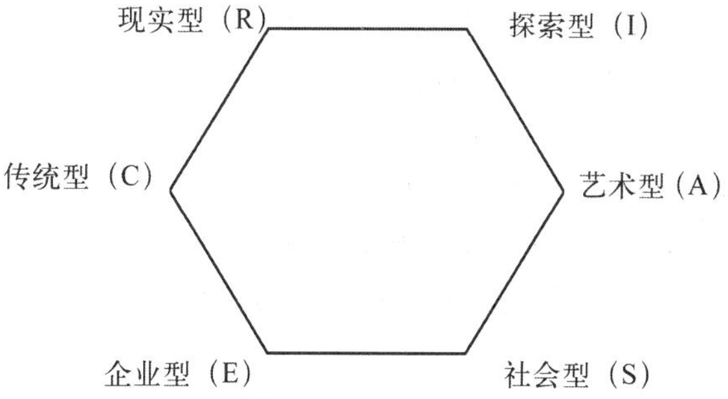

图 9-1　六大类型关系

图中可以看出：每一种类型与其他类型之间存在不同程度的关系，大体可描述为三类：

(1)相邻关系：如 RI、IR、IA、AI、AS、SA、SE、ES、EC、CE、RC 及 CR。属于这种关系的两

种类型的个体之间共同点较多，现实型 R、研究型 I 的人就都不太偏好人际交往，这两种职业环境中也都较少机会与人接触。

（2）相隔关系：如 RA、RE、IC、IS、AR、AE、SI、SC、EA、ER、CI 及 CS，属于这种关系的两种类型个体之间共同点较相邻关系少。

（3）相对关系：在六边形上处于对角位置的类型之间即为相对关系，如 RS、IE、AC、SR、EI 及 CA 即是，相对关系的人格类型共同点少，因此一个共同人同时对处于相对关系的两种职业环境都兴趣很浓的情况较为少见。

2. 常见的招聘陷阱与招聘欺诈

（1）虚拟的招聘单位：尤其是网上的单位，必须核定资质，谨防上当。

（2）传销陷阱：以同学或熟人的介绍为渠道，以营销为幌子，以投资入股为手段。传销已经被国家工商部门明确定为非法。

（3）试用期陷阱和智力陷阱："试用期陷阱又分为两种形式，一是以各种理由告诉求职者是不合格的，公司解聘是无奈之举，从而再以很少的薪水继续招聘同样也不会熬过试用期的新人，周而复始，降低成本。二是非法延长试用期，迟迟不给员工转正。

（4）不签订劳动合同：用人单位与聘用人员必须签订劳动合同。

（5）不缴纳养老保险等"三险"："三险"是指按政府规定必须缴纳的养老、医疗、失业三项社会保险费，单位还要缴纳工伤、生育两项保险费，个人不缴这两项费。"三险"的个人缴费比例为：养老保险 8%；医疗保险 2%；失业保险 1%。

案例9.1

小芳的面试准备

小芳，女，1990 年出生，湖北省宜昌市兴山县水月寺镇某某村某某组，现就读于湖北省宜昌卫生学校，中专学历，护理专业，将于 2009 年 7 月毕业。

个人情况：身高 1.58 米，两眼裸视 5.0，身体健康，面容姣好。

家庭情况：独女，父母在外打工，爷爷奶奶只有一个儿子。

父母意愿：女儿在宜昌或兴山做事都可以。

问题：小芳应该如何做哪些准备？为她准备一份个人自我介绍。

小芳应做如下准备：

1. 做好调查　调查在宜昌或兴山的医疗单位有哪些？哪些单位愿意接受中专毕业生。

2. 就业目标定位　医疗单位有很多，级别也不同。三甲、二甲医院目前不需要中专生。定位在一甲医院、社区服务中心、私营医院、乡镇医院或卫生相关工作，包括药房、诊所、医疗器械营销公司等。

3. 做好面试的形象准备　在穿着上应体现大方、得体，稳重的主流社会审美观。

4. 物品准备　比如笔、通讯记录本、纸巾等。

5. 资料准备　准备一份完整的求职书。

6. 心理准备　树立自信。可以提前 0.5～1h 喝点咖啡和茶水，让自己处在精神兴奋状态，或者在面试前做一些简单的身体牵引活动。

7. 知识准备　将最常见的护理技术的要点梳理一遍。面试不大会问艰深或难懂的问题。

8. 了解学校招生就业网的相关信息　就业信息可以通过正规渠道获得，并要注意甄别信息的真伪。无论是否是熟人或同学介绍的，都要甄别信息的真假，谨防传销陷阱。

9. 了解劳动合同的相关内容　签订合同的注意事项。

10. 做好面试的应答准备　学习一些回答问题的基本技巧。主要是客观、具体和条理性。

个人自我介绍：

某某主任好！

感谢给我这样一个机会。我叫小芳，今年某某岁，宜昌卫校护理专业学生，将于 2009 年毕业。中专学历。我是兴山人。我非常热爱护理专业。我在学校思想要求上进，读书用功，学习成绩优良。通过三年的学习，我已经掌握护理的基本理论和基本的操作技术，有 9 个月的实习经历，完全能够胜任护理工作。另外，我有计算机等级证书。护士资格证书还没有考，不过已经在准备报考。我是一个严格遵守纪律的人。我性格开朗、活泼。我的爱好与特长是某某。

给小芳的几点建议：

1. 准时、守时，切勿迟到早退。

2. 见面微笑、点头示意，眼睛虚视对方眼睛。

3. 见面会称呼。可以用：老师好！院长好！主任好！

4. 站姿合适。以丁字步为好。

5. 坐姿合适。坐椅子的三分之一。两脚一前一后。双手在两腿之间，掌心自然交合，下面一只手掌心朝上。

6. 穿着大方。不可过于前卫和时尚。不可佩戴首饰。

7. 面试结束后要有礼貌地离开。

神田三郎的悲剧

有一次，日本的松下公司招聘一批推销人员，考试是笔试和面试相结合。这次招聘的人总共就有 10 名，可是报考的达到几百人，竞争非常激烈。经过一个星期的筛选工作，松下公司从这几百人中选择了 10 名优胜者。松下幸之助亲自过目了一下这些入选者的名字，令他感到意外的是，面试时给他留下深刻印象的神田三郎并不在其中。于是松下幸之助马上吩咐下属去复查考试分数的统计情况。经过复查，下属发现神田三郎的综合成绩相当不错，在几百人中名列第二。由于计算机出了毛病，把分数和名称排错了，才使神田三郎的成绩没有进入前 10 名。松下幸之助听了，立即让下属改正错误，尽快给神田三郎发录取通知书。第二天，负责这件事情的下属向松下幸之助报告了一个令人吃惊的消息：由于没有接到松下公司的录取通知书，神田三郎竟然跳楼自杀了，当录取通知书送到的时候，他已经死了。这位下属还自言自语地说："太可惜了，这么有才华的年轻人，我们没有录取他。"松下幸之助听了，摇摇头说："不！幸亏我们公司没有录取他，这样的人是成不了大事的。一个没有勇气面对失败的人又如何去做销售！！"

岗位应用

设计一份个人简历。这里给一份样板，可以参照，见表 9-2。

表 9-2　个人简历表

<table>
<tr><td>姓名</td><td colspan="2"></td><td>身高</td><td></td><td>专业</td><td></td><td></td><td rowspan="6">照片</td></tr>
<tr><td>性别</td><td colspan="2"></td><td rowspan="2">视力</td><td>左眼</td><td></td><td>学制</td><td></td></tr>
<tr><td>出生年月</td><td colspan="2"></td><td>右眼</td><td></td><td>学历</td><td></td></tr>
<tr><td colspan="2">计算机水平等级</td><td colspan="2"></td><td>修业年限</td><td colspan="3">200　年—200　年</td></tr>
<tr><td colspan="2">普通话水平等级</td><td colspan="2"></td><td>电话</td><td colspan="3"></td></tr>
<tr><td>家庭住址</td><td colspan="7"></td></tr>
<tr><td rowspan="4">个人经历</td><td colspan="5">何地何校</td><td colspan="3">工作或求学</td></tr>
<tr><td colspan="5"></td><td colspan="3"></td></tr>
<tr><td colspan="5"></td><td colspan="3"></td></tr>
<tr><td colspan="5"></td><td colspan="3"></td></tr>
<tr><td rowspan="4">社会实践</td><td colspan="5">在何单位做何事</td><td colspan="3">担任职务</td></tr>
<tr><td colspan="5"></td><td colspan="3"></td></tr>
<tr><td colspan="5"></td><td colspan="3"></td></tr>
<tr><td colspan="5"></td><td colspan="3"></td></tr>
<tr><td rowspan="3">获奖</td><td colspan="5">项目内容</td><td colspan="2">颁奖单位</td><td>级别</td></tr>
<tr><td colspan="5"></td><td colspan="2"></td><td></td></tr>
<tr><td colspan="5"></td><td colspan="2"></td><td></td></tr>
</table>

第四节　职业适应能力

一、适应新环境

知识积累

1. 了解工作内容、性质、时间和纪律　为了迅速地进入工作状态，必须对工作的内容进行充分的了解。对工作的程序或流程应有清晰的了解。尽快熟悉规章制度、用人理念、企业文化、技术特点等。

2. 熟悉人事环境

(1)学会观察：每个工作环境中都有一个人际关系的微妙平衡。处理好人际关系的亲疏远近，不要陷于人际斗争的旋涡或加入到派系斗争中去。弄清该小环境中的不成文的规则。

(2)以低姿态进入一个陌生环境：新人进入一个新的环境是要受到新环境的检验。新环境的人需要了解自己的能力、个性、做事风格等。

(3)树立良好的第一印象：着装得体，注意仪表。一定要和身份相符，不能过于花哨时髦，要根据工作性质和环境的不同有所区别。在语气、称呼、语调、神情态度上平易近人，让人容易接近自己。要善于观颜察色。日常事务上要勤快，要能干“小事情”。如打水扫地、抄抄写写之类。注意小节，不要因小失大。

(4)适应新环境中的文化氛围：不要对不同的环境进行比较，不要对过去生活过多回味而沉浸在昔日的情境之中。

3. 工作主动性

(1)主动随和，平等待人。

(2)积极做好工作前的准备。

(3)重大突发事件要及时汇报，并做前期工作。

二、职业焦虑对策

知识积累

1. 职业焦虑的主要特点　职业焦虑是指对服务对象的退缩和不负责任，情感和身体的衰竭，以及各种各样的心理症状，如易激惹、焦虑、悲伤和自尊心降低。表现在三个方面：情绪衰竭（表现为疲劳、烦躁、易怒、过敏、紧张等）、人格解体（指对服务对象作出冷淡和没有感情的反应）、降低个人成就感。

2. 职业焦虑的主要表现方式

(1)生理一心理症状：

①持续的忧虑和高度的警觉：如过分担心自己的人身安全问题；

②弥散性的、非特异性的焦虑：如说不出具体原因的不安感、无法入睡等；

③预期焦虑：如并不怎么关心现在正在发生的事，而是担心以后可能会发生的事。

(2)人际关系问题：主要表现为人际关系紧张。

(3)职业行为问题：比如工作的积极性和主动性降低。

3. 应对焦虑的对策

(1)及时宣泄不适应带来的消极情绪：宣泄的方法有积极宣泄也有消极宣泄。比如运动、音乐等都是积极的方法，打击假想敌等属于消极的方法。鼓励宣泄。

(2)适当转移注意力：比如做一件自己感兴趣的事情将注意力转移。

(3)短期休假与疗养：休闲可以放松心情，调整心态，释放压力。

三、突发公共卫生事件的处理

知识积累

(一)突发公共卫生事件的概念

1. 概念　指突然发生，造成或者可能造成社会公众健康严重损害的重大传染病疫情、群体性不明原因疾病、重大食物和职业中毒以及其他严重影响公众健康的事件。（据《突发公共卫生事件应急条例》）

2. 突发公共卫生事件的特点

(1)突发性：在短时间内，事先没有任何迹象或者没有观测到事件发生的可能征兆，突然产生。发生时间、发生方式和发生人群，往往突然发生，较难预测，来势凶猛，有很大的偶然性和瞬时性。事件发展的速度很快，危害性大。突发事件的后果严重，程度严重，主要是危害到群体而不仅仅是个体的生命安全。

(2)牵涉面广：不是局部的威胁，已经超越了地理界限、地域界限、政治界限，也不仅是卫生领域，而是牵涉到政治、经济、社会治安等若干方面。很短时间内累计者众多，不仅会打乱一定区域内人群正常生活、生产的秩序，还易引起舆论哗然，社会惊恐不安。

(3)具有连锁反应：一件事件带来一系列的后果。比如重大的自然灾害不仅威胁生命，还有重建家园、走出心理阴影等后续问题。

(4)处理难度大：处理处置患者的现场抢救、控制和转运，以及原因调查和善后处理的政策性极强，其处理处置比一般的个案疾病或事故更为艰巨与复杂，而且涉及的学科门类广，需要综合性的知识。

3. 突发公共卫生事件的危害

(1)直接危害：一旦发生就直接危害群体生命安全。

(2)间接危害：突发公共卫生实践往往波及到社会的各个领域，使众多领域受到危害。

(二)突发公共卫生事件的类型

1. 法定传染病的暴发。《中华人民共和国传染病防治法》规定下列传染性疾病属于公共卫生事件：

甲类传染病：鼠疫、霍乱。

乙类传染病：病毒性肝炎、细菌性和阿米巴性痢疾，伤寒和副伤寒、艾滋病、淋病、梅毒、脊髓灰质炎、麻疹、百日咳、白喉、流行性脑脊髓膜炎、猩红热、流行性出血热、狂犬病、钩端螺旋体病、布鲁菌病、炭疽、流行性和地方性斑疹伤寒、流行性乙型脑炎、黑热病、疟疾、登革热、肺结核、新生儿破伤风、SARS。

丙类传染病：血吸虫病、丝虫病、包虫病、麻风病、流行性感冒、流行性腮腺炎、风疹、急性出血性结膜炎，除霍乱、痢疾、伤寒和副伤寒以外的感染性腹泻病。

2. 新发现传染病。

3. 核物质与放射源污染事故。

4. 农药、有毒化学品污染事故。

5. 食物中毒。

6. 食源性疾患。

7. 饮用水污染事故。

8. 职业和非职业性中毒等多种类型。就某一类事件而言，所含的侵害因素也很多，表现形式也是多样化的。

(三)突发公共卫生事件的分级

根据《国家突发公共卫生事件应急预案》规定，突发公共卫生事件分为四个级别：特别重大(Ⅰ级)、重大(Ⅱ级)、较大(Ⅲ级)和一般(Ⅳ级)四级，见表9-3。

1. 特别重大(Ⅰ级)　根据《国家突发公共卫生事件应急预案》规定，特别重大(Ⅰ级)主要指：

(1)肺鼠疫、肺炭疽在大、中城市发生并有扩散趋势，或肺鼠疫、肺炭疽疫情波及2个以上省份，并有进一步扩散趋势。

(2)发生传染性非典型肺炎、人感染高致病性禽流感病例,并有扩散趋势。

(3)涉及多个省份的群体性不明原因疾病,并有扩散趋势。

(4)发生新传染病或我国尚未发现的传染病发生或传入,并有扩散趋势,或发现我国已消灭的传染病重新流行。

(5)发生烈性病菌株、毒株、致病因子等丢失事件。

(6)周边以及与我国通航的国家和地区发生特大传染病疫情,并出现输入性病例,严重危及我国公共卫生安全的事件。

(7)国务院卫生行政部门认定的其他特别重大突发公共卫生事件。

2. 重大(Ⅱ级)、较大(Ⅲ级)、一般(Ⅳ级)　详见表 9-3。

表 9-3　突发公共卫生事件的分级

范围数量 / 级别 / 项目	一般突发公共卫生事件 Ⅳ级,蓝色预警	较大突发公共卫生事件 Ⅲ级,黄色预警	重大突发公共卫生事件 Ⅱ级,橙色预警	特别重大突发公共卫生事件 Ⅰ级,红色预警
腺鼠疫	一个县市区一个平均潜伏期内发病 10 例以下	一个县市区连续发病 10 例以上,或流行波及 2 个以上县市区	一个市州多点连续发病 20 例以上,或流行波及 2 个以上市州	
肺鼠疫、肺炭疽		一个县市区一个平均潜伏期发病 5 例以下	一个县市区 5 例及以上,或疫情波及 2 个以上县市区	在大、中城市发生,或疫情波及 2 个以上的省,并有扩散趋势
霍乱	一个县市区内 1 周内发病 10 例以下	一个县市区一周内发病 10～30 例;或疫情波及 2 个以上县市区;或市州以上城市的市区近 5 年来首次发生霍乱疫情	一个市州范围内一周内发病 31～100 例	一个市州一周内发病 100 例以上;或疫情波及 2 个以上市州,有扩散趋势
传染性非典型肺炎	一个县市区内发生传染性非典型肺炎疑似病例	一个县市区内发生临床诊断或实验室确诊病例,或 2 个以上县市区发生疑似病例	发生续发病例,或疫情波及 2 个以上市州	
人畜共患传染病	一个县市区内动物间发生重大暴发或流行,境外出现人感染病例,本辖区内未出现人感染病例	一个县市区内动物间发生暴发或流行,出现人感染病例	一个市州范围内动物间发生暴发或流行,2 个以上县市区出现人感染病例,或疫情局部扩散,或出现人感染二代病例	动物间发生暴发或流行,2 个以上市州同时出现人感染病例,有扩散趋势
食物中毒	一次食物中毒人数 30～100 人,无死亡病例	一次食物中毒人数超过 100 人,无死亡病例报告	一次中毒人数超过 100 人并出现死亡病例,或出现 10 例以上死亡病例	
急性职业中毒	一次发生急性职业中毒 10 人以下,无死亡病例	一次发生中毒 10～50 人,或死亡 5 人以下	一次发生中毒 50 人以上,或死亡 5 人及以上	

（续 表）

范围 数量 项目 \ 级别	一般突发公共卫生事件 Ⅳ级，蓝色预警	较大突发公共卫生事件 Ⅲ级，黄色预警	重大突发公共卫生事件 Ⅱ级，橙色预警	特别重大突发公共卫生事件 Ⅰ级，红色预警
放射事故	一次放射事故超剂量照射人数5～9人，或轻度放射损伤人数1～4人	一次放射事故超剂量照射人数10～49人，或轻度放射损伤人数5～9人	一次超剂量照射50～99人，或轻度放射损伤人数10～19人，或中度损伤人数5～9人，或重度损伤人数1～4人	一次超剂量照射＞100人，轻度20人以上，或中度10人以上，或重度5人以上，或极重度损伤人数3人以上
乙、丙类传染病		一个县市区内一周内发病水平超过前5年同期平均发病水平1倍以上	疫情波及2个以上县市区，一周内发病水平超过前5年同期平均发病水平2倍以上	
群体性不明原因疾病		一个县市区内发现群体性不明原因疾病	扩散到2个以上县市区	同时波及多个市州，并有扩散趋势，造成重大影响
群体心因性反应		预防接种或学生预防性服药出现群体心因性反应或不良反应	预防接种或群体性预防性服药出现人员死亡	
菌种毒种丢失等			鼠疫、炭疽、传染性非典型肺炎、艾滋病、霍乱、脊髓灰质炎等菌种、毒种丢失	发生新传染病；或我国尚未发现的传染病发生或传入，并有扩散趋势；或发现我国已消灭的传染病
其他	县级以上卫生行政部门认定的其他一般突发公共卫生事件	市州以上卫生行政部门认定的其他较大突发公共卫生事件	省级以上卫生行政部门认定的其他重大突发公共卫生事件	省以上卫生行政部门认定的其他特别重大突发公共卫生事件

（四）突发公共卫生事件的处理原则及注意事项

1．处理原则

（1）预防为主，常抓不懈：提高全社会对突发公共卫生事件的防范意识，落实各项防范措施，做好人员、技术、物资和设备的应急储备工作。对各类可能引发突发公共卫生事件的情况要及时进行分析、预警，做到早发现、早报告、早处理。

（2）统一领导，分级负责：根据突发公共卫生事件的范围、性质和危害程度，对突发公共卫生事件实行分级管理。各级人民政府负责突发公共卫生事件应急处理的统一领导和指挥，各有关部门按照预案规定，在各自的职责范围内做好突发公共卫生事件应急处理工作。

（3）依法规范，措施果断：地方各级人民政府和卫生行政部门要按照相关法律、法规和规章的规定，完善突发公共卫生事件应急体系，建立健全系统、规范的突发公共卫生事件应急处理工作制度，对突发公共卫生事件和可能发生的公共卫生事件做出快速反应，及时、有效开展监测、报告和处理工作。

（4）依靠科学，加强合作：突发公共卫生事件应急工作要充分尊重和依靠科学，要重视开展防范和处理突发公共卫生事件的科研和培训，为突发公共卫生事件应急处理提供科技保障。

各有关部门和单位要通力合作、资源共享，有效应对突发公共卫生事件。要广泛组织、动员公众参与突发公共卫生事件的应急处理。

2. 注意事项

(1)全面：当发生或接到报告后，首先要了解一般情况，包括单位名称、地址、电话、接报时间、可能接触毒物的人数、发病人数、主要症状、可疑病因，尤其是临床表现和发病时间非常重要，以便初步判断是生物性的还是化学性的中毒，才能针对性地调集检验人员。

(2)细致：包括对中毒症状、毒物的识别、判断要细致。

(3)冷静：在群体性发病事件中，对患者要和蔼可亲，要关心其病情症状，单独询问，不要过于紧张。事实未查明之前不要过多回答患者及家属提出的问题。

(4)果断：一旦查出可疑原因，要迅速决策，果断采取措施。首先要充分认识急性中毒具有突然发病、来势凶猛、病情危重的一般规律，还必须在临床实践中辨别个别毒物的特殊临床表现，作出迅速而正确的诊断，为抢救患者赢得时间，防止事态扩大。

(五)突发公共卫生事件处理

根据《全国疾病预防控制机构突发公共卫生事件应急工作规范》(卫生部卫生应急办公室 2007 年 6 月)规定，突发公共卫生事件工作过程包括以下环节：制定监测计划和方案。依据有关文件，制定主要突发公共卫生事件监测计划或方案。设立监测点与建立健全监测网络。建立传染病与突发公共卫生事件信息报告管理系统，根据监测计划和方案，选择设立各类国家、省、市和县级监测点，并建立综合监测预警网络。组织培训、完善监测方案，统一监测方法。按监测计划与方案要求，组织专业技术队伍，开展监测技术培训，完善监测方案，统一监测方法和标准，实施监测。按监测计划和方案要求，做好监测过程各个环节的质量控制。重点是突发公共卫生事件相关信息的核实和报告工作，确保监测信息的及时性和准确性。资料收集与分类汇总处理。分析、论证、评估监测结果。组织专家进行预测预警的分析论证，必要时向卫生行政部门提出预警建议，见表 9-4。

表 9-4　突发公共卫生事件监测工作过程控制

工作流程	关键控制点	基本要求
制定监测计划	基本要素的完整性	要素完整率 100%(背景、目的、内容、方法、分工与职责、经费预算、时间安排等)
组织培训、统一监测方法	培训覆盖面及培训教材	培训覆盖率≥90%，培训教材完整
实施监测	突发事件信息监测、核实、报告；重点事件监测要严格按照国家、省和市的监测方案执行	监测每天不少于 2 次，发现异常情况报告及时率 100%、核实率 100%，监测规范、监测的数量和质量
监测总结	基本要素的完整性	要素完整率 100%(内容、方法、分工、经费、时间、结果等)
预测预警	突发事件信息核实、分析，专家讨论，提出预警建议	发现异常情况，及时预测预警率 100%
资料规范归档	整理、档案化管理归档	资料完整率≥95%，及时规范，归档率 100%

背景知识

《突发公共卫生事件应急条例》出台的背景

俗话说，大灾必有大疫。地震、雪灾、台风、洪灾、旱灾、海啸、火山爆发、泥石流、战争等都可能引发大范围的公共卫生事件。为了预防和处理突发公共卫生事件，我国出台了一系列的法律法规。2003年年初，我国爆发“非典”疫情，从防治工作暴露出来的问题看，我国处理突发公共卫生事件的应急处理机制还不够健全，在应急处理工作中还存在着信息不准、反应不快、应急准备不足等问题。这促使了《突发公共卫生事件应急条例》的迅速出台。2003年5月9日国务院颁布《突发公共卫生事件应急条例》。2006年2月6日进一步颁布了《国家突发公共事件医疗卫生救援应急预案》，针对公共事件制定了医疗卫生救援的预案。2006年2月6日，国务院同时发布《国家突发公共事件总体应急预案》，将公共卫生事件作为公共事件的重要内容。

案例9.2

重大公共卫生事件一瞥

瑞典病理学家 Folke Henschen 说过：“人类的历史即其疾病的历史”。大瘟疫改变了西方的历史。如果回顾一下就会发现，重大烈性传染性疾病曾经夺取了成千上万的生命。比如公元前430年，一场瘟疫席卷古希腊，夺走了1/4希腊城邦人的生命；公元165－180年，罗马帝国发生黑死病瘟疫，导致了1/3的人口死亡；公元700－1050年间是日本史上的“瘟疫时代”；公元846年，在入侵法国的诺曼人中间爆发天花，诺曼人杀死了所有的患者和看护患者的人；公元1347－1351年，西欧爆发黑死病，许多地方1/3到1/2的人口都没有了；14世纪欧洲殖民主义者把传染病带到美洲，扫掉了美洲土著90%的人口；公元1555年，墨西哥天花大流行，200万人不治而亡。一些历史统计认为，18世纪，天花曾造成至少1亿人死亡，另外2亿人失明或留下痘皮后遗症——终生瘢痕。1694年英国女王玛丽二世、1700年安妮(Anne)之子Gloucester公爵相继死于天花；1911年德国皇帝约瑟夫一世(Joseoph)死于天花，此后法国皇帝路易十五、俄皇彼得二世等都因感染天花而丧命。直到18世纪末，英国医生爱德华·琴纳发现了“牛痘”技术，才使天花成为第一个被人类控制的传染性疾病。

人类进入20世纪后，曾发生过世界范围内的公共卫生事件，有的是突发性的。其中主要是烈性传染病。

1.*“西班牙流感”*　1918－1919年的“西班牙流感”，全球有2 500万～5 000万人丧失生命。西班牙流感的真正起源地并不在西班牙，根据有关医学史料记载，西班牙流感最早出现在美国堪萨斯州芬斯顿(Funston)的一个军营里，并被误认为“感冒”。此后流感从美国传入西班牙和欧洲多个国家，仅在西班牙就造成了800多万人的死亡，因此这次流感也就得名“西班牙流感”。美国人的平均寿命也因这次疾病的大流行而下降了10～12年。

2.*“埃博拉”病毒*　“埃博拉”病毒是人类迄今为止所发现的死亡率最高的一种病毒，死亡率为50%～90%。世界卫生组织公布的最新数字说，自1976年发现这一病毒以来，全世界的感染者已达 1 500 多例，其中已有 1 000 多人死亡。

“埃博拉”病毒是一种十分罕见的病毒，这种病毒最早于 1967 年在德国的马尔堡首次发现，但当时并没有引起人们的注意。1976 年在苏丹南部和扎伊尔即现在的刚果(金)的埃博拉河地区再次发现它的存在后，才引起医学界的广泛关注和重视，“埃博拉”由此而得名。“埃博拉”病毒主要通过体液，如汗液、唾液或血液传染，潜伏期为 2 周左右。感染者均是突然出现高热、头痛、咽喉疼、虚弱和肌肉疼痛。随后出现呕吐、腹痛、腹泻。发病后的两星期内，病毒外溢，导致人体内外出血、血液凝固、坏死的血液很快传及全身的各个器官，患者最终出现口腔、鼻腔和肛门出血等症状，患者可在 24h 内死亡。“埃博拉”病毒的传染除了通过血液和人体分泌液传染外，接触被患者血液污染的医疗用具也有可能被传染。而且这种病传染极快，所有患者一旦被发现就必须立即被隔离，与患者接触过的人也必须接受定期检查。目前，全球医学界还没有找到预防这种病的疫苗和可以治愈这种疾病的药物。因此要及时采取控制措施，严格隔离病发区，病毒的传染才能得到遏制。

3. 艾滋病　艾滋病一词是获得性免疫缺陷综合征(acquired immunodeficiency syndrome，AIDS)英文名词缩写的音译，由人类免疫缺陷病毒(HIV)引起的。该病毒主要侵犯人体的免疫系统，尤其是破坏辅助性 T 淋巴细胞(TH 或 T_4)，使患者细胞免疫功能明显低下，失去对外界感染的抵抗力，容易发生各种顽固感染和恶性肿瘤，艾滋病缺乏有效的治疗，死亡率高，预后很差。艾滋病已成为当今世界严重危害人类健康和生命的烈性传染病。本病主要通过性接触传播，生殖器皮肤黏膜有破损的受染机会大大增加；其次通过血液、血液制品、组织器官的移植而传播，输入含艾滋病毒的血液或血液制品，静脉吸毒者共用未经消毒的注射器，针头上带有的微量血液足以使人染上艾滋病毒；再次为母婴传播，受艾滋病毒感染的孕妇可通过胎盘的脐带血将病毒传染至胎儿，也可在分娩时及产后传染给婴儿。国外研究报道，大约 1/4 的 HIV 感染儿童在生后一年发展为艾滋病，HIV 感染儿童 5 年存活率为 70%。艾滋病目前无法治愈。

4. 非典型性肺炎　临床表现为肺炎：发热、咳嗽和肺部感染。这是一种病因不明的非典型肺炎，极易传染，能致人死亡。后来被称作“严重急性呼吸综合征”(SARS)。科学家发现，SARS 病症是由一种新型冠状病毒引发的。2003 年 5 月 1 日，美国《科学》杂志在线发表了美、加两个研究小组关于 SARS 基因组的学术论文。他们将 SRAS 病毒命名为 SARS－COV 冠状病毒。2002 年 12 月－2003 年 6 月 24 日，SARS 流行共造成全球8 456人发病，809 人死亡。

5. 高致病性禽流感　高致病性禽流感 H5N1 是不断进化的，其寄生的动物(又叫宿主)范围会不断扩大，可感染虎、家猫等哺乳动物，正常家鸭携带并排出病毒的比例增加，尤其是在猪体内更常被检出。高致病性禽流感病毒可以直接感染人类。1997 年，在我国的香港地区，高致病性禽流感病毒 H5N1 型导致了 18 人感染，6 人死亡，首次证实高致病性禽流感可以危及人的生命。截止到 2005 年 11 月，发现 H5N1 病毒的流行地区有：柬埔寨、中国内地、中国台湾及香港、印尼、日本、老挝、马来西亚、韩国、泰国、越南、蒙古、俄罗斯、哈萨克斯坦、土耳其、罗马尼亚、希腊等国家和地区。人感染高致病性禽流感是《中华人民共和国传染病防治法》中规定的按甲类传染病采取预防、控制措施的乙类传染病。

6. 登革热　登革热由一种受染于四种登革热病毒中任何一种病毒的伊蚊叮咬所传播。被其传染性的叮咬之后 3～14d 出现症状(平均 4～7d)。登革热是一种严重的类似流感的疾病，它侵袭婴儿、幼儿和成人。对登革热没有特殊的治疗办法。登革出血热是一种潜在的致命并发症。登革热病主要发生在东南亚和西太平洋地区。非洲和东地中海受染较少。

四、医疗保障(保险)制度

知识积累

(一)我国医疗保障(保险)制度的状况

一直以来,我国的医疗卫生体制建设是按城乡、所有制、就业状态来分别组织实施的。由于体制的问题,现行医疗保障及保险制度覆盖面太小。在城镇地区,医疗保障(保险)制度所覆盖的人群有1亿人左右,不足全部城镇从业人员的半数;在农村地区,则只有全部人口的10%左右。由于我国特殊的城乡二元体制,将城镇居民与农村居民的医疗保障保险人为地分割为两个相对独立的板块。

1. 我国城镇居民医疗保险制度的基本类型

(1)职工基本医疗保险制度

①概念:国家通过立法,强制性地由用人单位和个人缴纳医疗保险费,建立医疗保险基金,当职工个人因疾病需要获得必需的医疗服务时,由社会医疗保险机构按规定提供医疗费用补偿的一种社会保险制度。城镇所有用人单位及其职工都要参加基本医疗保险,实行属地管理。

②目标人群:各地区内省、市属用人单位及其职工(包括退休人员)。

(2)大额医疗费用互助制度

①概念:大额医疗费用互助制度是除参加公务员医疗补助以外的参保人员必须参加的,属于基本医疗保险的补充形式。大额医疗费用互助资金,主要用于支付门、急诊大额医疗费用和统筹基金最高支付限额以上部分的医疗费用。大额医疗费用互助资金由用人单位与其职工及退休人员共同缴纳。资金支付不足时,财政给予一定的补贴,实行全市统筹,集中管理。

②目标人群:各地区内省、市属用人单位及其职工(包括退休人员)。

(3)医疗补助

①概念:医疗补助是国家为保障公务员医疗待遇水平不降低而建立的医疗补助,是对封顶线以上部分的医疗费,门诊医疗费个人账户支付不足的部分,统筹基金支付中个人负担过重的部分给予的补助。

②目标人群:公务员。

(4)补充医疗保险

①概念:补充医疗保险是基本医疗保险的补充形式。有条件的企业和事业单位在参加本市基本医疗保险的基础上,可以为职工和退休人员建立补充医疗保险,用以支付基本医疗保险及大额医疗费用互助不能解决的费用。

②目标人群:各地区内省、市属用人单位及其职工(包括退休人员)。

(5)社会医疗救助基金制度

①概念:社会医疗救助基金是为了保障城镇居民中享受最低保障待遇人员的基本医疗而设立的。

②目标人群:城镇居民中享受最低保障待遇人员。

(6)商业医疗保险

①概念:商业医疗保险是医疗保障体系的分支,是单位和个人自愿参加的。国家鼓励个人

积极参加商业医疗保险。

②目标人群：面向城镇群体居民（包括城镇无业居民和在城镇就业的农民工）。需要特别指出的是：商业医疗保险制度，国家并没有给予个人以资助。所以商业医疗保险并不属于国家保障体制的范围。

2. 我国农村居民的医疗保障保险制度　我国农村居民的医疗保障保险制度实行新型农村合作医疗制度。

（1）概念：新型农村合作医疗制度是一种以农民自愿参加，个人、集体和政府多方筹资，以大病统筹为主的农民医疗互助共济制度。农民以家庭为单位自愿参加。乡（镇）、村集体给予资金扶持，中央和地方各级财政每年安排一定专项资金予以支持。农民个人每年的缴费标准不低于 10 元，地方财政每年对参加新型农村合作医疗农民的资助不低于人均 10 元。中央财政每年通过专项转移支付对中西部地区除市区以外的参加新型农村合作医疗的农民按人均 10 元安排补助资金。

目标人群：自愿参加的农户。

（2）二元体制的缺陷

①城镇医保的目标人群只包括就业人员及符合条件的退休人员，将绝大部分少年儿童、城镇非就业人口、非公有制部门的从业人员，以及以农民工为代表的流动人员排斥在外。

②新型农村合作医疗由于采取自愿参加的原则，事实上只有农村中相对富裕的群体才能参加。而最贫困的农村居民，通常也是最需要帮助的人，却因为缺乏缴费能力而无法参加医保。

③医疗资源分配不均。比如城乡差别、东西部差别、发达地区与欠发达地区的不均。

（二）城镇职工医疗保险制度

1. 概念　职工基本医疗保险制度是依法对职工的基本医疗权利给予保障的社会医疗保险制度。就是国家通过立法，强制性地由用人单位和个人缴纳医疗保险费，建立医疗保险基金，当职工个人因疾病需要获得必需的医疗服务时，由社会医疗保险机构按规定提供医疗费用补偿的一种社会保险制度。

医疗保障体系包括以下部分：基本医疗保险（个人账户、统筹基金）、大额医疗费用互助制度、公务员医疗补助、补充医疗保险、社会医疗救助基金和商业医疗保险几部分组成。

目前我国商业医疗保险的险种主要有：①一般医疗保险，如儿童住院医疗保险等。②大病保险。一般是针对肿瘤、心血管疾病按单病种设立的保险。③伤残保险。主要是针对工伤、意外伤害设置的一种保险。

2. 城镇职工参加医疗保险制度的覆盖范围　城镇所有用人单位及其职工都要参加基本医疗保险，实行属地管理。

3. 基本医疗保险费的组成　基本医疗保险费由用人单位和职工双方共同负担。

4. 基本医疗保险统筹基金和个人账户支付费用的不同　基本医疗保险基金由统筹基金和个人账户构成。职工个人缴纳的基本医疗保险费，全部计入个人账户。

（1）统筹基金可以支付的费用：主要支付住院治疗费用。另外还可支付急诊抢救留观并收入住院治疗的费用（即住院前留观 7d 内医疗费用和住院期间的费用）、血液透析、恶性肿瘤放化疗和肾移植抗排异药的门诊医疗费用。

（2）个人账户能支付的费用：可以支付门、急诊医疗费用，到定点药店购药的费用，基本医疗保险统筹基金起付标准金(含)以下的医疗费用,起付标准金以上最高支付限额以下按比例应由个人负担的医疗费用。个人账户超支部分由本人自理。个人账户支付住院费用:住院费中按比例应由个人负担的部分可以从个人账户中支付。

(3)基本医疗保险不予支付的治疗费用。

①在非本人定点医疗机构就诊的,但急诊除外;

②在非定点零售药店购药的;

③因交通事故、医疗事故或其他责任事故造成伤害的;

④因本人吸毒、打架斗殴或其他违法行为造成伤害的;

⑤因自杀、自残、酗酒等原因进行治疗的;

⑥在国外或者中国香港、澳门特别行政区以及台湾地区进行治疗的;

⑦按照国家和本市规定,应当由个人自付的;

⑧因工(公)负伤、患职业病、女职工生育的医疗费用按照有关规定执行。

5. 起付标准(或称“起付线”)与最高支付限额　统筹基金的起付标准和最高支付限额,起付标准原则上控制在当地职工年平均工资的10%左右,最高支付限额原则上控制在当地职工年平均工资的4倍左右。起付标准以下的医疗费用,从个人账户中支付或由个人自付。起付标准以上、最高支付限额以下的医疗费用,主要从统筹基金中支付,个人也要负担一定比例。超过最高支付限额的医疗费用,可以通过商业医疗保险等途径解决。统筹基金的具体起付标准、最高支付限额以及在起付标准以上和最高支付限额以下医疗费用的个人负担比例,由统筹地区根据以收定支、收支平衡的原则确定。

6. 首次预交金额　医保患者住院首次预交金不低于600元,以后根据费用预扣情况再补交。

7. 几种特殊的情况　离休人员、老红军的医疗费用按原资金渠道解决,支付有困难的,由同级人民政府帮助解决。离休人员、老红军的医疗管理办法由省、自治区、直辖市人民政府制定。

二等乙级以上革命伤残军人的医疗费用按原资金渠道解决,由社会保险经办机构单独列账管理。医疗费支付不足部分,由当地人民政府帮助解决。

退休人员参加基本医疗保险,个人不缴纳基本医疗保险费。对退休人员个人账户的计入金额和个人负担医疗费的比例有照顾。

国家公务员在参加基本医疗保险的基础上,享受医疗补助政策。

为了不降低一些特定行业职工现有的医疗消费水平,在参加基本医疗保险的基础上,作为过渡措施,允许建立企业补充医疗保险。企业补充医疗保险费在工资总额4%以内的部分,从职工福利费中列支,福利费不足列支的部分,经同级财政部门核准后列入成本。

国有企业下岗职工的基本医疗保险费,包括单位缴费和个人缴费,均由再就业服务中心按照当地上年度职工平均工资的60%为基数缴纳。

8. 基本医疗保险部分支付项目(个人自付一定比例后再进入统筹范围)

(1)乙类药品:个人先付5%。

(2)大型检查、治疗:个人先付10%,但手术中的麻醉费和手术费不用个人先付。

(3)用于体内植入(含置换)的医用材料及单价300元以上的材料、血及血液制品:个人先付15%。

(4)病床:超过一定数量的部分自付。

(5)基本医疗保险不予支付的项目:

药品项目类:凡未列入《基本医疗保险药品目录》内的药品。

服务项目类:如挂号、院外会诊费、救护车、降温、取暖费、煎药费等。

非诊疗项目类:如美容、保健、减肥、增高、咨询等。

治疗项目类:眼镜、义齿、义眼、助听器等康复性器械材料;各类器官移植或组织移植的器官源或组织源:除肾脏、心脏瓣膜、角膜、皮肤、血管、骨、骨髓移植以外的其他器官或组织移植;近视眼矫正等。

其他类:各种不孕不育症、性功能障碍、性病治疗、交通事故、酗酒、斗殴、自杀、自残、医疗鉴定、盆桶等。

门槛费:参保人员住院须自付门槛费,医疗费总额减去门槛费和自费项目额后再进入统筹计算报销。一年内第1次住院门槛费400元,第2次为200元,第3次及3次以上不再收取门槛费。

基本医疗保险报销比例,见表9-5。

表9-5 基本医疗保险报销比例

医院级别	Ⅲ级医院	Ⅱ级医院	乡镇及社区卫生院
报销比例	93%(各地不同)	94%(各地不同)	95%(各地不同)

注:一个财政年度内最高报销额为38640元,超过部分再进入大病统筹,由商业保险赔付。

出院带药:出院带药为一周量,但仅限口服药,不允许带针剂。

转诊转院程序:确因病情需要转诊转院的,患者申请→由经治医生填写《转诊转院审批表》《诊断证明书》并由科主任签字→医务科专家会诊意见→医保办审批备案→分管院长签字同意→市医保中心审批。

9. 医疗保险报销申报流程　联网医院:持医保卡,身份证复印件和医疗保险手册到医院住院处办理登记手续,出院时在医院住院处结算报销。转外住院:三级医院转诊证明、身份证复印件、医疗保险手册到区医疗保险处审批核准——出院后,装订票据后到区医保处报销——到医保处基金管理科领取支票。

10. 基本医疗保险规定的慢性病病种,各省有不同　比如:恶性肿瘤(白血病)门诊放化疗;慢性肾衰竭需透析治疗;组织器官移植手术后门诊使用抗排斥、免疫抑制药;失代偿期肝硬化;心脏病并发心功能不全;Ⅱ期高血压;脑出血、脑梗死恢复期;帕金森病;精神病维持治疗期(器官性精神障碍、精神分裂症、无自杀倾向的抑郁症);系统性红斑狼疮;肾病综合征;慢性再生障碍性贫血;类风湿关节炎;慢支伴肺气肿;饮食控制无效的糖尿病;慢性肝炎;炎性肠病;重症肌无力;慢性脊髓炎;重症瘫痪;乳糜血尿。

11. 医疗保险报销申报的材料

(1)参保人员《医疗保险手册》的首页复印件(申报住院、留观费用时须携带《手册》)。

(2)医保专用处方底方(划价)。

(3)专用收据。

(4)医院检查治疗明细。

(5)急诊收据要盖有急诊章。

(6)申报急诊抢救留观并收入院前7d的医疗费用,应有留观证明及收住院证明(出院的次月申报)。

(7)报销计划生育的医疗费用,应有单位出具的相关证明、诊断证明、门诊手术当天费用收据、住院结算清单等。

12. *参保药品目录* 各地区大同小异。在医保范围之外的用药由个人自费。

(三)新型农村合作医疗

1. *新型农村合作医疗制度* 新型农村合作医疗制度是相对20世纪80年代以前传统农村合作医疗模式而言,由政府组织、引导、支持,农民自愿参加,个人、集体和政府多方筹资,以大病统筹为主的农民医疗互助共济制度。

2. *资金构成* 新型农村合作医疗保障金由各级财政扶持资金和参保人员缴纳的资金构成,各地有差异。如果每年按人均30元的标准筹集,其中政府财政资金20元,包括省扶持资金人均10元,市扶持资金人均6元,区扶持资金人均2元,镇(街道)扶持资金人均2元。本区参保人员须以本户家庭全体成员为单位参加合作医疗,每人每年缴纳10元。

3. *新型农村合作医疗报销补偿流程*

镇合作医疗管理办凭发票、病历、费用清单、出院结账单、转诊证明等→镇合作医疗管理办审核区内门诊、住院→镇合作医疗管理办→住院约期给付。

4. *在疾病种类、用药目录和检查项目上的限制* 农村合作医疗对疾病的种类,用药目录,检查项目,定点医院和就诊医院的报销比例都有详细的解释。各地制定的措施各有不同。

5. *农村合作医疗的就诊程序* 个人持合作医疗证到就近的乡镇医院→乡镇医院审批到县级医院就诊→县级医院审批到地市级医院就诊。

背景知识

新型农村合作医疗制度出台的背景

我国的农村合作医疗制度产生于20世纪60年代。1968年12月毛泽东主席批示推广湖北长阳乐园办好合作医疗的经验,合作医疗制度很快在全国推开。至1976年全国有90%的农业生产大队兴办了合作医疗。据卫生部新型农村合作医疗研究中心推算,1950－1975年期间,中国的婴儿死亡率从195‰降到41‰,人均期望寿命从40岁提高到65岁。自80年代初开始,合作医疗名存实亡。一些农村地区重大传染性疾病、地方病死灰复燃。农民"因病致贫、因病返贫"情况日益突出,城乡差距进一步扩大。据《成都晚报》报道,2005年4月19日晚,四川金堂县农民付利松,因为得了绝症无钱医治,在家用炸药将自己炸死。此事引起巨大反响。

2002年10月,《中共中央、国务院关于进一步加强农村卫生工作的决定》明确指出:要"逐步建立以大病统筹为主的新型农村合作医疗制度","到2010年,新型农村合作医疗制度要基本覆盖农村居民","从2003年起,中央财政对中西部地区除市区以外参加新型合作医疗的农民每年按人均10元安排合作医疗补助资金,地方财政对参加新型合作医疗的农民补助每年不低于人均10元"。从2003年开始,新型农村合作医疗的试点地区正在不断的增加。截至2004年12月,全国共有310个县参加了新型农村合作医疗,有1 945万户,6 899万农民参加,参加合作医疗率达到了 72.6%。

链接 9.4

我国医疗改革的几个重要问题

1. 医疗体制是公益性质还是营利性质。
2. 覆盖城乡的基本医疗保障制度存在地区壁垒、城乡壁垒。
3. 以药养医的现象难以根除。
4. 公共卫生服务体系有待完善。
5. 新型农村合作医疗费用的资金构成、报销难度问题。

任务小结

本章主要论述事业适应能力。卫生职业学校学生的职业能力主要包括首次就业能力和职业的转岗能力。为了达到这一教学目标，必须对卫生职业群进行了解，对国家的宏观政策了解，对当地劳动力市场的结构进行分析。有必要对就业单位进行调查。就业指导包括做好职业规划、定位准确、做好面试准备。职业适应能力包括：适应新环境、职业焦虑对策、突发公共卫生事件的处理、医疗保障（保险）制度。

实践训练

1. 医学类相关专业所对应的职业与行业有哪些？
2. 如何获取就业的信息？
3. 设计一份完整的就业简历。
4. 设计一份个人的职业规划。
5. 面试前应做好哪些方面的准备？

卫生人文素质教育教学基本要求

一、课程性质和任务

卫生人文素质教育是培养卫生从业人员人文素质的必修课，是培养卫生职业人员基本文化修养和职业素养的基础性课程。卫生人文素质教育主要从人文素质的构成要素出发，以卫生职业的岗位需要为落脚点，着重阐述卫生职业人员的人文知识结构，注重人文意识的培养，营造良好的人文环境，塑造人文精神。其主要任务是使学生在个人发展的基础上，熟悉卫生职业的历史背景和当前人文环境，提高社会交往与沟通能力，掌握沟通的基本要素与规范，提高个人的基本修养与卫生职业的崇高感、归属感与自豪感，树立卫生职业的法纪观念，了解卫生行业的基本情况，为迅速适应卫生职业打下良好的基础。

二、课程教学目标

（一）卫生人文素质教育知识教学目标

1. 从历史名人的身上受到人格的感染，从不同背景的文化中受到启发，从而拓宽知识面，具有一定的文化修养。

2. 掌握卫生职业的职业性表达的基本内容、范围及要求。

3. 了解认识规律，掌握思维的一般规律。

4. 掌握卫生职业中的基本礼仪规范与沟通的基本要素、原则。

5. 了解个人修养的基本内容，知道塑造个人形象的重要意义。了解个人成长教育的重要性，处理人际关系以及人与职业关系的基本原则。

6. 了解医院管理的基本内容与要求。

7. 熟悉卫生职业的基本法律法规、规章制度。

（二）卫生人文素质教育能力教学目标

1. 能运用普通话大胆清楚地表达自己的意思。能与不同的患者进行基本的口头交谈。能按照卫生职业的要求，按照卫生职业语言流程与语言规范接待患者。能有条理地介绍药品与疾病的有关知识。能做好各类发言。

2. 能按照要求规范地书写卫生职业中常用的应用文，提高书面表达能力，能够完成医护记录、医护文书、计划、总结、调查报告，以及日常事务性应用文的写作。

3. 掌握言谈举止的基本规范，塑造良好的个人形象与职业形象。

4. 培养处理卫生职业中一些突发的特殊情况的能力。

5. 通过培养卫生职业的崇高感、归属感与自豪感，来激发学生学习、工作的主动性、积极性。

6. 培养学习能力，进行养成教育，使学生能顺利完成当前学业。

(三)态度情感目标

1. 具有良好的卫生职业道德操守。
2. 对患者有同情心。
3. 培养卫生职业人文的规范性与严肃性。
4. 塑造救死扶伤的人道主义精神。

三、教学内容与要求

教学内容	教学要求		
	了解	理解	掌握
第1章　卫生职业人文素养			
第一节　概说			
一、职业素养的概念	√		
二、卫生职业人文素养	√		
第二节　卫生职业礼仪			
一、什么是礼仪		√	
二、卫生职业礼仪规范			√
第三节　卫生职业操守			
一、卫生职业道德规范		√	
二、医疗警示录		√	
第四节　职业崇高感、自豪感与归属感			
一、卫生公益事业		√	
二、临终关怀		√	
三、护士节及南丁格尔奖		√	
第五节　医学历史名人简介	√		
第六节　医院文化建设			
一、医院形象建设	√		
二、当代名医队伍	√		
三、卫生宣教		√	
四、职工活动策划		√	
五、医疗卫生组织简介	√		
第2章　个人基本修养			
第一节　语言文明与语言的艺术性			
一、语言文明		√	
二、语言的艺术性	√		
第二节　举止得体			
一、文明举止的基本要求		√	
二、举止基本规范			√
第三节　个人形象与美的心灵			
一、个人外在形象			√
二、个人社会印象			√

（续　表）

教学内容	教学要求		
	了解	理解	掌握
三、外在美与心灵美的关系		√	
第3章　语言素养			
第一节　双向说话			
一、交谈			√
二、卫生职业语言规范			√
三、卫生职业语言流程			√
四、疾病介绍与药品介绍			√
五、问诊技巧			√
第二节　单向说话			
一、各类自我介绍			√
二、各类发言			√
三、各类演讲		√	
第4章　写作素养			
第一节　护理病历			
一、概述		√	
二、护理病历			√
第二节　卫生类应用文写作			
一、计划			√
二、总结			√
三、调查报告		√	
四、借条		√	
五、启事			√
六、会议记录		√	
第5章　沟通素养			
第一节　沟通的内容与方式			
一、沟通的概念		√	
二、沟通的内容		√	
三、沟通的方式			√
第二节　沟通的原则		√	
第三节　沟通的技巧		√	
一、观察了解对象			√
二、营造氛围		√	
三、把握分寸		√	
四、人际冲突的处理			√
第四节　医患沟通与药品营销沟通			
一、医患沟通			√
二、医疗纠纷的处理			√
三、药品营销中的人际沟通			√
第6章　学习能力与成长教育			
第一节　学习能力			
一、学习动机、学习态度	√		

（续　表）

教学内容	教学要求		
	了解	理解	掌握
二、学习方法与学习习惯			√
第二节　成长教育			
一、家庭关系			√
二、同学关系			√
三、师生关系			√
四、励志教育		√	
五、挫折教育		√	
六、团队精神与合作意识		√	
七、青春期教育			√
八、网络教育			√
九、学会理财		√	
十、友谊与爱情			√
第 7 章　卫生法纪意识			
第一节　医院管理			
一、医院管理理念	√		
三、绿色通道		√	
四、医院交流系统		√	
五、实习生管理			√
第二节　卫生法律法规简介			
一、法律法规目录	√		
二、相关的法律法规简介		√	
第 8 章　卫生职业环境意识			
第一节　病区室内环境		√	
第二节　病区室外环境		√	
一、室外环境的设置要求		√	
二、室外环境的分类		√	
第三节　医院标识系统	√		
第 9 章　首次就业及转岗能力			
第一节　职业群介绍			
一、产业分类		√	
二、医学类相关专业所对应的职业		√	
第二节　职业调查			
一、了解就业政策与信息	√		
二、了解劳动力市场的基本状况	√		
三、对求职单位的调查		√	
第三节　就业指导			
一、做好职业规划		√	
二、定位准确		√	
三、做好面试准备			√
第四节　职业适应能力			
一、适应新环境		√	

（续　表）

教学内容	教学要求		
	了解	理解	掌握
二、职业焦虑对策		√	
三、突发公共卫生事件的处理		√	
四、医疗保障（保险）制度	√		

四、说　　明

（一）关于教学内容的难易处理

1. 针对不同学历层次、不同专业，在基础知识的侧重点上应有所不同。

2. 本课程主要针对现实问题如学生的厌学问题有针对性地提出一些合理化建议。

（二）教学方法可以采用项目化教学、案例教学和情景模拟教学法。

（三）建议在第一学年开设，48 学时。

学时分配建议（48 学时）

序号	教学内容	学时数		
		理论	实践	合计
1	卫生职业人文素养	2	4	6
2	个人基本修养	2	4	6
3	语言素养	2	4	6
4	写作素养	2	2	4
5	沟通素养	2	2	4
6	学习能力与成长教育	4	4	8
7	卫生法纪意识	2	2	4
8	卫生职业环境意识	2		2
9	首次就业及转岗能力	6	2	8
合计		24	24	48